대한민국 상위 1%의 美를 만드는

미용성형의 명의 16

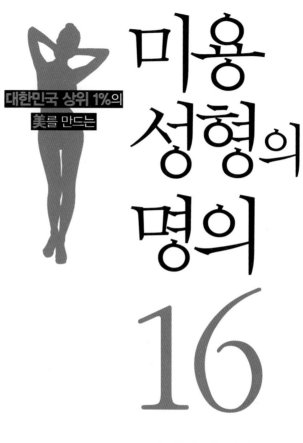

대한민국 상위 1%의
美를 만드는

미용
성형의
명의
16

김병건 외 지음

bookin

세계로 뻗어나가는
한국 미용성형의 명의들

김병건/ BK성형외과 원장

타인에게 매력적으로 보이고 싶은 건 자연스러운 욕망이다. 그 중에서도 성형은 가장 적극적이면서도 근본적인 노력이라고 할 수 있다. 경제적으로 여유롭지 않았던 시절에는 미(美)에 대한 욕망을 억누르고 살아왔지만 비교적 풍요로워진 요즘은 자신의 아름다움에 대해 고민하고 가꾸기 위해 노력한다.

사실 1990년대 초만 해도 성형이라고 하면 연예인과 연예인 지망생 또는 특정 분야의 사람들만 받는 것이라는 인식이 컸다. 그러다 보니 성형 수술을 한 사실을 감추려는 사회 분위기가 조성되었고 성형미인에 대한 반감도 존재했다. 하지만 1990년대 후반에 들어서면서 쏟아져 나온 성공학 관련 도서나 자기계발서들이 이구동성으로 '외모는 경쟁력이다'라는 논리와 함께 전략적인 이미지 메이킹을 성공의 가장 중요한 요건으로 내세웠다.

외모를 가꾸는 것이 자신의 계발을 위해서 영어회화학원을 다니고 전문 자격증을 취득하는 것 이상으로 효과를 가져다준다는 조언들은 많은 사람들에게 이미지 메이킹으로서의 미용성형에 어느 정도 정당성을 부여해주는 논리가 되었다. 그런 변화 때문에 미용성형을 받는 사람들의 입지도 훨씬 자유스러워졌으며 그걸 바라보는 제 삼자의 시각도 그만큼 관대해졌다. 덕분에 한국 미용성형의 전성시대가 열린 것이다.

성형에 관대해진 사회적 분위기, 성형수술에 대한 높은 수요와 의사들의 끊임없는 노력으로 대한민국의 미용성형 분야는 최근 10여 년 사이에 놀라울 정도로 발전했다. 의사들의 지속적인 연구와 적극적인 수술법 개발로 선진국 의료진과 비교해도 손색없는 실력을 갖추게 되었으며, 병원 규모가 대형화되면서 최첨단 의료 환경을 갖춘 병원들이 계속 늘어나고 있다. 그에 맞춰 아시아에 불어온 한류 열풍으로 한국 연예인의 외모를 선망하는 외국인들이 늘어나 자연스럽게 성형 분야에도 한류가 일어났다. 중국과 홍콩, 일본을 중심으로 최근에는 싱가포르, 말레이시아, 인도네시아 나아가 미국과 캐나다로까지 확장되고 있다.

미용·성형 분야에 불어온 한류를 볼 때 호감을 주는 이미지가 성공을 좌우한다는 가치는 전 세계 어느 곳에서도 유효한 것 같다. 국적을 불문하고 사람이라면 누구나 더욱 아름답고 예뻐지길 원하며 자신을 더욱 아름답게 만들 방법을 찾는 것이다. 성형은 이런 시대적 흐름을 반영한 요구라 할 수 있겠다. 성형을 통해 자신의 개성과 매력을 향상시킴으로써 자기 만족도가 높아지는 것은 말할 것도 없고, 대인관계와 일에 있어서도 긍정적인 영향을 미친다는 점에서 외모를 가꾸고 관리하는 일은 그 어떤 투자보다도 경쟁력이 있다고 할 수 있다.

이러한 상황에서 성형은 이제 하느냐 마느냐의 문제라기보다는 필요한 부위를 어느 병원에서 누구한테 받을 것인가, 어떤 방법으로 만족도를 높일 것인가라는 문제가 되었다. 하지만 성형의 기술이 아무리 발전했다고 하더라도 여전히 문제점은 존재한다. 가장 큰 문제점은 성형을 자신의 삶 속에서 긍정적인 방향으로 활용하는 선을 넘어 성형의 노예가 되어버린다는 점이다. 성형외과 전문의로서 꼭 해주고 싶은 말은 '외모의 아름다움은 성형 횟수와 비례하는 게 아니다'라는 사실이다. 성형은 자신을 아끼고 보호할 줄 아는 사람, 외모가 아닌 다른 부분에서도 자신을 가꿀 줄 아는 사람이 받을 때 효과가 극대화될 수 있다.

성형은 삶의 질을 향상시켜줄 수 있다는 점에서 필요한 것이지만 과신하거나 과용되어서는 안 된다. 이 책은 그런 문제점들을 좀 더 확실하게 짚고 가자는 취지로 기획되었다. 성형을 부추기는 것이 아니라 본인에게 성형이 정말 필요한지 심사숙고하게 할 것이며, 흔히 알려져 있는 성형에 대한 오해와 편견도 바로잡아주는 책이 될 것이다. 해당 분야에 남다른 실력을 갖춘 의사들이 공동저자가 되어 그 분야를 일반인들이 이해하기 쉽도록 설명함과 동시에 미용성형에 대한 올바른 정보를 전달하고자 한다. 또한 각 분야의 성형의학이 현재 어느 정도로까지 발전되었는지도 한눈에 알 수 있다. 물론 이 책에 참여하지 않은 의사들 중에도 실력이 뛰어나고 훌륭한 분들이 많다는 사실도 간과하면 안 될 것이다.

무엇보다도 이 책을 통해 사람들이 성형에 대한 막연한 환상을 버리고, 바르고 정확한 정보를 얻게 되기를 바란다. 또한 자신에게 정말 성형이 필요한지, 성형을 통해 어떤 변화를 원하는지를 진지하게 고민해보기를 바란다. 성형은 결코 충동적이거나 감정적으로 선택할 일이 아니다. 모든 성형수술이 늘 긍정적인 결과만 만들어내는 건 아니기 때문이다. 수술 결과는 환자의 의지만으로 되는 게 아니다. 그래서 의사와 병원 선택이 중요한 것이다. 한국 성형 기술은 한류 붐과 함께 '성형관광'이라는 신조어까지 만들어낼 정도로 발전하였다. 아시아에서 최고의 기술력과 의료 환경을 갖추고 있다고 해도 과언이 아니다. 그리고 지금은 이미 많은 의사들이 아시아를 뛰어넘어 세계 시장으로 발판을 넓혀 인정받고 있다.

　그 동안 한국의 미용성형이 성형 기술을 축적하고 한국과 아시아에서 독보적인 실력을 발휘하면서 자리를 잡았다면 지금은 세계에서 실력을 인정받아 제2의 전성기를 여는 시점이라고 본다. 그런 시기에 이 책은 현재 대한민국의 미용성형 각 분야의 내로라하는 의사들이 모여서 미용성형의 현주소와 올바른 정보를 제공하고 있다는 점에서 의의가 크다.

2012년 4월

차례

가장 자연스러운 눈이
가장 아름다운 눈이다

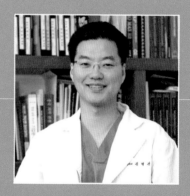

성형외과 전문의 / 의학박사
서울대학교 의과대학 · 대학원 졸업
인제대학교 부속병원 성형외과 외래교수
서울대학교 부속병원 성형외과 외래교수
대한성형외과의사회 학술이사 및 국제협력이사
http://www.BKhospital.com
http://chinese.BKhospital.com
http://english.BKhospital.com
http://japanese.BKhospital.com

김병건

BK성형외과 원장

가장 자연스러운 눈이
가장 아름다운 눈이다

예뻐지고 싶은 건 인간의 자연스러운 욕망이다

아름다운 음악과 아름다운 그림에 끌리는 건 인간 본성에 미추(美醜)에 대한 지각이 있기 때문이다. 인간은 태생적으로 심미적 욕구가 있기 때문에 아름다움을 동경하고 자기 자신이 아름다움의 주체가 되기를 바라는 심리가 있다. 외모가 아름다운 사람을 보면 본능적으로 시선이 가고 호의를 갖게 되는 것도 같은 이유이다. 그래서 인간은 끊임없이 자신의 외모를 가꾸며 향상시키려 한다. 일차적으로는 자신의 욕구를 충족시키기 위해서지만 나아가선 자신이 다른 사람들의 아름다움에 반응했듯이 다른 사람들 역시 자신에게 그럴 거라는 걸 알기 때문이다.

이처럼 인간은 끊임없이 타인의 눈을 의식하고 타인의 눈에 비치는 자기 자신의 모습에 대해 생각하게 되는 사회적 동물이다. 성형은 그런 욕망의 적극적인 발현인 셈이다. 외모에서 결핍되고 불만족했던 부위가 성형을 통해 보완됨으로써 잃었던 자신감까지 회복할 수 있도록 돕는 것이 바로 성형의 순기능인 셈이다. 그 중에서도 눈 성형을 대표하는 쌍꺼풀 수술은 가장 아시아를 대표하는 미용성형이라고 할 수 있다.

짙은 쌍꺼풀을 가진 서양문화에선 굳이 쌍꺼풀 성형에 관심을 가질 이유가 없었다. 쌍꺼풀 수술이 개발된 건 일본, 중국, 한국에 한창 서양문명이 들어오던 1910년대 전후를 기점으로 아시아 인종과 확연하게 다른 서양인의 외모에 주목하면서부터였다. 서양인의 흰 피부와 굵고 진한 쌍꺼풀은 동서를 구분하는 가장 큰 특징이었다. 그 무렵 훨씬 앞서 있던 서양문화에 대한 경외감과 동경은 서양인들의 외모에 대한 동경으로 이어졌다. 사람들의 그런 정서는 일본에서 처음으로 쌍꺼풀 수술이 시도되는 사회적 배경이 되었다.

그 후 한국에서도 점차로 쌍꺼풀 수술이 보급되면서 미용성형 분야를 대표하는 트렌드로 지금까지 이어지고 있다. 트렌드가 시대에 따라 계속 변하듯이 눈 성형의 내용과 미적 기준도 계속 변화되어 왔다. 특히 쌍꺼풀 수술이 초기엔 서양인들의 굵고 진한 눈을 본뜨는 데에 국한되었다면 오늘날엔 수술 흔적을 최소화하면서 자연스러운 눈을 만드는 것으로 바뀌었다.

재미있는 사실은, 아시아에서 성형수술이 시작되었던 건 서양인의 얼굴형을 본뜨기 위해서였는데 최근에는 한류 열풍을 타고 중국인과 일본인들이 한국 연예인의 얼굴을 닮고 싶어서 성형을 하고 있다는 것이다. 김태희, 송혜교, 이다해, 장나라, 소녀시대 등 자신이 좋아하는 한국 스타의 얼굴로 성형을 하려고 의료관광을 온 외국인들이 한국에 와서 쓴 돈이 2011년의 경우엔 1억 달러가 넘었다. 비공식적으로는 그보다 훨씬 많을 것으로 추정된다. 한류 붐을 일으킨 한국 연예계 덕분이기도 하지만 그와 더불어 한국의 미용성형 환경이 그만큼 세계적인 실력을 갖추고 있다는 증거이기도 하다.

문제는 성형이 추구하는 '조화와 균형미'의 본질은 배제한 채 자기가 좋아하는 스타의 얼굴과 비슷하게 성형하기를 원하는 사람들이 의외로 많다는 사실이다. 성형은 한 번 하고 나면 쉽게 되돌릴 수 없으므로 감정이나 충동적으로 이루어져서는 안 된다. 성형은 더 예뻐지고 더 좋아지려고 하는 수술이다. 수술을 해서 전보다 더 부자연스럽고 이상해진다면 안 하느니만 못하다. 가장 이상적인 성형 결과란 더 예뻐지는 건 말할 것도 없고 수술 흔적 없이 자연스러워야 한다. 눈의 경우엔, 원래부터 그 사람의 눈이었던 것과 같은 느낌을 주어야 한다. 자연스러움을 배제한 성형은 결코 아름다움에 도달할 수 없다. 따라서 BK성형외과가 추구하는 가장 아름다운 눈이란 그 사람에게 가장 잘 어울리고 예쁘며 자연스러운 눈을 만들어주는 것을 말한다.

쌍꺼풀 수술과 눈 성형

눈을 떴다 감았다 하는 근육이 움직일 때, 접합되어 있는 피부를 당김으로써 2중으로 겹쳐지게 만드는 인위적인 방법을 쌍꺼풀 수술이라고 한다. 쌍꺼풀 수술은 크게 매몰수술법과 절개수술법으로 나눈다. 절개법은 눈꺼풀을 절개하여 고정하는 방식이고, 매몰법은 절개 없이 피부에 구멍을 뚫고 실로 고정하는 방법이다. 흔히 '눈을 찝는다'라고 말하는 방법이 매몰법이다. BK성형외과에서 '단매듭 연속매몰법'을 보급시킨 이후 지금은 대부분의 성형외과에서 보편적으로 시행하고 있는 쌍꺼풀 수술법으로 자리잡았다. 최근에는 환자의 눈 상태, 눈 주변의 피부 상태, 환자가 원하는 조건에 따라 매몰법과 절개법 중에서 선택을 하기도 하고 두 방법을 절충한 부분절개법을 시행하기도 한다.

서양인과 달리 동양인의 눈 구조는 쌍꺼풀이 만들어지기 어려운 조건을 가지고 있다. 가장 큰 문제가 눈꺼풀의 피부 안쪽에 자리잡고 있는 지방세포인데, 눈꺼풀을 뜨고 감을 때 두터운 지방으로 인해 잘 접혀지지 않아서 쌍꺼풀에 필요한 상안검 근육과 피부의 연결을 방해하기 때문에 쌍꺼풀이 잘 만들어지지 않는다. 따라서 동양인들의 쌍꺼풀 수술을 비롯한 눈 성형은 동양인의 눈의 특성을 정확하게 반영한 수술법으로 이루어져야 한다.

■ 흉터 없이 자연스러운 'BK 매몰법'

흉터를 남기지 않으면서 잘 풀리지도 않는 현재의 매몰법은 BK성형외과에서 개발한 것으로, 특히 'BK 매몰법'은 매몰법의 여러 방법 중에서 '단매듭 연속매몰법'을 이용한 쌍꺼풀 수술을 말한다. 기존의 매몰법이 3회 정도 찝어주는 것에 비해 그 이상으로 묶어주기 때문에 심한 자극에도 풀어지지 않으며 흉터도 거의 없다.

절개법이 부담스러운 경우, 자연스러운 눈매를 원하는 경우, 눈꺼풀이 얇거나 피부 탄력이 좋아 많이 처지지 않는 경우, 수술 흉터가 걱정되는 경우에 잘 맞는 수술법이다.

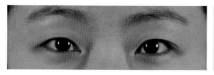 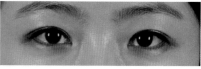

〈매몰법 수술 before〉   〈매몰법 수술 after〉

② 선명한 라인을 만들어주는 '절개법'

절개법이란 미세한 작은 구멍을 통하여 봉합사만으로 근육과 피부를 연결해주는 매몰법과는 달리 눈꺼풀의 피부를 절개하여 지방과 근육, 결합조직을 적당량 제거하면서 쌍꺼풀 라인을 만들어주는 수술법이다.

눈꺼풀에 지방이 많아 두툼한 경우, 지방이 없더라도 잦은 쌍꺼풀액의 사용 등으로 눈꺼풀이 늘어진 경우, 선천성 및 후천성으로 안검하수가 있는 경우, 눈매 교정이 필요한 경우, 매몰법이나 부분절개법 후 쌍꺼풀이 풀린 경우, 쌍꺼풀 재수술이 필요한 경우에 잘 맞는 수술법이다.

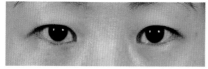 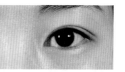

〈절개법 수술 before〉   〈절개법 수술 after〉

③ 매몰법과 절개법의 장점 살린 '부분 절개법'

매몰법과 절개법의 중간 형태로 최소 부위만 절개하여 지방을 제거한 후 눈꺼풀 피부와 눈을 뜨게 하는 근육을 봉합사로 연결하는 방법이다. 부분 절개법의 장점은 '최소절개 지방제거'이기 때문에 쌍꺼풀 수술 후의 부기와 치료기간이 단축되고 수술 흉터가 거의 남지 않는다는 것이다.

눈꺼풀에 지방이 많아 두툼한 경우, 눈꺼풀이 늘어지지 않는 경우, 눈꺼풀 피부가 두꺼운 경우에 잘 맞는 수술법이다.

4 처진 눈꺼풀 올려주는 '안검하수(눈꺼풀 처짐) 눈매교정'

안검하수는 눈이 정면을 바라볼 때에 눈꺼풀이 충분히 떠지지 않는 상태를 말한다. 그래서 평소에도 졸려 보이거나 반쯤 감긴 눈 때문에 사나워 보이는 인상을 풍기게 된다. 아무리 눈을 크게 뜨려고 해도 눈꺼풀이 올라가지 않기 때문에 이마까지 주름이 잡히는 경우도 종종 있다. 선천적 혹은 후천적 요인으로 눈꺼풀 근육에 이상이 있어 생기는 현상으로 미관상으로도 좋지 않지만 시력에도 나쁜 영향을 미친다.

BK성형외과에서는 심하지 않은 안검하수에는 뮬러씨근(muller's muscle, 눈꺼풀 안쪽인 결막 바로 아래 위치하는 근육)을 이용한 수술법을 도입함으로써 기존의 눈이 잘 감기지 않았던 수술법의 단점을 해결하였다. 그리고 심한 안검하수에는 기존에는 전두근(前頭筋, 이마에 있는 근육)을 이용하여 안검하수를 교정하였는데, 눈 안쪽에 있는 TSFE(Transverse superior fascial expansion)라는 구조물을 이용하게 되면 심한 안검하수의 경우에도 눈이 감기는 정도가 심하지 않고 눈의 모양도 어색해지지 않는다.

눈꺼풀이 눈동자를 많이 가려 졸린 듯한 눈매를 가진 경우, 쌍꺼풀 수술 후에도 변화가 없거나 눈이 더 답답해 보이는 경우, 눈의 크기를 더 크게 하고 싶은 경우, 양쪽 눈의 차이가 많이 나는 경우에 적합한 수술법이다.

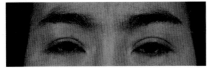
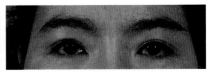

〈안검하수 교정 before〉　　　　　　〈안검하수 교정 after〉

5 답답한 눈매를 시원하게 '앞트임 수술(몽고주름 교정술)'

몽고주름(mongolian fold)은 동양의 몽고인종에게만 나타나는 특징으로 눈시울(눈언저리의 속눈썹이 난 곳)을 덮는 눈꺼풀의 주름이다. '몽고주름 교정술' 또는 '앞트임 수술'이란, 눈의 앞부분을 덮는 몽고주름을 제거하여 작고 답답한 눈매를 교정해주는 수술을 말한다. 흉터 없는 몽고주름 교정술은 BK성형외과에서 개발한 방법으로, 2002년 국제성형외과학회에서 「흉터 걱정 없는 몽고주름(앞트임) 수술」이란 주제로 수술 기법과 성공적인 수술 사례를 발표한 이후 다른 병원에서도 적극적으로 차용되어서 지금은 보편적인 수술로 많이 시행되고 있다.

눈 사이의 거리가 먼 경우, 쌍꺼풀이 짧고 답답하게 느껴지는 경우, 눈의 좌우 폭이 지나치게 짧은 경우, 눈 앞쪽 주름의 모양이 깔끔하게 보이지 않는 경우, 눈매가 사나워 보이는 경우, 눈 앞쪽의 모양이 지나치게 뾰족해 강한 인상을 주는 경우에 필요한 수술법이다.

⑥ 확실하게 눈매를 시원하게 해주는 '3D 뒤트임'

이 수술은 눈꼬리 쪽을 이용해 눈의 가로폭을 늘려주는 수술법이다. BK성형외과의 '3D 뒤트임'의 특징은 눈꼬리의 연결선은 훼손시키지 않고 눈꼬리 안쪽의 함몰된 부위를 절개함으로써 본래의 눈꼬리 모양이 그대로 유지되며, 눈꼬리 아래에 상처가 없으므로 서로 붙지 않는다는 것이다. 또한 개개인의 눈 상태에 따라 다양한 수술 방법을 적용하여 만족도를 높였다.

안구가 돌출되었거나 눈의 상하 길이만 긴 경우, 눈꼬리 끝을 가로 방향으로만 트임을 주어 길고 큰 눈으로 만들어준다. 눈이 처져 졸려 보일 경우, 눈꼬리의 위아래 양방향으로 트임을 주면 눈의 전체적인 크기를 확대시킬 수 있다. 사나워 보이는 눈은 눈꼬리를 옆과 아래 방향으로 늘려서 순해 보이도록 한다.

그 외에 앞트임으로 원하는 만큼 효과를 못 본 경우, 눈과 눈 사이가 가까워 앞트임을 할 수 없는 경우, 눈의 가로폭이 짧아 답답한 눈매를 가진 경우, 좀 더 시원한 눈매를 원하는 경우, 눈꼬리가 올라가서 날카로운 인상을 주는 경우에 적합한 수술법이다.

⑦ 강한 인상을 부드럽게 해주는 '눈꼬리 내리기 수술'

BK성형외과에서 처음으로 개발하고 보급한 수술법으로, 눈꼬리가 눈 앞머리보다 높게 위치해 있어 사나운 인상을 줄 때 눈꺼풀의 바깥쪽을 밑으로 내려주는 수술이다. 눈 안쪽의 결막을 통해서 수술하므로 흉이 보이지 않고 수술 후 녹는 실을 사용하므로 따로 실밥을 뽑지 않아도 된다.

앞트임과 뒤트임 후에도 만족하지 못하는 경우, 원래 눈동자의 위와 아래 폭이 짧은 경우, 눈꼬리가 올라가 날카로운 눈매를 가진 경우, 앞트임으로 눈이 안쪽으로 몰려 보이는 경우에 해당하는 수술법이다.

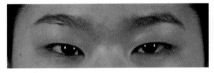
〈눈꼬리 내리기 before〉

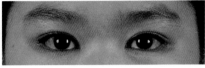
〈눈꼬리 내리기 after〉

처음보다 더 신중하게 선택해야 하는 재수술

처음부터 재수술을 염두에 두고 성형을 하는 사람은 없을 것이다. 그러나 성형에는 여러 변수가 내재되어 있기 때문에 막상 수술을 받고 났을 때 본인의 기대에 부합되지 않을 수도 있다. 애초의 기대로부터 거리가 멀수록 재수술에 대한 심리적 압박이 커지는 건 당연하다. 이때 흔히 저지를 수 있는 실수가 있는데, 수술이 잘 되지 않았다는 실망감 때문에 재수술의 시기와 병원을 선택하는 데에 있어서 충동적일 수 있다는 것이다.

재수술은 처음 수술할 때보다 더 신중하게 알아보고 결정해야 한다. 재수술에서는 손상된 조직들을 원상태로 복원함과 동시에 원래 기대했던 성형 효과가 같이 나타나야 하기 때문에 수술과정이 훨씬 더 복잡해질 수밖에 없다. 따라서 전문의와 충분한 상담을 해서 1차 수술에서의 문제점을 개선하는 현명한 재수술을 받는 것이 3차, 4차 재수술을 피하는 최선의 방법일 수 있다.

단순히 결과가 마음에 들지 않아서 재수술을 결심했다 하더라도 일단은 3~6개월 기다려 볼 필요가 있다. 그러나 재수술이 꼭 필요한 상황이고 수술 초기라면 흉터가 더욱 단단해지기 전인 2주 이내에 하는 것이 좋다. 눈의 상태에 따라 재수술이 가능한 시기가 다르므로 전문의와 충분히 상담을 해서 결정하도록 한다.

재수술에는 다양한 형태의 수술법이 요구되지만 대표적으로 다음과 같다.

1 쌍꺼풀이 너무 크고 진한 경우

수술을 하면서 쌍꺼풀 라인을 디자인할 때 너무 크게 잡거나 라인의 시작과 끝점의 높이 비율이 맞지 않아서 일어난 문제이다. 이럴 때엔 쌍꺼풀 라인을 낮게 잡아 높이를 낮춰준다. 쌍꺼풀의 높이를 낮추려면 유착된 기존의 높은 쌍꺼풀을 잘 풀어낸 후 아래 높이를 잡아 새로운 쌍꺼풀을 만들어줘야 한다. 일반적으로 눈 재수술 중에서 가장 어려운 수술로 알려져 있다.

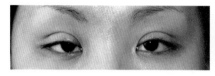 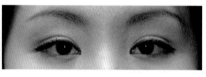

〈쌍꺼풀이 너무 크고 진한 경우 before〉　　〈쌍꺼풀이 너무 크고 진한 경우 after〉

2 쌍꺼풀 라인이 짝짝이인 경우

대부분의 사람은 양쪽 눈의 모양이 조금씩 다르기 때문에 성급하게 재수술을 결정할 필요는 없다. 그러나 시간이 지나도 비대칭이 심한 경우에는 재수술을 하는 것이 좋다. 양쪽 쌍꺼풀 라인의 높이가 다른 경우와 한쪽의 안검하수로 인해 양쪽의 눈을 뜨는 근육의 힘이 다른 사람에게 해당되는 수술이다.

3 쌍꺼풀이 풀리는 경우

매몰법에 의한 수술에서 종종 나타나는 문제이지만 드물게는 절개법에서도 나타나고 있다. 1차가 매몰법이었을 때엔 다시 견고하게 2~3군데를 찝어주면 되는데 더 확실한 교정을 원하는 사람에겐 절개를 통한 재수술을 해주기도 한다. BK성형외과에서는 자체 개발한 '단매듭 연속매몰법'을 통해 매듭이 풀리지 않는 수술을 하고 있으므로 풀리는 문제에 의한 재수술은 염려하지 않아도 된다. 그 외에 기존에 했던 수술로 인해 수술 자국이나 흉터가 심하거나 라인이 마음에 들지 않는 경우에는 원래의 수술 자국을 제거한 뒤 새로운 라인으로 재수술을 할 수 있다.

4 쌍꺼풀이 너무 작은 경우

수술 당시엔 적당하다고 느꼈던 쌍꺼풀이 점점 작아 보이는 경우는 피부가 처지거나 늘어지면서 일어나는 현상이다. 피부의 늘어짐 상태가 심하지 않다면 쌍꺼풀의 라인을 더 높게 잡아서 크게 하는 방법이 있으며 매몰법과 절개법 모두 가능하다. 피부가 너무 많이 늘어진 경우에는 피부 절개를 통해서 쌍꺼풀을 가리고 있는 적정량의 피부를 제거하는 방법으로 재수술을 해주어야 한다.

5 쌍꺼풀 아래 피부가 너무 두터워 보이는 경우

쌍꺼풀 수술이 끝난 직후에는 수술 과정에 의한 부기 때문에 라인의 주변이 심하게 붓게 되므로 소시지 같은 모양이 된다. 그런데 충분한 회복기간이 지났는데도 계속 부어 있거나 두터워 보인다면 수술한 티가 나고 부자연스러워 보인다. 이런 경우엔 재수술을 통해 두터워진 피부나 안륜근(眼輪筋, 눈꺼풀 속에 있는 고리 모양의 힘살)을 적당히 절개해줌으로써 얇은 눈꺼풀을 만들어 줘야 한다.

6 눈이 잘 안 떠지는 경우

눈을 뜨는 근육이 손상되거나 선천적으로 약한 사람은 눈이 잘 안 떠지는 졸린 눈을 보이는 경우가 있다. 이럴 때에는 재수술을 통해 눈 뜨는 근육을 강화시켜주는 안검하수 교정을 동시에 시행하면 효과적이다. 근육수술을 하면 눈이 또렷하게 잘 떠지면서 크고 시원한 눈매가 만들어지고 쌍꺼풀도 예쁜 모양으로 자리잡게 된다.

7 몽고주름 재건술

여러 학술대회를 통해 우수성을 인정받은 BK성형외과의 '몽고주름 재건술'은 해부학 구조를 모르면 함부로 시행되어선 안 되는 수술이다. BK성형외과만의 숙련된 노하우는 단순히 복원시키는 수준을 넘어 다양한 미용 효과까지 만들어내고 있다. 몽고주름 부위를 너무 많이 건드려 빨간 살이 많이 보이는 경우, 몽고주름 수술 자국이 너무 많이 보이는 경우, 몽고주름 수술로 오히려 날카로워 보여서 다시 둥글게 만들고 싶은 경우에 해당하는 수술이다.

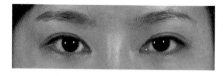 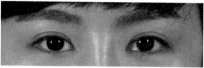

〈몽고주름 재건 수술 before〉　　　　〈몽고주름 재건 수술 after〉

8 뒤트임 재건술과 재수술

뒤트임 재건술은 뒤트임을 했다가 필요에 의해 원래대로 회복시켜주는 수술이고, 뒤트임 재수술은 처음의 수술 결과가 미흡할 때 추가적으로 다시 해주는 수술이다. 뒤트임을 했다가 기호 혹은 취향이 바뀐 경우, 부자연스럽게 뒤트임이 된 경우, 기존 수술법으로 덜 열린 경우, 다시 붙은 경우, 눈물이 흐르는 경우, 붉은 점막이 뒤집어진 경우, 눈썹이 안구를 찌르는 경우, 안구와 피부가 직접 닿는 경우에 해당하는 수술이다.

9 눈꼬리 올리기

나이가 들거나 젊은 사람도 눈꼬리가 심하게 내려가 있는 경우에는 왠지 우울해 보이고 나이가 들어 보인다. 하안검 수술을 했을 때나 사고를 당한 경우에도 눈 아래쪽이 많이 처져서 보기 어색하다. 이러한 경우 눈꼬리를 올려줌으로써 더 젊고 생동감 있게 보일 수 있다. 수술은 눈 뒤쪽에 약간의 절개선만을 이용하여 수술을 하므로 흉도 거의 보이지 않고 비교적 효과가 좋은 수술방법이다.

아름다운 눈, 수술만이 전부는 아니다

여성들이 예쁜 눈을 갖고 싶어 하는 건 얼굴에 있어서 눈이 차지하는 비중이 가장 크기 때문이다. 심리학자들은 첫인상이 대부분 7초 이내에 만들어지는데 눈에서 주는 인상이 가장 큰 영향을 미친다고 한다. 상대에게 좋은 인상을 주고 싶은 건 여성뿐 아니라 대부분의 사람들이 갖고 있는 바람이다. 사람들은 상대방의 눈을 통해 그 사람의 생각과 감정을 읽는다. 대화를 할 때 가장 많이 바라보게 되는 부위도 역시 눈이다.

대개 사람들은 눈이 예쁘면 그 사람의 외모에 대해 예쁘다고 기억한다. 반면에 다른 부위가 아무리 예뻐도 눈이나 눈매에서 주는 분위기에 따라 "사나울 것 같다" "착할 것 같다" 하는 식의 선입견을 갖는다. 따라서 눈이 예쁘면 상대방에게 좋은 인상을 줄 수 있다. 사람들은 본능적으로 심미적인 것에 이끌리기 때문에 좋은 인상을 주는 외모에 호감이 커질 수밖에 없다. 그래서 여성들은 얼굴을 예쁘게 하고 좋은 인상을 주기 위해 예쁜 눈을 원하는 것이다. 그러나 좋은 인상을 주는 눈이 물리적인 수술을 통해서만 만들어지는 건 아니다. 관상학의 교과서로 불리는 송나라의 『마의상법(麻衣相法)』에 보면 '좋은 눈'에 대해 이렇게 적고 있다.

"시선이 또렷하고 바르게 보며 흘겨보지 않는 사람은 (다른 사람들에게 좋은 호감을 주기 때문에) 하는 일이 뜻대로 잘 되어 복을 누린다."

"눈동자가 맑고 눈썹이 빼어나면 반드시 총명하고 준수하다."

눈의 모양보다는 시선, 눈매, 눈동자의 힘, 눈빛 등을 강조하고 있다. 어떤 사람에 대해 갖는 첫인상 혹은 이미지도 눈 자체의 모양에서 오는 인상이라기보다는 눈과 눈빛, 눈매에서 전해지는 인상이라고 할 수 있다. 눈의 모양과 위치가 아무리 예뻐도 전혀 호감도 느껴지지 않고 매력적으로 보이지 않는 경우도 그래서 얼마든지 있다.

건강한 아름다움을 뜻하는 이너뷰티(Inner+Beauty)란, 외적인 아름다움은 내적 건강에서 시작되어야 한다는 의미를 갖는다. 물론 여기엔 건강하고 건전한 정신(마인드)도 포함시킬 수 있다. 오드리 헵번은 64세로 사망할 때까지 성형을 한 번도 하지 않았으며 연예계를 은퇴한 후에는 빈민들을 위한 구호활동에만 몰두하였다. 그러나 그녀의 눈과 얼굴에서는 늘 빛이 났고 아름다웠으며, 사람들은 지금까지 그녀를 "세계에서 가장 아름다운 여배우"로 기억하고 있다. 아름답다는 가치가 반드시 얼굴의 구조와 모양에서만 오는 건 아니라는 것이다.

성형수술을 고려할 때에도 이너뷰티의 마음가짐이 필요하다. 사람의 욕망은 끝이 없기 때문에 얼굴을 다 뜯어 고친다고 해서 그만큼 만족도가 올라가고 그만큼 더 아름다워지는 것도 아니다. 중요한 것은 본인이 갖고 있는 장점이 무엇이고 극복하고 싶은 단점이 무엇인지를 제대로 아는 것이다. 그래야만 콤플렉스가 개선되면서 자신감도 되찾을 수 있다.

프랑스에는 아름답고 매력적인 눈을 가진 여성들이 많은 것으로 알려져 있는데, 프랑스 여성들은 아름다운 눈을 갖기 위해서 독서를 많이 한다고 한다. 책을 많이 읽게 되면 시선 처리가 분명해지고 초점이 잘 잡히면서 눈빛도 좋아지기 때문이다. 또한 독서를 통해 축적된 지성이 그 사람의 눈을 통해 발현되기 때문에 자연스럽게 매력적인 눈을 가질 수 있게 된다는 것이다. 앞에서 언급한 『마의상법(麻衣相法)』의 '호감을 주는 좋은 눈'의 조건이 되는 것이다.

그러므로 '좋은 눈'을 갖기 위한 노력이 성형에만 국한된다면 모양이 예쁜 눈은 갖게 될지 몰라도 아름답고 매력적인 눈을 갖는 데에는 한계가 있을 것이다. 타고난 눈의 모양이 마음에 안 들 경우 성형을 통해 보완을 하는 것도 필요하지만 눈빛, 눈매, 눈에서 발현되는 자신만의 매력을 가꾸어가는 노력도 함께 이루어져야 한다. 잘 갖추어진 지성과 훌륭한 성품은 좋은 모양의 눈 이상으로 아름답고 매력적인 눈을 만들어내기 때문이다.

코 성형의 기본은
얼굴과의 조화이다

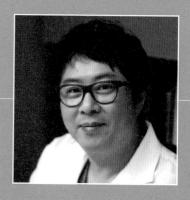

대한성형외과학회 코성형연구회 회장
순천향의과대학 외래교수
대한미용성형외과학회 상임이사 정보위원장
http://www.april31.co.kr

김재훈

4월31일성형외과 원장

코 성형의 기본은
얼굴과의 조화이다

얼굴의 중심에 있는 코는 인상을 좌우한다

"내 코가 석자다, 눈 뜨고 코 베어 간다, 뒤로 넘어져도 코가 깨진다, 귀 잘 생긴 거지는 있어도 코 잘 생긴 거지는 없다, 손도 안 대고 코 풀려고 한다, 엎어지면 코 닿을 거리다" 등등 코를 비유한 속담이 많다. 코는 얼굴의 중심에 자리해 있는 동시에 그만큼 중요한 역할을 하기 때문이다. 사람이 산다는 건 곧 호흡을 한다는 것이고, 호흡은 코를 통해 이루어진다. 그래서 사람이 죽는다는 걸 의미할 때 흔히 '숨이 끊어진다'라고 한다. 생명활동에 중요한 역할로 코는 그만큼 상징성이 크기 때문에 앞의 속담들처럼 다양한 의미로 쓰이기도 한다.

특히 '귀 잘 생긴 거지는 있어도 코 잘 생긴 거지는 없다'란 속담은 관상학적인 관점에서의 대표적인 비유이다. 좋은 모양의 코를 가지고 있는 사람은 대부분 잘 산다는 의미의 이 속담처럼 관상에서는 좋은 코의 모양을 좋은 관상으로 해석하고 있다. 관상학에서 코는 '재백궁(財帛宮)'에 해당하는 것으로, 재복과 경영 능력을 판단하는 핵심 부위로 보고 있다.

관상학적으로 예로부터 내려오는 코에 관한 부정적인 말들에는 "들창코는 재물운이 없고 윗사람의 덕을 받지 못한다, 매부리코는 성격이 강하고 팔자가 드세다, 코의 길이가 짧으면 경솔하고 복이 없다, 콧구멍이 들여다보이면 경제

관념이 없고 씀씀이가 크다" 등등이 있다. 반면에 좋은 코의 조건으로는 "코의 높이와 길이가 적당해야 재물복이 있으며, 살이 두둑해서 뼈가 드러나지 않아야 하고, 비뚤어지거나 굴곡이 없고 곧게 뻗어내려야 한다, 코의 모양이 맑고 수려하며 윤기가 있는 사람은 많은 재물을 얻게 된다"고 하고 있다.

그런데 흥미로운 일은, 복을 부르는 좋은 코에 대한 관상학적 조건이 성형외과에서 규정하고 있는 이상적인 코의 모양과 상당 부분 일치한다는 것이다. 미적으로 좋은 모양을 가진 얼굴은 좋은 인상을 주기 때문이고, 결국 좋은 인상이란 사람들에게 호감을 주게 되므로 그만큼 인생을 살아가는 데에도 긍정적인 영향을 미치게 된다. 그런 점에서 두 관점이 일치하는 건 결코 이상한 일이 아니다. 그러나 좋은 인상을 주는 좋은 관상이란 시대에 따라 조금씩 차이가 있게 마련이다. 그래서 요즘은 구시대의 관상학적인 의미보다 자신의 콤플렉스를 해소하기 위해서나 트렌드에 맞는 매력적인 외모를 갖기 위해서 성형을 하는 사람들이 많다. 가령, 코끝이 뭉툭한 복코를 가진 사람이 재물복과 인복이 좋다는 것에 만족하지 않고 세련된 이미지를 연출하기 위해 성형을 한다는 것이다. 그런 점에서 얼굴의 가장 중심에 있는 코 성형은 눈 성형과 마찬가지로 한국인이 가장 많이 하고 있는 성형수술 중의 하나이다.

한국인이 코 성형을 많이 하는 건 도시적이고 세련된 이미지가 트렌드인 요즘 시대에 한국인들은 대부분 몽골계 아시아인 특유의 낮은 콧대와 펑퍼짐한 코끝을 가지고 있기 때문이다. 매부리코, 들창코, 화살코, 휜코 등도 그 사람의 이미지를 제한한다는 측면에서 성형의 큰 이유가 되고 있다. 뿐만 아니라 작고 입체적인 얼굴형이 대세이다 보니 코 성형은 기본이 되었다. 얼굴의 중심 축인 코가 살아나야 입체적인 얼굴 모양을 만들 수 있기 때문이다.

그렇다고 코를 무조건 높인다고 예뻐지는 건 아니다. 그 사람의 얼굴형에 맞는 코를 설정하고 거기에 맞는 수술법과 보형물을 선택해야 최상의 결과를 만들어낼 수 있다. 사실 불과 수년 전까지만 해도 아시아인의 해부학적 특성 때문에 코 성형을 할 때 지나친 연골 조직은 불필요하며, 서양인처럼 좋은 결과를 기대하기도 어렵다는 생각이 지배적이었다. 그러나 열정을 가진 한국 성형외과 의사들의 적극적인 연구와 수많은 임상적 경험을 통해서 다양한 코끝 성형술을 적용하여 아시아인에게도 이상적인 코의 모양을 만들어낼 수 있게 되었다.

아름답고 이상적인 코는 어떤 코인가

성유리, 한가인, 김태희는 특히 코가 예쁜 여성 연예인으로 꼽힌다. 그러다 보니 코 성형을 하려는 여성들 중에는 이들의 사진을 가져와 똑같은 코로 만들어 달라고 우기는 사람들이 종종 있다. 똑같이 만들어주는 게 어려운 일은 아니다. 그러나 성형은 대형마트의 물건을 판매하는 것이 아닌 만큼 요구조건을 무조건 들어줄 수는 없다. 환자의 주관적인 취향이 아닌, 환자에게 가장 좋은 결과를 이끌어내는 게 성형외과 의사의 책임이기도 하기 때문이다.

A에게 예쁘게 잘 어울리는 코가 B에게도 같은 효과를 가져오는 건 결코 아니다. 언젠가 한 예능 프로그램에 출연한 개그맨 김영철이 MC로부터 "만약에 다른 사람의 이목구비로 바꿀 수 있다면 누구와 바꾸고 싶은가?"라는 질문을 받았었다. 그때 김영철은 "송승헌의 눈썹, 소지섭의 눈, 장동건의 코, 이병헌의 입"이라고 했고, 포토샵을 통해 김영철의 얼굴에 이들의 이목구비로 대체되었다. 모두 연예계를 대표하는 미남들의 특정 부위로만 바꾼 것인데도 불구하고 결과는 김영철 원래 얼굴보다도 못한 얼굴이 되었다. 한 부위만 놓고 볼 때엔 더할 나위 없이 매력적이고, 더욱이 원래 주인에게 있었을 때엔 외모를 돋보이게 하던 부위였음에도 불구하고 그것이 합쳐졌을 때에는 오히려 이상해진 것이다. 얼굴형과 다른 부위들이 전체적인 조화를 이루지 못했기 때문이다.

따라서 다른 사람의 예쁜 어느 부위를 자신에게 똑같이 적용한다고 해서 그 사람과 같은 인상이 되거나 효과를 줄 거라는 기대는 성형을 할 때 가장 먼저 버려야 할 착각이고 오해이다. 더군다나 얼굴의 중심에 자리하고 있는 코 성형은 말할 것도 없다. 우선 턱 끝의 높이를 비롯해 이마와 입술의 비율이 맞아야 그 사람에게 어울리는 코가 된다. 옆에서 봤을 때 이마와는 자연스러운 S선을 이루고, 코끝과 턱 끝을 이었을 때엔 입술이 1~2㎜ 안쪽에 자리하는 것이 이상적이다. 이마와 턱이 지나치게 낮다면 코만 높였을 경우 더 어색한 얼굴이 되기 십상이다. 대부분의 한국 사람은 뾰족한 코끝보다 동그란 코끝이 더 잘 어울리는 경우가 많기 때문이다.

코는 얼굴의 중심에 위치한 만큼 전체적인 균형과 조화가 우선되어야 한다. 코 수술을 하려는 사람은 거울을 보면서 코만 집중해 보지만 다른 사람들은 코가 아닌 얼굴 전체를 본다. 그렇기 때문에 코 하나만 예쁘게 만든다고 해서 얼굴에 대한 인상이 덩달아 좋아지는 게 아니다. 그 사람의 얼굴형에 가장 잘 맞는 코란 결국 그 사람의 얼굴과 전체적으로 조화를 이루고 있는 코를 말한다. 코 성형이 본인의 취향만으로 결정되어선 안 되는 이유이다. 그런 점에서 코를 성형하는 의사에겐 환자의 무리한 요구를 설득하면서 최상의 결과를 만들어낼 수 있는 소신과 자신감이 있어야 한다. 그런 소신과 자신감은 의사의 실력이 뒷받침되지 않는다면 약해질 수밖에 없다. 소신이 부족한 의사는 환자를 만족시킬지 못할지도 모른다는 불안감 때문에 환자가 원하는 대로 해줄 수밖에 없다.

성형외과 의사들은 아름다움을 창조하는 사람들이다. 그러기 때문에 미적 감각이 매우 중요하다. 얼마나 섬세한 손길을 가졌고 안목이 뛰어나느냐가 결과에 결정적인 영향을 미치기 때문이다. 훌륭한 성형외과 의사들은 그만큼 훌륭한 미학적 감성을 가진 사람들이다. 그래서 환자가 생각하는 그 이상을 내다보고 판단할 수 있다. 환자가 주관적인 관점으로 예쁜 코를 상상할 때, 의사는 합리적이고 객관적으로 그 환자에게 가장 이상적인 코가 어떤 코일지를 판단할 수 있는 것이다.

가장 이상적인 코는 코의 길이가 얼굴 전체 길이의 3분의 1 크기일 때이다. 그 비율을 중심으로 하여 이마의 입체감, 얼굴 비율, 입의 돌출 여부 등을 고려한 수술이 이루어져야 한다. 예전에는 보형물을 사용할 경우 시간이 지나면서 코끝의 피부가 얇아져 보형물의 윤곽이 드러나는 경우가 많았다. 그런데 최근에는 자신의 연골조직을 이용한 성형 기술이 발달하면서 부작용이 최소화되었다. 보형물과 달리 코끝이 딱딱해지지 않고 실제 코뼈와 흡사한 효과가 있기 때문에 안전하면서도 자연스러운 코의 모양을 만들 수 있는 것이다.

그 동안 성형 부작용이나 성형한 티가 심하게 날까봐 망설였던 사람들은 그런 걱정을 더 이상 하지 않아도 된다. 코는 얼굴의 중심에 있고 가장 높게 솟아 있는 부위이므로 조금만 변해도 인상에 큰 영향을 줄 수 있다. 누구나 다른 사람에게 좋은 인상을 주고 싶어 한다. 그러나 좋은 마음만 가지고는 좋은 인상을 주는 데에 때론 한계가 있다. 특히 코의 모양 때문에 강한 인상을 주거나 대인관계에서 감점 요인이 된다면 코 성형을 해보는 것이 좋은 해결책일 수 있다.

동양인의 얼굴 특성을 고려한 '다이내믹 코끝 성형술'

역동적이라는 의미의 '다이내믹 코끝 성형술'은 코끝을 고정할 때, 코끝의 날개 연골과 비중격 등 원래의 조직을 자유롭고 역동적으로 변형하여 조작하는 수술기법으로 최대한 자연스러우면서도 인위적이지 않은 코 모양을 만드는 데에 중점을 두고 있다. 그러기 위해선 본인의 코끝 날개 연골의 모양과 상태를 잘 구별하여 양쪽 콧구멍 사이에 있는 코 기둥과 입술 사이의 각도, 얼굴 비례에 맞춰 비중격(비강을 좌와 우로 나누는 칸막이벽)이나 귀의 연골 등 부드러운 자가연골조직만을 이용한다. 또한 코의 기둥을 튼튼하게 만들더라도 코끝은 최대한 부드럽게 유지시켜줄 수 있어야 한다.

얼마 전까지만 해도 코끝 성형수술을 받으면 코끝이 딱딱해져서 돼지코 모양을 만들 수 없었다. 그래서 코 성형 의혹을 받는 연예인들은 TV에 나와선 자기 코를 위로 밀어보이며 "이것 봐요, 돼지코를 만들 수 있잖아요. 성형하지 않았다는 거 증명되었죠?" 하면서 결백을 주장하곤 했었다. 그러나 다이내믹 코끝 성형술은 얼마든지 자연스럽고 부드러운 코끝 모양을 만들어내기 때문에 그것만으로는 성형 여부를 판단할 수 없게 되었다. 특히 들창코를 비롯하여 동양인 특유의 특성을 가진 코끝 성형에는 다이내믹 코끝 성형술이 매우 효과적이다.

1 들창코 성형

정면에서 콧구멍이 많이 보이는 들창코의 원인에는 여러 가지가 있지만 크게 '선천적으로 작고 짧은 코', '수술 후 구축에 의해 코끝이 딸려 올라가서 발생하는 들창코', '코의 크기나 길이는 정상이지만 코끝만 들린 경우'로 나눌 수 있다. 얼마 전까지만 해도 들창코 교정은 매우 어려운 것으로 알려져 왔으나 한국 성형외과 전문의들의 열정과 노력에 의해 이제는 거의 완전하게 교정할 수 있게 되었다.

선천적으로 코끝이 들린 경우에는, 코끝 날개 연골을 충분히 이완하여 다시 올라가지 않도록 연골로 지지를 해주어야 하며 이때 코끝 높이도 균형있게 맞추어줘야 하는데, 입의 돌출 여부에 따라서 콧대 및 얼굴과의 균형이 맞도록 해야 한다. 수술 후 구축에 의해 코끝이 딸려 올라간 경우는 코끝까지 보형물을 이용하였거나 코끝을 무리하게 높여서 코끝이 들리게 된 것이다. 이럴 경우 지속적인 염증 및 이물감이 있기 때문에 신속한 사후 처치가 이루어지지 않는다면 구축 현상이 점점 심해져서 코끝이 정면에서도 들여다보일 정도가 된다. 이럴 때엔 다이내믹 코끝 성형술 및 이중박리 이완법으로 심한 흉조직까지 완전하게 이완하여 코의 피부뿐 아니라 변형되고 뒤틀어진 연골을 바로잡아 충분히 코끝을 내려주고 귀의 연골이나 비중격 혹은 갈비 연골 등으로 연장 고정해주어야 한다. 이때 고정을 튼튼하게 해주는 것이 중요하지만 그보다는

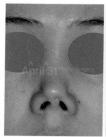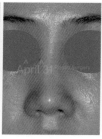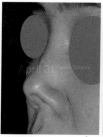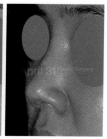

〈들창코 수술 정면 before/ after〉　　　〈들창코 수술 반측면 before/ after〉

연골조직의 긴장 없는 완전한 이완이 수술 성공 여부의 키포인트가 된다.

비중격 연장술은 들린 코끝을 내려주고 동양인의 두꺼운 코끝을 효과적으로 높여줄 수 있는 수술 방법으로 많이 시행되고 있으며 종전에는 코끝이 딱딱해지는 수술로도 알려져 있지만, 4월31일성형외과의 다이내믹 코끝 성형술을 병행해주면 일정 기간이 지난 후 부드럽고 자연스러운 코끝을 유지할 수 있게 된다.

② 빈약하고 낮은 코끝

단순한 코끝 연골 성형은 자칫 코를 높이려다가 코가 들리거나 뭉툭해지는 부작용을 초래할 수 있다. 그런데 4월31일성형외과의 다이내믹 코끝 성형은 최대한 자신의 코끝 날개 연골의 자체 구조를 살려서 이를 최대한 오똑하게 해주는 동시에 코끝을 자유자재로 움직일 수 있기 때문에 위로 들리거나 처진 코끝도 예쁘고 자연스럽게 만들 수 있다.

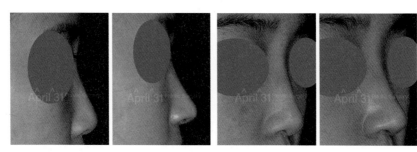

〈빈약하고 낮은 코끝 수술 측면 before/ after〉　〈빈약하고 낮은 코끝 수술 반측면 before/ after〉

③ 콧방울(콧볼) 성형

일반적으로 동양인은 보통 콧대가 낮고 콧방울이 넓다. 동양인은 서양인에 비해 높이가 낮고 옆으로 퍼진 형태로 인상이 펑퍼짐해 보인다. 그래서 콧방울이 넓으면 복스러운 이미지는 있지만 세련된 이미지는 줄 수 없다. 콧방울이 퍼진데다 콧구멍까지 큰 경우는 양쪽의 넓은 콧방울을 적당량 잘라낸 뒤 꿰매주면 콧방울의 퍼진 부분도 줄어들면서 콧구멍도 좁아진다. 수술 후엔 단정하면서 세련된 이미지를 줄 수 있다.

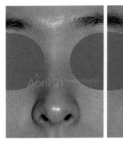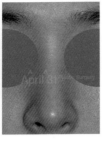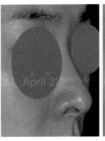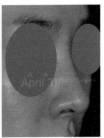

〈콧방울 수술 정면 before/ after〉　　　　〈콧방울 수술 반측면 before/ after〉

자연스럽고 부드러운 인상을 찾아주는 코 모양 교정술

개그맨 서경석은 이름 앞에 항상 '화살코'가 붙는다. 코가 화살코의 모양을 하고 있기 때문이다. 서경석은 화살코의 단점을 스스로 개그 소재로 풍자해 개그맨으로서의 입지를 굳히는 데에 성공했다. 그러나 대개의 경우 매부리코, 화살코, 휜코 등을 한 사람들은 강한 인상을 주기 때문에 살아가면서 크고 작은 불이익을 겪게 된다. 하지만 이런 부분도 얼마든지 성형으로 교정이 가능하다. 교정 후에는 인상 자체가 부드럽게 변하기 때문에 만족도가 상당히 높은 편이다.

1 매부리코

매부리코란 이름은 콧등이 튀어나온 것에 비해 코끝은 상대적으로 아래로 처져 보여 매의 부리처럼 생겼다고 해서 붙여진 이름이다. 유전적인 요인과 더불어 성장기에 강한 충격이 가해졌을 때의 영향으로 만들어진다고 알려져 있다. 코뼈, 코의 외측 연골, 코의 비중격 연골이 만나는 콧등의 중간 부위가 혹처럼 돌출된 모양을 하고 있다.

매부리코 교정에는 처진 코끝을 오똑하게 세워주는 동시에 굴곡진 콧등 부위를 미세하게 다듬어주어야 한다. 콧등 부위를 다듬게 되면 편평해진 부위를 좁혀주기 위해 양쪽 코뼈를 절골하여 안으로 모아주게 되는데, 4월31일성형외과에서는 완전한 시야 아래서 정확한 절골을 원칙으로 하여 직접 절골선을 도

안하여 절골을 하는 방법을 시행하고 있다. 직접 절골 부위를 보면서 시행하기 때문에 양쪽 절골선을 정확히 대칭으로 할 수 있으며 절골하여 좁히는 정도도 미세하게 조절할 수 있다. 또한 지혈이 용이하고 주변 조직의 손상을 최소화할 수 있어 부종과 회복이 매우 빠르며 4월31일성형외과에서는 수면마취 상태에서 시행하기 때문에 수술에 대한 환자들의 두려움도 줄여주고 있다.

매부리코의 수술은 코의 크기를 줄여주는 수술이 대부분이기 때문에 가능하면 보형물을 사용하지 않고 균형 있는 자가조직을 이용하여 콧등을 다듬는 것이 좋으며, 보형물을 사용하더라도 수술 전에 정확한 계측을 통하여 신중하게 선택하는 것이 좋다. 매부리코의 수술은 다른 코 성형과 비교해 특히 세심한 주의와 숙련된 기술이 요구되는 만큼 재수술을 받는 사례가 많으므로 병원을 잘 선택해야 할 것이다.

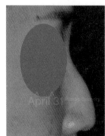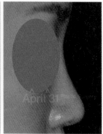

〈매부리코 수술 측면 before/ after〉

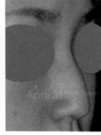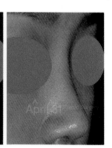

〈매부리코 수술 반측면 before/ after〉

2 화살코

코끝이 길게 처지거나 내려온 형태의 코를 말하며 옆면에서의 코 모양이 화살과 같이 생겼다 하여 화살코라고 부른다. 대개 매부리코를 동반하는 경우가 많은데 콧등의 중간 부위는 툭 튀어나와 있고 코끝은 입술 쪽으로 숙여져 있어 동화책 속에서 흔히 마귀할멈의 코로 그려지곤 한다.

화살코에는 크게 두 가지 형태가 있는데, 하나는 코의 좌우를 구분하는 벽 역할을 하는 비중격 연골이 너무 긴 경우이고, 다른 하나는 비중격 연골은 정상이지만 비중격에 걸쳐 있어야 하는 연골이 입술 쪽으로 빠져나와 있는 경우

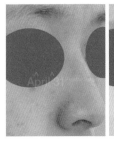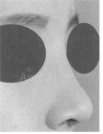

〈화살코 수술 before〉　〈화살코 수술 after〉

이다. 화살코의 특징은 인상이 강해 보이고 떨어진 코끝 때문에 입이 나와 보이며 나이가 들어보인다는 것이다. 하지만 이를 교정해주면 인상이 밝아지고 어려보이는 효과까지 있다.

비중격 연골이 너무 긴 경우엔, 연결된 날개 연골과 코끝도 자연히 아래로 처지게 된다. 따라서 비중격 연골의 끝쪽 일부를 자른 후에 연결시켜줌으로써 비중격 연골의 길이를 줄여주어야 한다. 그러나 비중격 연골만 잘라낼 수 없는 경우에는 비중격 연골과 함께 위쪽 연골도 잘라내어 전체 길이를 줄이면서 모양을 만들어주어야 한다. 비익 연골이 입술 쪽으로 빠져나와 있는 경우엔, 비중격 연골의 길이는 정상이기 때문에 잘라내지 않고 대신 비익 연골의 일부를 잘라내고 연결시킴으로써 길게 늘어진 코끝을 올라가게 만들어 준다.

③ 휜코

코는 얼굴 중앙에 위치하기 때문에 콧대가 휘어져 있는 경우 전체적인 인상에 영향을 미친다. 휜코는 단순히 미용적인 문제만이 아니라 기능에도 영향을 미쳐서 한쪽 코가 막히는 비염 등의 질환을 야기할 수 있다. 코뼈의 휘어짐뿐만 아니라 연골도 바로잡아야 휘어진 코의 모습과 함께 코막힘 증상도 개선할 수 있다.

휜코에는 코뼈 및 코끝이 한 방향으로 일자로 휘어진 경우, 콧잔등에서 코끝을 이루는 선이 C자 모양으로 휜 경우, 콧잔등에서 코끝을 이루는 선이 S자 모양으로 휜 경우가 있다. 휜 정도에 따라 가벼운 경우엔 콧등에 실리콘을 안측

부분에 잘 맞도록 다듬어 삽입하여 반듯해 보이도록 해준다. 좌우 경사가 차이가 나는 경우에는 연골이나 진피를 넣어주면 덜 휘어 보인다. 휜 정도가 심한 경우엔, 비중격 성형술과 함께 코뼈 바깥쪽을 절골하여 옮겨주는 외측 절골술과 휘어진 외측 연골 등을 절제하거나 재위치해서 교정하는 등의 복합적인 방법으로 수술해야만 재발 없이 반듯한 코를 만들어 줄 수 있다.

4 긴코

앞에서도 언급했듯이 이상적인 코의 길이는, 얼굴 길이를 3등분했을 때 가운데 3분의 1 정도의 길이이다. 그런데 눈썹에서 코까지의 길이가 얼굴 전체의 3분의 1을 넘을 정도로 긴코는 답답해 보이고 훨씬 나이 들어 보인다. 긴코는 코끝이 처져 있거나 웃을 때 화살코처럼 코끝이 아래로 떨어지는 현상이 자주 발생하는데 그럴 경우 지루하고 게으른 인상을 주기 쉽다. 다이내믹 코끝 성형술로 처진 코끝의 연골을 올려주고 코끝도 올려준다. 그렇게 되면 코의 모양이 좋아지면서 밝고 활기찬 인상이 된다.

자연스럽게 예쁜 코를 만들어주는 보형물 성형

콧대와 콧등이 낮은 경우에는 보형물을 이용하여 콧대와 콧등을 높여주어야 한다. 콧대만 낮은 경우라면 실리콘이나 고어텍스와 같은 보형물을 이용하여 높여주면 되지만, 낮은 코를 콧대만 높이게 되면 코끝은 낮고 콧대만 이마에서부터 높게 이어지는 인공적인 느낌의 부자연스러운 코가 된다. 따라서 그 사람의 얼굴형에 어울리는 코의 모양을 만들어주어야 한다. 보형물 코 성형에는 자가조직으로 하는 방법과 다른 종류의 외부 보형물을 넣는 방법이 있다.

1 보형물을 이용한 코 성형

▪ 실리콘

실리콘은 콧대나 콧등을 높일 때 가장 많이 사용되는 재료로 본인에게 어울리는 모양으로 세밀한 조각이 가능하며 크기나 모양이 전혀 변하지 않는다.

고체이지만 딱딱하지 않고 적당히 부드러워 환자의 코에 맞게 여러 모양으로 조각하여 사용할 수 있다.

- **알로덤**

알로덤은 사람의 진피를 가공 처리하여 면역거부반응을 없앤 것으로 시간이 지나도 흡수가 잘 되지 않고 정해진 형태가 없이 부드러운 것이 장점이다. 코끝을 높여줄 때 귀 연골과 함께 병행하여 사용된다. 코끝의 모양을 부드럽고 도톰하게 할 수 있어 티가 나지 않게 버선코의 모양을 만들어낼 수 있다. 코의 일부분이 꺼진 경우에도 알로덤으로 간단히 교정할 수 있다.

- **고어텍스**

고어텍스는 1969년에 미국에서 개발되어 'e-PTFE'라는 물질의 상품명으로 지난 30년 간 인체에 혈관 수술용으로 사용되어 왔다. FDA 승인을 받은 안전한 재료이며 조직적 합성이 뛰어나 이물 반응이 거의 없어 처음 수술뿐 아니라 재수술에도 효과적이다. 영구적이라 흡수되지 않으므로 수술 후 변형의 염려가 없다. 그러면서도 촉감이 부드러워 기존 골격의 굴곡에 맞게 자연스럽게 변형되므로 피부가 얇은 사람에게 사용하기 좋으며, 수술 후 모양이 자연스럽고 실루엣이 부드럽다. 하지만 가격이 비싸고 조각하기가 힘들다. 또한 일단 자리를 잡고 난 뒤에 제거를 해야 할 때엔 실리콘보다 힘들다는 단점이 있다.

❷ 자가연골조직을 이용한 코 성형

콧대가 너무 낮지 않아 실리콘 보형물을 이용할 필요가 없는 경우엔 비중격이나 귀 혹은 가슴 연골, 자가진피, 근막 등으로 콧대 및 코끝을 수술할 수 있으며, 여러 번 수술을 하여 코의 변형이 심한 경우에는 가슴 연골로 전체의 코를 재건해야 하는 경우도 있다. 이러한 자가조직을 이용한 수술은 이물질이 들어가지 않기 때문에 부작용이 적고 더 효과적으로 자연스러운 모양의 코를 만들어낼 수 있다. 피부는 표피와 진피로 구성되는데, 표피는 눈에 보이는 얇은 층이고 진피는 표피의 아래층과 피하지방의 위층에 있는 걸 말한다. 진피지방이식이란 코 수술을 할 때 가장 두터운 진피 중 하나인 엉덩이 피부를 떼어내서 피부 지방층을 제거하고 콧등과 코끝에 한 덩어리로 이식하여 코를 높여주는 수술법이다.

　첫 수술에서 부작용이 생겼거나 피부가 매우 얇은 코를 높일 때 적합한 방법이다. 수술 부위가 원래의 자기 살처럼 색깔이나 모양이 구별이 안 되고, 만졌을 때 매우 부드러우면서 자연스럽다. 하지만 콧대의 윤곽이나 라인이 날렵하지 못하고 둔탁해질 수 있기 때문에 주로 염증이 발생한 코를 재수술할 때에 선택한다. 따라서 앞에서 언급한 보형물들을 포함하여 각각 한계와 단점들이 있으므로 자가연골조직을 이용한 수술이 가장 안전하고 최선의 방법이라고 할 수 있다.

인공보형물에 의한 염증 유발-보형물 제거와 자가연골 교정

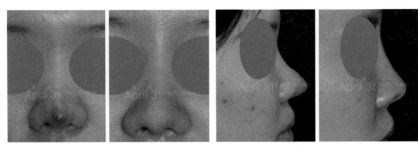

〈자가연골조직 교정 정면 before/ after〉　〈자가연골조직 교정 측면 before/ after〉

잘못된 수술을 교정하고 개선해주는 코 재수술

　얼마 전에 한 여성 연기자가 TV 아침 프로그램에 나와서 "처음에 받은 성형수술이 잘못 되니까 재수술이 반복되었다. 그럴수록 내 얼굴은 점점 다른 사람의 얼굴이 되어 갔다"고 후회하는 모습을 보여주었다. 재수술은 가능하면 받지 않는 것이 좋다. 그러려면 성형수술을 처음 받을 때 병원 선택에 신중해질 필요가 있다. 이런저런 광고와 이벤트에 현혹되어 병원을 선택했다간 돌이킬 수 없는 비극을 초래할 수도 있다. 그렇다고 성형에 있어서 재수술을 요할 만큼의 '실패한'성형이 많다는 건 아니다.

흔히 성형 재수술이라고 하면 수술이 잘못 되었을 경우라고 생각할 수 있지만 그런 경우는 극소수이다. 통계상 코를 재수술하게 되는 확률은 10% 정도이다. 재수술의 이유에는 본인의 주관적인 불만족, 트렌드에 따른 미적 기준의 변화, 주위 사람들의 평판 등이 있다. 그 외에 첫 번째 수술로 인한 염증과 심한 비대칭이 문제가 되기도 하지만 전체의 1~2% 정도밖에 되지 않는다.

재수술의 시기와 수술 여부에 대한 판단은 주관적으로 정할 일이 아니다. 염증 상태 혹은 명백한 재수술의 사유가 있다면 재수술을 늦추지 않는 게 좋다. 그렇지 않은 경우라면 피부 조직이 안정화가 될 때까지 3~6개월 정도 기다려본 다음 결정하는 게 좋다. 성급하게 재수술을 받게 되면 조직에 문제가 생길 수 있기 때문이다.

무엇보다도 재수술이 본인의 지극히 주관적인 판단 때문인지 의사도 충분히 수긍할 정도의 재수술 사유에 해당하는지 신중하게 판단해야 한다. 재수술 가능성을 최소화시키기 위해선 첫 번째 수술에서 충분히 자신의 의사를 피력해야 한다. 성형을 결정하면서 "원장님이 알아서 해주세요"하는 것만큼 어리석은 주문은 없다. 그리고 일단 재수술을 받아야겠다는 결심이 서면 병원을 선택할 때 실력과 경험이 충분히 갖춰진 의사에게 상담을 받도록 한다. 재수술이 또 다른 재수술로 이어질 수 있기 때문이다.

V라인 사각턱 수술,
광대회전술로
최대한 작고 갸름하게

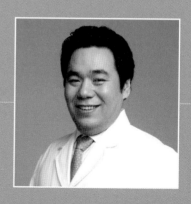

서울대 의과대학 졸업
삼성서울병원 성형외과자문의 및 외래교수
대한성형외과학회 정회원
대한미용성형외과학회 정회원
http://www.grandsurgery.com
http://www.grandsurgery.com/chn
http://www.grandsurgery.com/eng

서일범

그랜드성형외과 원장

V라인 사각턱 수술, 광대회전술로
최대한 작고 갸름하게

21세기 성형의 화두, 왜 안면윤곽인가

불과 수년 전까지만 해도 성형은 눈과 코를 중심으로 해서 가장 많이 이루어지고, 성형의 트렌드를 두 부위가 주로 끌고 갔다. 그런데 최근 몇 년 사이에 여성들 사이에서 열병처럼 번지고 있는 게 안면윤곽술이다. 조금만 개선을 해도 인상이 바뀌는 효과가 매우 크기 때문이다.

안면윤곽술이란 얼굴 옆쪽이 아닌 앞쪽을 중심으로 입체감과 볼륨감을 만들어주는 다양한 방법을 통칭하여 말한다. 이마, 광대, 턱 등의 모양이 심하게 튀어나왔거나 또는 밋밋해서 얼굴이 전체적으로 조화를 이루지 못하면 아무리 이목구비가 예뻐도 예쁘다는 인상을 주기 어렵다. 그래서 불만족스러운 부분들을 교정함으로써 전체적인 인상과 분위기를 개선시켜주는 방법이 안면윤곽술이다. 안면 골격을 움직여 드라마틱한 변화를 가져온다는 점은 양악수술도 마찬가지지만 양악수술이 '치료'와 '교정'을 목적으로 하고 있다면, 안면윤곽술은 그야말로 '미용성형'으로서의 목적에 충실한 교정이라고 할 수 있다. 그래서 양악수술이 가져오는 효과보다 훨씬 큰 이미지 개선을 만들어낼 수 있는 것이다.

무엇보다도 안면윤곽술의 가장 큰 목적은 작고 갸름하면서도 입체적인 얼굴 윤곽을 만들어주는 데 있다. 대부분의 여성들이 이런 얼굴을 갖기 위해 안면윤곽술을 받는다고 할 수 있다. 그런데 요즘 젊은 여성들이 선호하는 작고 입체적인 V라인 얼굴이란 곧 카메라를 잘 받는 얼굴이기도 하다. 즉, 안면윤곽 성형이 요즘 주요한 트렌드가 된 데에는 디지털과 인터넷 정보화시대에서 만들어진 '셀카(셀프 카메라)'정서의 영향이 큰 것이다.

디지털 카메라와 핸드폰 카메라의 휴대성과 함께 SNS(Social Networking Service) 환경이 발달하면서 자기 얼굴을 찍어 실시간으로 인터넷에 올리며 사람들과 공유하는 걸 즐기는 요즘, 자신의 외모와 매력을 어필하기 위해 사진이 잘 나오는 얼굴형을 선호할 수밖에 없는 것이다. 물론 이것만이 전부는 아니다. 작고 입체적인 얼굴은 몸의 비율을 좋게 만들고 어려 보이는 효과까지 있어서 좋은 인상을 주게 된다. 한마디로 '작고 입체적인 V라인의 얼굴'은 현대인의 생활환경으로 대변되는 'on-line'과 'off-line'에 딱 맞는 얼굴 조건인 셈이다.

이 조건을 가장 완전하게 충족시켜주는 성형이 바로 안면윤곽술이라고 할 수 있다. 안면윤곽술을 통해 얼굴뼈, 즉 안면 골격을 교정해줌으로써 V라인으로 상징되는 작고 입체적인 얼굴을 만들어줄 수 있다. 얼굴의 윤곽은 그 사람의 인상을 좌우한다. 안면윤곽에 따라 촌스럽다, 강해보인다, 남성적이다 등등의 편견을 갖게 한다. 방송인 박경림의 경우, 심한 사각턱 때문에 이름 앞에는 '사각턱'이란 단어가 꼬리뼈처럼 따라다니고 아예 트레이드마크가 되다시피 하였다. 걸죽한 탁성과 함께 강한 이미지로 자리잡게 된 데에는 사실 사각턱의 영향이 크다. 수년 전에 한 네티즌이 장난삼아 포토샵 작업으로 박경림에게서 사각턱을 없애고 갸름한 V라인을 만들어 인터넷에 올린 적이 있었다. 그걸 보고 사람들은 "사각턱 하나가 이렇게 영향이 크단 말인가?"하면서 놀라워했었다. 다른 부위는 그대로 둔 채 사각턱만 V라인으로 바꾸어 주었을 뿐인데도 기존의 강한 이미지가 사라지고 여성스럽고 예쁜 인상으로 바뀌었기 때문이다.

이처럼 V라인 수술은 각진 사각턱을 얼마든지 세련된 인상으로 바꾸어줄 수 있다. 최근에는 여성들뿐만 아니라 남성들도 V라인형 얼굴을 선호하기 때문에 안면윤곽술을 받으려는 남성들이 꾸준히 늘어나고 있다. 그러나 V라인 성형과 광대뼈 축소술을 비롯한 모든 안면윤곽 수술은 뼈를 건드리는 수술이기 때문에 결코 쉬운 수술이 아니다. 안전하고 만족도 높은 결과를 얻으려면 임상 경험이 풍부한 숙련된 전문의에게서 수술을 받아야 한다. V라인은 안면윤곽의 전체적인 모양을 고려하면서 만들어져야 하기 때문이다. 단순히 작고 좁은 V라인을 만드는 데에만 의미를 둔 수술이 아닌, 전체 얼굴형과 턱 그리고 자연스러운 조화와 균형을 이루는 그 사람만의 라인을 찾아내서 구현해줄 수 있어야 한다.

전체적인 조화를 고려하지 않고 문제가 된 부위만 교정해주는 것에 집중하다 보면 수술 후에 원치 않은 결과를 초래할 수 있다. 그렇기 때문에 안면윤곽술을 받으려는 사람은 의사와의 상담을 통해 자신이 원하는 바를 충분히 설명해야 하고, 의사는 그 사람의 얼굴 조건에서 최선의 결과를 만들어주어야 한다. 그랜드성형외과에선 최고의 안면윤곽술의 결과를 이끌어내기 위해 디지털 X레이를 통한 안면윤곽술 전문장비인 '3D-CT'로 현재의 환자 얼굴을 정확히 진단한 후, 컴퓨터를 이용한 분석결과를 토대로 환자와 수차례 상의하여 시술 방법을 결정한다. 필요하다면 여러 장의 실물사진을 찍기도 하고 X레이, CT(3D-CT) 촬영을 통한 분석으로 환자의 수술 만족도를 극대화시켜주고자 노력하고 있다. 또한 만약의 사태를 대비해 안전 시스템을 철저하게 갖추고 있다.

출혈과 통증 없는 '레이저 안면윤곽술'

의학과 과학은 계속 발전하고 있다. 그에 따라서 성형수술의 방법과 기술도 계속 발전해 왔다. 최근 십수 년 사이에 성형의학은 놀라울 정도로 변화하고 성장하였다. 미래의 성형의학은 지금보다 더 'how'에 집중하게 될 것이며, 상상도 할 수 없었던 방법으로의 진화된 성형기술을 만들어낼 것이다. 이처럼 앞으로의 성형은 점점 더 '어느 부위'를 교정할 것인가의 문제가 아니라 '어떤 방법'으로 교정할 것인가에 더 많은 고민을 하게 되리라 본다.

그런 점에서 '레이저 안면윤곽술'은 21세기 현 시점의 성형의학이 얼마나 진화되고 있는가를 보여주는 하나의 증거가 될 수 있다. 레이저 안면윤곽술은 물과 레이저를 함께 분사해 턱뼈를 잘라내는 시술법이다. 단단한 경조직을 치료할 때 2940nm의 파장을 가진 레이저를 사용하게 되는데, 이 파장의 레이저는 물에 대한 흡수도가 매우 뛰어나다. 이 특성을 이용하여 물에 레이저를 조사해서 물 분자에 초미세 폭발을 야기함으로써 이때 발생하는 초음파로 골을 절제하여 안면윤곽을 하는 것이다.

레이저와 함께 물을 분사시키기 때문에 자연스럽게 Cooling이 되므로 열에 의한 골조직 및 경조직 손상이 거의 없다. 레이저는 뼈와 접촉할 때만 에너지를 발생하기 때문에 다른 조직에는 영향이 없다. 이 시술에 사용하는 레이저 기기는 세계적으로 유일한 골 접촉식 레이저로 미국의 FDA 승인을 받았다. 기존의 전동톱을 사용하는 안면윤곽술은 마찰열에 의해 조직 손상이 일어나고, 뼈를 자르는 과정에서 출혈이 많다는 단점이 있었다. 마취가 깨어난 뒤의 통증도 심하다. 전동톱의 물리적인 마찰과 진동으로 입술이 부어오르기도 한다. 부은 입술 때문에 식사를 잘 할 수 없고 일상생활을 하는데 상당 기간 지장을 받는다.

그러나 레이저를 이용한 안면윤곽술은 레이저와 물방울을 이용해 뼈를 잘라내는 것이므로 출혈과 통증이 거의 없다. 레이저가 뼈를 잘라내는 동시에 혈관을 응고시키기 때문이다. 따라서 부기도 없고 상처 치유력이 뛰어나 주변 조직의 회복속도도 빠르다. 환자의 상태와 시술 부위에 따라 차이는 있지만 대략 5~7일이면 모든 부기가 가라앉아 일상생활이 가능하다. 15일 가량의 회복기간이 필요한 전동톱을 이용한 수술에 비해 회복기간이 두 배 이상 빨라진 것이다.

접촉식으로 좁은 공간에서도 절골이 가능하며 특히 부드러운 곡선으로의 절골이 용이하다. 레이저 빛이 뼈 세포들의 세포분열을 촉진하여 골 결합 재생까지 돕는다는 건 차별화된 장점이다. 그런데 전동톱을 이용한 방법보다 수술이 훨씬 더 어렵고, 레이저 사용 시 고려해야 할 점이 많아 천천히 시행해야 하기 때문에 시술 시간이 30분 정도 길어졌다. 이런 문제를 제외하면 레이저 안면윤곽술은 기존의 안면윤곽술과 비교했을 때 거의 모든 부분에서 진화된 안면윤곽술이라고 할 수 있다.

기존의 안면윤곽술과 레이저 안면윤곽술의 차이점

	레이저 안면윤곽술	기존의 안면윤곽술
원리	레이저를 조사해서 물 분자에 초미세 폭발을 야기해 이때 발생하는 초음파로 절골	전동톱을 이용한 뼈 절제
출혈	혈관이 잘려나가는 순간 레이저의 열에 의해 응고되어 출혈이 멈춤	전동톱에 의해 혈관을 건드려서 출혈
절제	접촉식으로 좁은 공간에서도 절골이 가능하며 부드러운 곡선으로 절골이 용이하다. 뼈 삭제 잔량이 적다.	전동톱의 조작 미숙으로 과다절제, 과소절제 등의 부작용이 발생할 수 있다. 뼈 삭제 잔량이 많다.
회복	부드러운 곡선 절골이 용이하므로 회복기간이 획기적으로 단축된다.	거친 절골로 인해 회복기간이 길어진다.
통증	뇌에 통증을 인식하게 하는 전달물질이 레이저를 쏘이면 활성도가 떨어져서 통증을 덜 느끼게 된다.	레이저 시술에 비해 통증이 많다.
부기	부종 발생 인자인 임파선에 대한 자극을 최소화하기 때문에 부족이 빨리 가라앉는다.	레이저 시술에 비해 부기가 크고 늦게 가라앉는다.
염증	레이저의 특성인 세포 활성화에 의해 염증이 최소화된다.	잘린 뼈의 단면을 통해 감염과 염증의 가능성이 있다.

사각턱 교정

양 옆으로 돌출되어 네모난 얼굴형의 원인이 되는 사각턱은 강한 인상과 함께 딱딱한 느낌을 주고 전체적인 얼굴 크기도 크다는 인상을 준다. 그러다 보니 요즘 같은 V라인이 대세인 시대에서 사각턱은 가장 먼저 교정의 대상이 된다. 어떤 방법으로 교정할 것인가는 그 사람이 가진 조건과 기대치에 따라 다르다.

1 V라인 사각턱 수술

예전에는 가장 이상적인 여성의 얼굴형으로 계란형 얼굴을 꼽았다. 여성스럽고 부드러운 인상을 주기 때문이다. 그러나 요즘은 계란형 얼굴에서 턱의 라인이 더 작고 갸름해지는 V라인 얼굴형이 대세이다. 알파벳 V처럼 갸름한 턱의 모양을 갖는다고 해서 만들어진 'V라인 얼굴형'은 세련되고 도도한 인상을 만들어주기 때문에 요즘의 여성들이 가장 갖고 싶어 하는 얼굴형이다.

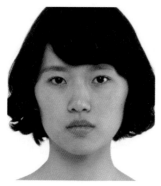 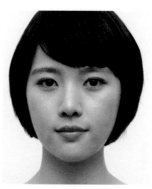

〈V라인 사각턱 수술 before〉 　　　〈V라인 사각턱 수술 after〉

V라인 사각턱 수술은 기존의 U라인 사각턱 수술에서 불가능하다고 여겨져 왔던, 턱 끝의 넓이를 축소할 수 있게 된 수술로 양 옆의 각진 턱을 깎아내는 동시에 턱 끝을 V자 모양으로 다듬어주는 수술이다. 사각턱뿐 아니라 턱 끝도 동시에 날렵해지기 때문에 전반적으로 얼굴형이 크게 개선된다. 정면에서 바라보았을 때의 개선 효과가 기존의 사각턱 수술에 비해 매우 탁월하다. 좌우의 비대칭이 심한 경우엔 V라인 사각턱 수술과 동시에 해주면 교정 효과가 크다.

턱선의 모양이 사각인 이유가 주로 턱 끝의 넓이에 의한 경우에 특히 효과가 극대화된다. 기존의 사각턱 수술을 시행하였으나 턱 끝이 평평하여 날렵하지 못해 큰 효과를 보지 못한 경우에도 이 수술법으로 재수술을 받게 되면 만족할 수 있다.

② 사각턱 축소술

사각턱 축소술은 입안의 점막에 약 4cm 정도 절개를 하여 노출된 교근의 일부를 끊어줘야 하는 수술이다. 심한 사각턱의 경우에는 '복합절골 사각턱 수술'을 추가로 시행하여 갸름하고 작은 턱선 라인을 만들어준다. 사각턱 축소술은 다른 안면윤곽술과 마찬가지로 전체적인 얼굴의 윤곽선이 바뀌게 되므로 달라질 얼굴의 전체적인 이미지나 눈과 코, 입 등 다른 얼굴 부위와도 조화를 이루어 수술이 계획되어야 한다. 또한 각종 신경이나 혈관들이 많은 안면골을 절개해야 하는 수술이므로 반드시 경험 많고 숙련된 전문의에게 시술을 받아야 한다.

③ V라인 돌려깎기 수술

기존의 사각턱 수술은 양측의 사각턱에 국한된 수술로 앞턱이 넓은 경우에는 한계가 있었다. 그런데 돌려깎기는 앞쪽 턱의 끝까지 부드럽게 다듬어주어 측면뿐만 아니라 정면 상에서도 선이 갸름해져서 전체적인 얼굴형이 크게 개선된다. 좌우 비대칭이 심한 경우 동시 교정을 할 수 있다.

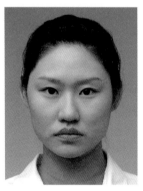 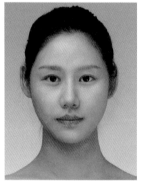

〈V라인 돌려깎기 수술 before〉   〈V라인 돌려깎기 수술 after〉

④ 교근 축소술

사각턱의 원인이 뼈에 국한되지 않고 저작근과 교근에 있을 때는 이에 맞는 근육 축소술을 해줘야 한다. 반영구적인 효과를 원하는 경우 고주파를 이용한 근육퇴축술이 효과적이다. 근육발달형 사각턱의 경우엔 뼈수술을 하지 않아도 충분히 날렵해져서 얼굴형이 크게 개선된다. 전신마취가 필요 없고 약간의 부종만 있을 뿐, 회복기간이 따로 필요하지 않다.

⑤ V라인 보톡스 시술

사각턱의 원인이 뼈에 국한되지 않고 저작근과 교근에 있을 때는 간단하게 보톡스를 시술하여 근육 축소를 한다. 시술이 매우 간단하여 1분이면 충분하고 효과는 1주~6개월까지 지속된다. 하지만 아무리 간단한 시술이라고 하더라도 개인의 상태와 저작근의 두께에 따라 주입되는 주사량이나 주사 위치 등이 달라지므로 여느 성형수술과 마찬가지로 시술 경험이 풍부하고 오랜 노하우를 가진 전문의에게서 시술받는 것이 결과를 좌우한다.

광대뼈 교정

광대뼈가 돌출되어 있으면 촌스럽고 거친 인상을 준다. 특히 여성의 경우 옆 광대뼈가 심하게 발달하면 팔자가 세 보이거나 나이가 들어 보인다. 얼굴 크기도 크게 느껴지기 때문에 부드럽고 여성스러운 이미지를 원하는 여성에겐 광대뼈 교정이 절실하다. 그렇다고 돌출된 모든 광대뼈가 이미지에 나쁜 영향을 주는 것은 아니다. 앞 광대뼈가 살짝 있는 얼굴은 입체적인 느낌을 살려주기 때문에 어려보이는 효과가 있다. 광대뼈 수술에는 이런 모든 케이스까지 분석하고 있는 의사의 정확한 판단이 요구된다. 그리고 각각의 광대뼈 교정술이 장단점이 있고 시술 방법에 차이가 있으므로 자신에게 어떤 방법이 좋을지 의사와 상담해서 결정할 필요가 있다.

❶ 3차원 광대뼈 회전술(3D malar rotation)

기존의 광대뼈 축소술의 원리는 발달된 광대를 절골하여 이를 얼굴의 내측 방향으로 이동시키는 것이다. 옆광대가 발달한 동양인에게 특히 효과가 큰 수술이다. 하지만 광대가 많이 발달하지는 않아서 광대의 내측 이동량에 한계가 있는 경우 또는 광대가 그리 돌출되어 있지 않아 옆광대로의 이동량이 많지 않은 경우엔 한계가 있었다.

'3차원 광대뼈 회전술(3D malar rotation)'은 그런 문제를 보완하기 위해 개발된 방법이다. 광대뼈를 삼각형 모양으로 절개하는 것이 아니라 회전이동시키는 것으로, 광대를 이동시킬 범위를 만들 때 회전이동으로 인하여 광대의 뒤쪽 측면 부분이 들어갈 공간이 넓어져 더 확실하게 '작고 입체적인 얼굴'이 만들어질 수 있다. 개인의 윤곽 상태에 맞는 입체적이면서도 자연스러운 광대뼈 축소가 가능하기 때문에 모든 여성들이 원하는 작고 세련된 얼굴형이 만들어진다.

수술 방법은, 광대 축소술과 동일하게 관자놀이 위쪽의 머리카락 부위에 약 1cm 정도, 입안의 점막에 약 4cm 정도 절개를 해서 노출된 광대뼈에 절골을 가한다. 특히 앞부분 절골은 삼각형 모양으로 뼈를 잘라내고 절골된 광대뼈 조각을 뒤쪽이 들어가게 회전시킨다. 그런 다음 고정한 후 절개부위를 각각 실로 봉합해준다. 절골된 광대의 골절편의 접촉면 고정이 정확하게 이루어지므로 수술 후의 회복 과정이 빠르다. 광대뼈는 얼굴의 전체적인 모양과 인상을 좌우하는 중요한 요소이므로, 광대뼈 축소술 시에 앞과 옆의 광대뿐 아니라 눈, 코, 아래턱에 이르기까지 다각적인 고려와 사전 계측이 이루어져야 한다.

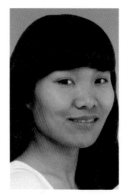 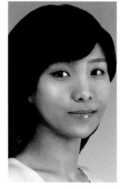

〈3차원 광대뼈 회전술 before〉 〈3차원 광대뼈 회전술 after〉

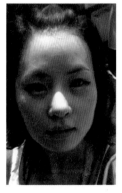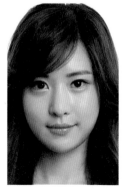

〈3차원 광대뼈 회전술 before〉 〈3차원 광대뼈 회전술 after〉

② 일반적인 광대뼈 축소술

광대뼈 축소술은 얼굴의 주된 골격인 얼굴의 윤곽을 변화시키는 수술이기 때문에 '이미지 수술(Image Surgery)'이라고 할 수 있다. 그러므로 광대뼈 축소술 이후 눈과 코, 입과의 균형이 어떻게 조화를 이룰 것인가를 고려한 수술이 되어야 더 큰 이미지 개선 효과를 얻을 수 있다. 그런데 30대 이후에 이 수술을 받으면 수술 후 볼이 처져 보이는 '볼처짐 현상'이 나타날 수 있다. 그랜드성형외과에서는 오랜 기간에 걸친 풍부한 임상경험과 수술경험을 바탕으로 '볼처짐 없는 광대뼈 축소술'을 시행하고 있다.

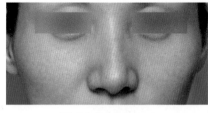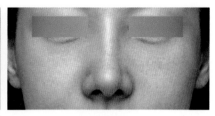

〈광대뼈 축소술 before〉 〈광대뼈 축소술 after〉

'광대뼈가 주로 앞쪽으로만 튀어나와 있는 경우'엔, 입안의 점막에 약 4cm 정도 절개를 가해서 노출된 광대뼈의 앞부분을 갈아준다. 그리고 볼처짐을 막기 위한 추가 수술을 해준 다음 절개 부위를 실로 봉합해준다. '광대뼈가 앞쪽

뿐 아니라 옆으로도 튀어나와 있는 경우'엔, 먼저 관자놀이 위쪽의 머리카락 부위에 약 1cm 정도 절개를 하고, 입안의 점막에 약 4cm 정도 절개를 해준다. 각각의 절개를 통해 노출된 광대뼈에 절골을 가한 뒤, 절골된 광대뼈 조각을 안쪽으로 밀어 넣고 철사로 이를 다시 고정해준다. 역시 볼처짐을 막기 위한 추가 수술을 해준 다음, 절개 부위를 각각 실로 봉합해준다.

이와 같은 광대뼈 축소술은 전신마취로 시행되기 때문에 수술 전에 혈액검사 및 흉부 X선, 심전도 검사 등의 검사를 해야 한다. 치밀하고 체계적인 수술 계획 시스템을 통하여 가장 효과적인 수술 결과를 이끌어낼 수 있다. 그랜드 성형외과에서는 안전하고 과학적이며 체계적인 전신마취를 위하여 '전신마취 클리닉'을 운영하고 있다.

❸ 비고정 광대뼈 축소술

대부분의 광대뼈 축소술은 광대뼈의 앞과 뒤쪽을 절골하여 내측으로 이동 또는 회전시켜 고정한다. 하지만 드물게 옆광대만 안쪽으로 약간 넣어주는 것만으로도 충분할 때엔 '비고정 광대뼈 축소술'을 시행해줄 수 있다. 광대뼈의 뒤쪽은 완전 절골하고, 앞쪽은 '굴골절(green-stick fracture, 대나무가 휘어지듯이 꺾이게 하는 절골)'의 방법으로 내골절시키는 방법이다. 수술 시간과 회복 기간이 매우 짧다.

❹ 보형물을 이용한 앞광대 교정

일반적으로 앞광대란 코의 양측으로 눈 밑부터 입가까지를 말한다. 이 부분이 너무 납작하면 얼굴이 밋밋해 보이고 입체감이 없어 보이며, 얼굴이 다소 길어 보인다. 이럴 때 지방이식으로 볼륨을 넣어줄 수 있으나 지방의 생착률이 떨어지기 때문에 꺼짐 정도가 심하다면 보형물을 삽입하는 것도 좋은 방법이다.

수술은 눈 밑이나 입안을 통해 이루어질 수 있지만 흉터 문제와 수술의 용이함 때문에 입안 절개를 선호한다. 입안 절개를 통해 앞광대 부분을 박리하고 신경을 피해 보형물을 다듬어 삽입해준다. 절개한 입안 점막은 녹는 실을 이용하여 봉합해준다. 수술 후 증가된 볼륨으로 밋밋했던 얼굴이 입체적으로 보이면서 부드러운 인상을 준다. 지방이식과는 달리 영구적이며 자연스럽다. 또한 눈에 보이는 흉터가 없을 뿐만 아니라 수술한 티가 나지 않는다는 장점이 있다.

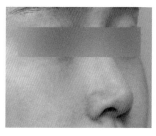
〈앞광대 보형물 수술 before〉

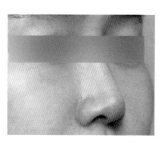
〈앞광대 보형물 수술 after〉

턱 끝 교정

이상적인 턱 끝이란, 코의 기둥과 윗입술이 만나는 지점에서 수직으로 내려갔을 때 턱 끝이 3~4mm 정도 뒤에 있는 것이다. 턱 끝의 길이는 윗입술에 비해 1.6~1.8배 정도가 적당하고, 하안면부 전체가 얼굴 중앙보다 0.8 정도의 비율로 약간 짧아야 예쁘다는 느낌을 준다. 옆에서 보았을 때에는, 아랫입술 바로 아래가 날렵하게 들어가면서 아래 턱선과 자연스러운 S라인을 이루고 있어야 한다. 정면에서 보았을 때에는 V자 라인을 이루고 있어야 한다.

① 무턱 교정

무턱이라고 하면 흔히 턱 끝의 발육저하로 인하여 턱이 안으로 들어가면서 짧아 보이는 경우를 말한다. 일반적으로 무턱은 치아 교합의 정상 여부에 따라 구분하는데, 교합이 비정상적일 뿐만 아니라 턱뼈 전체의 발육이상으로 인해 턱 끝이 안쪽으로 들어가 있는 경우엔 양악수술로 개선해야 하고, 교합은 정상이지만 단순히 턱뼈 끝의 발육저하로 인해 턱 끝이 왜소한 경우에는 무턱 교정술을 해준다.

무턱 교정술에는 대표적으로 보형물 교정, 절골술, 지방이식 교정이 있다. '보형물 교정'은, 턱 끝 쪽에 있는 점막에 약 3cm 정도 절개를 가한 뒤 골막을 거상하여 보형물이 위치할 공간을 만들어 보형물을 삽입하는 방법이다. 수술이 간편해서 부기도 오래 가지 않고 회복이 빠르다. 하지만 삽입한 보형물이 움직일 수 있다는 단점이 있다. '절골술'은, 턱 끝 쪽에 있는 점막에 약 3cm 정도 절개를 가한 뒤 골막을 거상하여 턱 끝 뼈를 노출시키고, 계획한 절골선에 따라 절골한 후 뼈의 아랫조각을 전진시킬 양만큼 앞으로 빼내는 방법이다. 절골술은 무턱, 긴턱, 넓은 턱 등의 교정에 모두 가능하다. 보형물 교정에 비해 부기가 조금 더 오래 간다는 단점이 있다. '지방이식 교정'은 무턱 부위에 지방이식을 해주는 방법이다. 자신의 신체의 일부에서 지방을 채취하여 이식하기 때문에 이물감이나 부작용이 없다는 장점이 있지만 간혹 이식 부위에 멍이 들기도 한다.

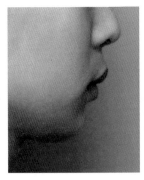 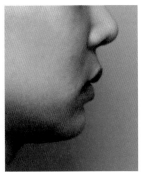

〈무턱 교정술 before〉　　　〈무턱 교정술 after〉

② 긴턱 교정

교합이 비정상일 뿐 아니라 턱뼈 전체의 발육 이상으로 인해 턱 끝이 안쪽으로 들어가 있는 경우엔 양악수술로 개선해야 하고, 교합은 정상이지만 단순히 턱뼈 끝의 과도한 발육으로 인해 돌출되어 있는 경우엔 긴턱 교정술로 충분히 개선할 수 있다. 턱 끝 쪽에 있는 점막에 약 3cm 정도 절개를 가한 뒤 골막을 거상하여 턱 끝 뼈를 노출시킨다. 계획한 절골선에 따라 두 번 절골하는데, 잘라진 턱뼈의 가운데 부분을 제거하고 남아 있는 두 부분을 고정해준다. 그런 다음 절개 부위를 흡수사로 봉합해준다.

❸ 넓은 턱 끝 교정술

기존 사각턱 수술(U라인 사각턱 수술)에서 불가능하다고 여겨져 왔던 턱 끝의 넓이를 축소시키는 수술로, 양 옆의 각진 턱을 깎아내는 동시에 턱 끝을 V자 모양으로 날렵하게 다듬어주는 수술법이다. 일반적인 사각턱 수술과는 달리 사각턱 수술의 한계를 뛰어넘어 가장 이상적인 얼굴형인 V라인을 만들어줄 수 있다.

사각턱뿐 아니라 턱 끝도 날렵해져서 전반적으로 얼굴형이 작고 세련된 얼굴형으로 개선된다. 정면으로 봤을 때의 효과도 탁월하다. 좌우 비대칭이 심한 경우 동시 교정이 수월하다. 기존의 사각턱 수술로는 만족감이 떨어지는 경우에도 효과를 볼 수 있다.

❹ 짧은 턱 끝 교정

짧은 턱 끝이란, 턱 끝의 발육저하로 인해 턱이 안으로 들어가면서 짧아 보이는 경우를 말한다. 일반적으로 무턱과 동반된 경우가 많다. 교합이 비정상일 뿐 아니라 턱뼈 전체의 발육이상으로 인해 턱 끝이 안쪽으로 들어가 있는 경우엔 양악수술로 교정해야 하지만, 교합은 정상이지만 단순히 턱뼈 끝의 발육 저하로 인해 턱 끝이 왜소한 경우엔 인공 보형물 또는 절골술로 짧은 턱 끝을 교정해 줄 수 있다.

'인공 보형물 교정'은, 턱 끝 쪽에 있는 점막에 약 3cm 정도 절개를 가한 뒤 골막을 거상하여 보형물이 위치할 공간을 만들어준 뒤 보형물을 삽입하고 고정해주는 방법이다. '절골술'은, 턱 끝 쪽에 있는 점막에 약 3cm 정도 절개를 해서 골막을 거상하여 턱 끝 뼈를 노출시킨 뒤, 계획한 절골선에 따라 절골한 후 뼈의 아랫조각을 전진시킬 양만큼 앞으로 빼낸 뒤 고정해주는 방법이다. 무턱이 경미한 경우 인공 보형물을 삽입하여 비교적 쉽게 무턱을 개선할 수 있으며, 무턱이 심한 경우에는 절골술로 큰 효과를 볼 수 있다. 이는 환자 개개인에 따라 그 상태가 다르므로 안면윤곽 전문의와 충분한 상담 후 자신에게 맞는 방법을 토대로 무턱을 교정하는 것이 가장 효과적이다.

선수술 후교정
노타이 양악수술,
통증은 적고 회복은 빠르다

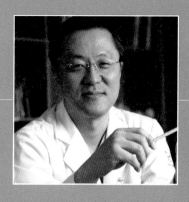

전)서울아산병원 성형외과 교수
서울대학교병원 성형외과 레지던트
서울대학교 의과대학 의학박사
미국 뉴욕대학 성형외과 교환교수
전)서울아산병원 두개안면기형센터 소장
http://www.idhospital.com
http://cn.idhospital.com

박상훈

아이디병원 병원장

선수술 후교정 노타이 양악수술,
통증은 적고 회복은 빠르다

양악수술은 분명한 이유가 있을 때 받는 수술이다

최근 몇 년 사이에 가장 뜨거웠던 성형 키워드는 양악수술이다. 몇몇의 연예인들이 양악수술을 받고 난 후 놀라울 정도로 외모가 달라졌기 때문이다. 독하고 강한 인상의 여성 연기자가 수술 후 아이돌 여가수처럼 청순하고 예쁘게 바뀌었는가 하면, 남자들에게 인기 없는 역할만 하던 선머슴 같은 인상의 여성 개그맨은 수술 후 여성스럽고 매력적인 인상으로 거듭났다. 연예인들이 어느 날 갑자기 몰라보게 예뻐져서 나타난 이유의 상당수가 양악수술을 받았기 때문이라는 사실이 알려지면서 양악수술은 요즘 젊은 여성들에게 신드롬이 되었다.

일부 여성들은 양악수술에 대해 막연하게 '얼굴을 예쁘게 해주는 수술' 혹은 '동안수술'이라는 오해를 갖고 있다. 그래서 양악수술을 받겠다고 상담하러 오는 여성들 중에는 양악수술을 받아야 할 어떤 조건도 가지고 있지 않은 경우가 종종 있다. 그런 사람에게 "양악수술을 왜 받으려고 하나요?" 하고 물으면 "예뻐지고 싶어서요"라고 대답한다. '아무 이유 없이' 양악수술을 받은 연예인은 거의 없다는 사실은 간과되었기 때문이다.

얼굴이 예뻐지거나 어려보이는 건 양악수술의 부수적인 효과이지 그 자체가 목적이 되어 이루어지는 수술은 아니다. 그런 점에서 양악수술은 일반적인 성형수술과는 개념이 다르다. 양악수술은 치아 교합과 관련이 있는 위턱과 아래턱의 기형을 대상으로 하는 뼈 수술이다. 단순히 '미용'이 우선되는 것이 아닌 '교정'과 '치료'가 가장 큰 수술의 이유이다. 양악수술에 대한 환상 혹은 오해를 갖지 않으려면 사람의 얼굴에서 양악의 기능과 구조를 먼저 알아야 한다.

양악(兩顎)인 위턱과 아래턱은 얼굴뼈의 기본 골격으로, 두 뼈의 얼굴에 대한 비중이나 위치에 따라 턱과 치아의 기능뿐 아니라 얼굴 모양과 인상에도 큰 영향을 미친다. 그래서 아래턱 전체가 작은 하악왜소증, 얼굴 좌우의 균형이 맞지 않는 안면비대칭 또는 아래턱이 심하게 튀어나온 주걱턱 등을 가진 사람들은 미관상의 문제와 함께 일상생활에서 그로 인한 고통과 불편함을 겪게 된다. 양악수술은 이런 사람들을 위한 수술이다.

이런 문제들을 갖고 있지도 않고 본인 외모가 스스로 생각할 때 보통은 된다고 생각하는 사람은 이 수술이 개선해줄 수 있는 여지가 거의 없다. 따라서 수술 후의 만족도도 미미할 수밖에 없다. 양악수술은 다른 어떤 수술보다도 드라마틱한 결과를 보여주고 있지만 그렇다고 해서 모두에게 그런 결과를 만들어주는 수술은 아니다. 양악수술을 하지 않으면 안 될 분명한 턱의 문제를 가지고 있는 사람들을 위한 수술인 만큼, 그 문제가 개선되었을 때 비로소 극적인 얼굴의 변화를 가져올 수 있다. 무엇보다도 양악수술을 아무나 이유 없이 받아선 안 되는 까닭은 양악수술은 성형수술 중에서 가장 난이도가 높고 정밀한 수술이기 때문이다.

그러므로 얼굴뼈 성형으로서의 양악수술은 턱의 이상 교합으로 기능적으로도 문제가 많거나 외형상으로도 기형의 정도가 심해서 원만한 일상생활을 해내갈 수 없는 사람들이 받아야 한다. 최근에는 양악수술의 발달로 입이 튀어나온 정도와 비대칭, 주걱턱 등 그 상태가 심하지 않아도 외모에 대한 콤플렉스를 극복하고 불만족한 외모를 개선하기 위해서 교정 차원의 양악수술을 받기도 한다.

무엇보다도 양악수술이 필요한 사람들에겐 다른 어떤 성형으로도 대체할 수 없다는 절박함이 있다. 태어날 때부터 심한 주걱턱으로 친구들에게 놀림을 받다가 성인이 되어서는 대인기피증을 갖게 된 스무 살의 여대생이 양악수술을 받고 당당하게 대학 캠퍼스를 활보할 수 있게 만드는 것, 그게 바로 양악수술의 또 다른 중요한 목적이자 효과이다.

양악수술은 수술 자체도 복잡하지만 재수술은 더 어렵기 때문에 반드시 신중하게 결정해야 한다. 자신에게 왜 이 수술이 필요한지, 수술 후 어떤 변화를 기대하는지에 대해 전문의와 충분히 상담해 봐야 한다. 최상의 수술 결과는 충분한 상담과 정확하고 철저한 수술 과정을 통해 이루어진다. 그러기 위해선 병원 선택을 잘해야 한다.

먼저 성형외과와 교정과, 구강외과 간의 협진이 가능한 병원인지, 수술 전에 환자의 상태를 정확하게 파악할 수 있는 시스템을 갖춘 곳인지, 수술 후의 결과를 시뮬레이션으로 예측해 볼 수 있는지 등등을 알아보고 선택해야 한다. 병원 규모와 안전 시스템도 중요하다. 전신마취가 필요한 양악수술의 경우 수술과정뿐 아니라 수술 전후로도 철저한 마취 관리가 필요하기 때문에 마취과 전문의가 상주하고 있는 병원을 선택해야 한다. 또한 만약을 대비해 수술실에 긴급수혈 팩이 준비되어 있는지도 체크해야 한다. 수술 후의 관리도 중요하다. 부기와 멍 관리, 마사지 등을 통해서 피부의 혈액순환 및 배출 활동을 돕게 되면 수술 결과도 좋아지고 회복기간도 빨라지기 때문이다. 아이디병원은 양악수술 전문병원으로서 구강외과, 치과, 성형외과, 마취과가 오로지 양악수술만을 위한 목적으로 시스템을 갖추고 있는 병원이다.

아이디병원의 양악수술, '선수술 후교정'과 '노타이'

■1 회복과 치료기간을 획기적으로 줄인 '선수술 후교정법'

양악수술은 턱 교정수술로 수술과 함께 교정이 필요한 수술이다. 예전에는 교정부터 하는 선교정 방식의 양악수술을 해왔다. 그러나 선교정 수술법은 치료기간이 평균 2년 정도 걸리기 때문에 빠른 치료기간과 회복기간을 요하는 사람들에겐 부담이 될 수밖에 없었다. 그 과정에서 "어떻게 하면 치료기간을 단축시킬 수 있을까?" 하는 고민을 하게 되었고, 2003년에 한국에서 최초로 '선수술 후교정'을 시도하게 되었다.

하지만 기존에 선교정법으로 양악수술을 시행해오던 병원들은 선수술법 자체를 인정하지 않았다. 마치 사이비 수술이라도 되는 것처럼 반발과 비난이 쇄도하였다. 그러나 선수술법을 통한 양악수술을 하면 할수록 최선의 수술법이라는 확신이 들었다. 현재 아이디병원은 선수술에 있어서는 국내에서 최다 선수술 케이스를 보유하고 있다.

'선(先)수술 후(後)교정법'은 치아 교정을 먼저 하던 기존 방법과는 달리, 수술을 통해 턱의 길이와 모양 등 외모를 먼저 개선하고 난 다음에 치아 교정을 하는 방법이다. 특히 '주걱턱 선수술'은 수술 직후 얼굴 모양이 바로 개선되기 때문에 직장인이나 취업준비생 등 빠르게 주걱턱 개선을 원하는 환자들에게 매우 효과적이다.

양악수술을 선수술로 할 경우 가장 중요한 건 수술 전 플랜이다. 수술 전에 수술을 집도하는 성형외과, 구강외과 전문의와 교정을 집도하는 교정전문의가 마운팅(mounting) 과정을 거친 환자의 구강구조를 보고, 어떻게 하면 가장 교합이 잘 맞고 얼굴의 균형을 맞출 수 있을지 의논하고 수술 시 몇mm 이동할지에 대한 정밀한 계획을 세워야 한다. 여기에서 마운팅이란, 환자의 눈에서부터 위턱까지의 길이와 각도를 정확하게 측정한 뒤 이것을 교합기에 그대로 옮기는 작업을 말한다.

앞의 과정이 정확하게 이루어져야 향후 교정 시에 회귀현상(다시 주걱턱이나 무턱, 돌출입, 비대칭으로 돌아가려는 현상)을 막을 수 있다. 그리고 수술이 아무리 잘 되더라도 후교정이 잘 이루어지도록 플랜이 짜여 있지 않다면 그 수술은 다시 원점으로 돌아가게 된다. 선수술 후교정법으로 과거에 비해 수술기간이 획기적으로 짧아지고 여러 가지 편리해진 건 사실이지만 그만큼 치밀하고 정교한 계획이 수반되어야 한다.

▶ 선수술의 일반적인 치료 과정

1. 검사와 진찰/ 선수술 여부 결정

Photo, X-ray 촬영, 치아모델 검사 등을 시행한다. 치아의 교합 장애 여부, 상·하악궁 폭의 어긋나는 정도에 따라 선수술 여부가 결정된다.

2. 수술 전 장치 준비

위턱의 위치를 바로 잡기 위한 마운팅, 수술용 웨이퍼(wafer) 제작 및 모의 수술을 시행한다.

3. 심전도, 혈액, 폐 검사 및 수술용 웨이퍼 맞춤 여부 확인

심전도, 혈액, 폐검사를 시행하며 수술용 웨이퍼의 맞춤 여부를 확인한다. 수술용 웨이퍼란 치아를 이용한 일종의 장치로, 수술 전에 뜬 치아 본을 이용 하여 만든 틀니 모양의 장치이다. 수술을 할 때 수술용 웨이퍼를 위·아래 치아 사이에 끼워 수술이 용이하도록 하고, 수술 후에는 턱의 모양을 잡아주는 역할 을 한다.

4. 턱 교정 수술

수술 시간은 2시간 정도 걸리며, 수술 후 3박4일 정도 입원을 필요로 한다.

5. 2~6주의 악간고정 후 웨이퍼 제거

개개인의 교합 상태에 따라 약 2~6주간의 악간고정 후 웨이퍼를 제거한다. 노타이 양악수술의 경우엔 악간고정을 하지 않는다.

6. 교정 장치 제거

교정 장치를 제거하고 치료를 종료한다.

▶ 선수술 후교정 양악수술의 장점

1. 수술 전 교정을 하지 않으므로 여기에 소요되는 기간이 줄어든다.

2. '국부 가속도 현상(regional acceleration phenomenon)'으로, 수술 후 치유

과정 동안 교정 치료 시에 분비되는 것과 동일한 물질이 광범위한 치유를 통해 엄청나게 많이 분비된다. 이 현상은 수술 후 6개월 정도 지속되는데 이 기간을 이용하여 집중적인 교정 치료를 하기 때문에 교정기간이 줄어들게 된다.

3. 수술 후 치아 본래의 맞물리려는 성질 때문에 치아의 이동 방향과 교정에 의한 이동 방향이 같아서 교정이 수월하고 빨라진다.

4. 환자의 심미적 만족도가 최대화된다. 양악수술을 통해 교합의 차원을 넘어, 치아의 기능은 유지하면서 얼굴의 모습을 완전히 정상화시켜주기 때문이다.

5. 전체적으로 치료 기간과 회복 기간이 단축된다.

❷ 입의 움직임은 자유로워지고 위험도는 낮아진 '노타이 양악수술'

양악수술 환자들이 제일 힘들어 하는 건 수술 후 입을 벌릴 수 없게 위아래 치아를 묶어두는 '악간고정'이다. 2~6주간 윗니와 아랫니를 묶어두기 때문에 숨을 쉬기도 불편하고 음식물도 마음대로 먹을 수가 없다. 특히 수술 후 2~3일은 코 속이 부어 있어 입으로도 코로도 숨을 쉬는 게 매우 어려워 호흡의 고통을 호소하는 경우가 많다. 호흡이 자유롭지 못해 뇌로 산소 전달이 잘 이루어지지 않아 저산소증을 유발할 수도 있으며, 구강 내 분비물의 흡입으로 인한 흡입성 폐렴, 음식물을 잘못 넘겨 기도가 폐색되는 등의 위험 요인이 많았다.

이런 불편함과 위험도를 없애기 위해 개발한 방법이 '묶지 않는다'는 의미의 '노타이(No-tie)'수술법이다. 노타이 양악수술이란 수술 후 윗니와 아랫니를 일정기간 묶어 놓는 악간(顎間)고정 절차를 배제하고 '토크프리 완전내고정술(Torque-free Rigid Internal Fixation)'을 토대로 개발된 新 양악수술법이다. 악간고정을 하지 않기 때문에 수술 후에 숨쉬기가 편안하고 호흡부전 등의 위험이 훨씬 줄어들었다. 수술 후 턱관절이나 치아 교합의 상태를 최종 판단하여 악간을 고정할 것인가를 결정하기 때문에 환자에게는 선택의 폭이 그만큼 넓어졌다고 할 수 있다.

노타이 양악수술은 아이디병원의 핵심기술이며, 현재 이와 같은 방법으로 양악수술을 하고 있는 다른 병원은 없다. 환자들 중에는 노타이 양악수술을 받게 되면 수술 후에 치아가 잘 맞지 않게 되는 건 아닌가 우려하기도 하는데 전혀 걱정하지 않아도 된다. '토크프리 완전내고정술'과 '초정밀 턱관절 등록 시스템'을 유기적으로 이용하여 치아의 이동을 정확하게 예측하고 고정하므로 수술 후에 교합이 맞지 않는 일은 없다.

▶ 노타이 양악수술의 특징

1. 토크프리 완전내고정술(Torque-free Rigid Internal Fixation)

아래턱뼈의 전후·상하 위치와 토크(원활한 움직임)까지 고려하는 초정밀 내고정술로 수술 후 아래턱뼈의 변화를 최소화할 수 있다. '수직절골술((IVRO, Intraoral Vertical Ramus Osteotomy)'이나 '불완전 내고정술'에서는 '악간고정'이 꼭 필요했지만, '토크프리 완전내고정술'은 악간고정을 하지 않아도 된다.

2. 초정밀 턱관절 등록 시스템

수술 전 턱관절의 위치를 가장 정확하게 재현할 수 있는 턱관절 등록 시스템을 이용하여 수술 중 정확한 교합을 재현할 수 있다. 턱관절의 위치를 안정화함으로써 수술 후 발생할지도 모르는 턱관절 질환이 최소화되었다.

3. 변연근 안정술(Marginal Muscle Stabilization Procedure)

주변 근육의 안정술을 통해 수술 부위의 변위를 최소화하여 아래턱의 정확한 위치를 유지하는 기술이며 수술의 안정도를 높여준다.

4. 초정밀 3차원 모델링

CT 촬영 없이 3D상에서 가상수술을 가능하게 하는 기술이다. 먼저 얼굴뼈와 치아를 스캐닝 하고, 여기에 개개인의 치아 이동 시 나타날 수 있는 변수 값을 넣는다. 그 후 수술계획에 따라 치아와 얼굴뼈를 동시에 움직이는 '3D 컴퓨터 시뮬레이션'을 통해 얼굴뼈는 물론 치아까지 함께 움직여 봄으로써 더 정교하고 정확한 수술이 가능하다.

▶ 노타이 양악수술의 장점

1. 숨쉬기가 편하다.

수술 직후 코가 막혀 불안했는데 악간고정을 하지 않아서 입을 벌려 호흡하고 숨쉬기가 편하다.

2. 안전하고 위생적이다.

악간고정으로 발생할 수 있는 저산소증, 구강 내 분비물의 흡입으로 인한 흡입성 폐렴, 기도 폐색 등의 위험으로부터 안전하다. 또한 치아를 묶지 않아서 음식물을 먹고 난 후의 치아 위생에 편하다.

3. 먹는 것이 훨씬 자유롭다.

치아를 묶지 않아 입을 벌릴 수 있어서 음식 먹기가 편하다. 음식을 제대로 먹을 수 있으니 기력이 더 빨리 회복된다.

4. 회복이 빠르다.

악간고정을 하면 턱 관절이 굳어져서 악간고정을 푼 이후에 상당 기간 입을 벌리는 연습이 필요하지만 노타이 수술은 턱 관절이 굳지 않는다. 부기도 심하지 않기 때문에 회복도 빠르고 일상생활의 복귀도 그만큼 빠르다.

아이디병원의 수술 사례들

(실제 수술사례는 훨씬 다양하고 많지만 환자의 사생활 보호 차원에서 일부만 공개함)

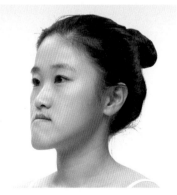
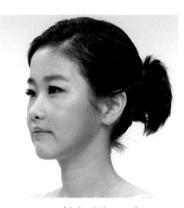

〈수술 사례 1 before〉　　　　〈수술 사례 1 after〉

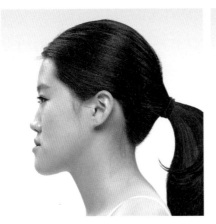

〈수술 사례 2 before〉

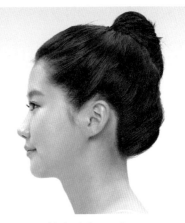

〈수술 사례 2 after〉

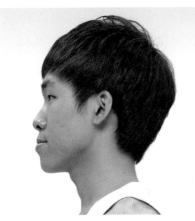

〈수술 사례 3 before〉

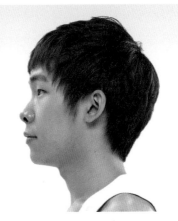

〈수술 사례 3 after〉

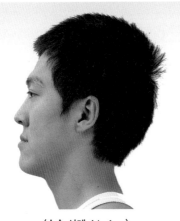

〈수술 사례 4 before〉

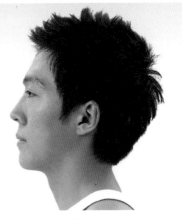

〈수술 사례 4 after〉

5. 수술 직후에도 대화가 용이하다.

악간고정을 하면 수술 직후 코 안쪽이 부어 있는데다가 입의 움직임이 불편해서 말을 하는 게 힘든데 노타이 수술은 수술 직후부터 의사소통이 가능하다.

아이디 병원의 양악수술

1 주걱턱 수술

한국인의 주걱턱 비율은 전체 인구의 9~19%로, 10명 중 1~2명이다. 주걱턱은 가족력과 관계가 있어서 전체의 5~10% 정도가 해당한다. 주걱턱이 유전될 확률은 주걱턱이 아닌 사람보다 약간 높다고 볼 수 있다. 그러나 주걱턱인 부모에게서 주걱턱인 아이가 태어날 확률보다 주걱턱이 아닌 아이가 태어날 확률이 더 높다. 주걱턱이 아닌 부모에게서 주걱턱인 아이가 태어날 확률이 100분의 1 이라면 주걱턱인 부모에게서 주걱턱인 아이가 태어날 확률은 약 100분의 2 정도이다. 결과적으로 주걱턱인 부모에게서 주걱턱이 아닌 아이가 태어날 확률은 100분의 98인 것이다.

치아 교정만으로도 치아의 배열이나 맞물림은 개선되지만 주걱턱의 경우엔 치아 교정만 가지고는 개선할 수 없다. 치아의 이동량은 방향에 따라 다르긴 하지만 수mm 정도로 치아의 주걱턱이 심한 경우에는 교합을 맞추는 데에도 한계가 있기 때문이다. 따라서 아래턱이 나온 주걱턱을 교정하려면 주걱턱 수술과 치아 교정이 함께 이루어져야 한다. 특히 성장이 끝나지 않은 청소년기에 치아 교정만으로 주걱턱을 교정하다 보면, 치아의 맞물림도 어색하게 되고 주걱턱 외모는 전혀 개선되지 않으므로 성인이 된 후에 주걱턱 수술과 함께 치아 교정을 다시 해야 한다.

주걱턱 수술을 할 때 하악만 할지, 양악을 해야 할지는 x-ray와 치아 검사를 통해 결정해야 한다. 수술은 아래뼈, 치아, 아랫입술의 감각을 담당하는 하악지(下顎枝) 신경의 손상을 피하여 주로 하악지 부분의 뼈를 잘라서 아래턱을 뒤로 이동시킨 다음, 나사못이나 작은 판을 이용하여 고정하게 된다. 원래 주걱턱 수술은 하악수술만으로 진행이 되었으나, 하악의 이동만으로 정확한 교합을 맞추기 어렵고 좀 더 얼굴형에 변화를 줘야 할 때 양악수술이 효과적이다.

과거의 수술법은 수술 전에 1년 정도의 교정기간이 필요했다면 선수술법은 수술을 한 후에 치아 교정을 한꺼번에 하기 때문에, 수술 전의 교정이 없으므로 주걱턱이 더 심해지는 시기가 없다. 따라서 수술 전 교정기간까지 포함하여 치료까지 2년 정도 걸리던 기간이 선수술법으로 인해 1년 미만으로 단축되었다. 효과가 바로 나타나기 때문에 수술 후 2~3주에 사진을 찍어보면 금방 알 수 있다. 단순히 주걱턱이 개선되는 것 이상의 얼굴의 변화로 훨씬 예뻐지게 된다.

❷ 돌출입 수술

코끝이나 턱 끝에 비해 입이 앞으로 튀어나온 돌출입은 본인의 의지와 상관없이 "안 좋은 일 있어?" "화났어?" 하는 말을 자주 듣게 된다. 돌출입은 화가 나 보이거나 퉁명스러운 인상을 주기 때문이다. 콤플렉스가 되다 보니 자주 입을 가리게 되고 사람들 앞에서 위축이 들게 된다. 구조상 입이 항상 벌어지기 때문에 억지로 입을 다물다보면 입가에 주름이 강하게 만들어지기도 한다. 치아만 나온 경우와 잇몸이 함께 나온 경우로 나뉠 수 있으며 우리나라의 돌출입은 치아뿐 아니라 잇몸까지 앞으로 나온 경우가 대부분이다.

평소 입이 잘 다물어지지 않아 치아가 많이 보이며 웃을 땐 잇몸이 많이 보이는 경우, 평소 입을 벌리고 있을 때가 많으며 입을 의식적으로 다물면 턱 끝에 자글자글한 호두주름이 잡히는 경우, 주위 사람들로부터 원숭이 같다거나 촌스러운 인상이란 말을 자주 듣는 경우, 잘 때 입을 벌리고 자기 때문에 아침에 일어나면 입안과 입술이 말라 있는 경우엔 돌출입을 의심해볼 수 있다. 이런 경우 돌출입이라는 진단을 받게 되면 치아교정이나 수술을 통해 개선이 가능하다.

치아 교정만으로 치료가 가능한 경우는 치아의 뻐드러짐이 심한 경우이다.

하지만 실제로는 잇몸의 돌출이 동반된 경우가 많은데, 이때 양악수술이 부담스럽다고 단순히 치아교정만 하게 되면 입이 들어가는 정도가 미미해서 다시 수술을 해야 하는 경우가 생긴다.

돌출입의 수술법은 크게 '전방분절 절골술(ASO, anterior segmental osteotomy)'과 '양악수술'로 이루어진다. 전방분절 절골술은 주로 발치 후 잇몸을 자르고 밀어넣는 방법인데, 송곳니 뒤의 치아를 하나씩 빼고 이 공간의 잇몸뼈를 절제한 다음 잇몸뼈와 치아를 통째로 이동시켜주는 수술이다. 개인마다 그 이동량이나 방향은 다르다. 잇몸 윗부분에만 최소 절개를 하고 박리 범위를 최소화하여 전방 분절에 혈류 공급을 충분히 유지시켜줌으로써 골괴사(osteronecrosis)와 같은 부작용을 근본적으로 예방할 뿐 아니라 회복을 빠르게 하고 흉터를 최소화하고 있다. 하지만 입이 나온 정도가 심하지 않거나 위, 아래 치아가 나온 정도가 다른 경우에 돌출입 수술을 하게 되면 입이 지나치게 합죽이처럼 보이는 경우가 생길 수 있다. 사실 이런 문제 때문에 돌출입 수술이 필요하면서도 수술을 망설이는 사람들이 종종 있다.

돌출입에서도 더 자연스럽고 아름다운 얼굴 모습이 되도록 하기 위해 양악수술이 필요한 경우가 많다. 아래턱이 함께 나왔거나 얼굴이 길고 잇몸이 많이 보이는 경우도 양악수술이 필요하다. 특히 돌출입과 무턱을 동시에 수반한 경우 치아와 잇몸 사진을 보면 잇몸뼈가 상당히 앞으로 나와 있으며, 옆모습에서 볼 때 입과 잇몸 부분이 나와 있을 뿐만 아니라 턱 끝이 작고 들어가 있기도 한다. 이런 경우에는 나와 있는 잇몸뼈를 들어가게 하는 돌출입 수술과 턱 끝을 앞으로 나오게 해주는 턱 끝 성형을 시행하게 되면 문제 개선과 함께 놀라울 정도로 얼굴이 자연스럽게 예뻐지게 된다.

결론적으로 돌출입 수술에서 가장 중요한 것은 자신의 돌출입 정도와 얼굴형에 따라 교정치료, 양악수술이나 전방분절 절골술을 선택해야 한다는 것이다. 실제로 이러한 치료법의 선택에 대해서 강의를 하거나 레지던트들에게 교육을 해보아도 얼굴뼈에 대한 전체적인 이해가 없이는 매우 어려운 문제이다.

따라서 양악수술을 고려하고 있다면 일단 얼굴뼈 분야의 전문의를 찾아가야 하고 그 중에서도 치아교정, 전방분절 절골술, 양악수술이 모두 가능한 병원을 찾는 것이 매우 중요하겠다.

❸ 안면비대칭 수술

대부분의 사람들은 얼굴 좌우가 완전한 대칭을 이루고 있지는 않다. 그러나 비대칭 정도가 눈에 띄게 심해서 얼굴의 중심선이 3mm 이상 틀어져 있거나 양쪽의 높이 차이가 3mm 이상인 경우엔 미용적으로도 치료가 필요하고, 치아의 부정교합이 있어서 기능적으로도 문제가 되므로 수술을 통해 개선하는 것이 좋다.

안면비대칭의 치료는 안면윤곽술과 턱 끝 성형의 방법으로도 할 수 있지만 치아 중심선이 많이 어긋나고 얼굴이 많이 틀어진 사람들은 양악수술이 필요하다. 주걱턱이 동반된 경우 치과에서 주걱턱만 수술하면 턱 끝과 턱의 윤곽선이 비대칭이 되므로 성형외과에서 턱선의 윤곽수술을 함께 해주어야 한다. 또한 턱의 비대칭을 교정하여 정중선을 맞추게 되면 코의 비대칭이 두드러져 보이게 되므로 코 교정 성형술을 2차로 시행하여 완전한 안면대칭을 이룰 수 있다.

❹ 하악왜소증(下顎矮小症) 또는 심한 무턱 수술

이상적인 얼굴의 비율은 이마 끝에서 미간, 미간에서 코 끝, 코 끝에서 턱 끝으로 나누었을 때 1대1대0.8이다. 코 끝에서 턱 끝까지의 길이가 다른 곳에 비해 조금 짧아야 여성스럽고 어려 보인다. 그런데 하관 자체의 발달이 아예 안 되어 하악왜소증의 모양을 하고 있거나 턱이 뒤로 들어간 무턱의 경우에는 얼굴의 전체적인 이미지가 어색해 보일 수밖에 없다.

하악왜소증(micrognathia)이란 턱 끝만 작은 무턱(microgenia)과는 달리 턱 끝뿐만 아니라 아래턱 전체가 작은 경우로 2급 부정교합을 동반한다. 쉽게 말해 주걱턱의 반대되는 개념이다. 흔히 우리가 말하는 무턱은 하악왜소증이라 불리며, 하악의 성장이 다른 뼈의 성장에 비해 덜 이루어져 얼굴 전체 모양에 비해 작은 턱을 가지게 된 경우를 말한다. 무턱의 범주는 아주 심한 무턱으로 치아교합에까지 영향을 미친 경우와 교합은 나쁘지 않으나 턱뼈가 작아 콤플렉스를 겪고 있는 경우로 나눌 수 있다.

▶ 일반적인 무턱 수술

무턱 수술은 얼굴과 턱뼈의 상태에 따라 수술법을 결정하게 되는데 크게 절골술과 보형물 삽입술로 나눌 수 있다. '절골술'은 뒤로 들어가 있는 턱 끝뼈 자체를 잘라 전체적으로 앞으로 움직여주는 방법이다. 뼈 전체를 움직이므로 턱 모양이 자연스럽고 목선이 예뻐지며 턱 끝의 긴장을 풀어주는 장점이 있다. 하지만 전신마취를 해야 한다는 부담이 따른다. '보형물 삽입술'은 턱 끝에 고어텍스, 실리콘, 메드포어 등의 보형물질을 삽입하여 턱의 크기를 크게 하거나 위치를 변경시키는 방법이다. 무턱이 심하지 않은 경우에 간단하게 국소마취로 수술할 수 있다.

▶ 하악왜소증 수술

하악왜소증은 경우에 따라 수술방법을 달리 해야 한다.

■ **하악수술 교정** - 주걱턱 수술과는 반대되는 개념으로 아래턱을 절골해서 앞으로 빼주는 방법이다.

■ **양악수술** - 아래턱을 빼고 교합을 맞추거나 좀 더 좋은 얼굴 모양을 원한다면 위턱도 조절해서 좋은 결과를 만들어줄 수 있다. 하지만 너무 심한 케이스의 하악왜소증은 양악수술로도 어렵기 때문에 삼악수술이나 사악수술을 시행해야 한다.

■ **삼악수술(three jaw surgery)** - 이 수술법은 사악수술과 함께 고도의 기술과 전문성을 요하므로 현재 시행하고 있는 병원이 많지 않다. 양악수술에서 더 발전된 방법으로 하악왜소증에서 윗니의 돌출입이 함께 있는 경우에 양악수술과 아래턱의 전방분절골을 함께 시행하여 수술과정에서 하악이 앞으로 나

오는 양을 획기적으로 증대시켜주는 수술법이다.

- **사악수술**(four jaw surgery) - 양악수술이 더 발전된 방법으로 하악왜소증이 심하고 돌출입도 심한 경우에 돌출입 후퇴를 위한 돌출입 수술인 '상하악 전방 분절골술'과 양악수술을 함께 시행하여 하악이 앞으로 나오는 양을 증대시키면서 돌출입을 함께 해결해주는 수술법이다.

5 긴얼굴 수술

일반적인 얼굴 길이는 눈썹에서 코 끝까지의 길이와 코 끝부터 턱 끝까지의 길이가 1 대 1 비율이다. 그런데 두 부위 중 어느 한쪽이 비정상적으로 긴 경우가 있는데 예전에는 교정할 방법이 없었다. 그러나 양악수술이 개발되고 수술 경험이 쌓이면서 이런 경우도 얼마든지 개선 가능하게 됐다. 턱 끝의 길이만 긴 경우, 옆모습이 평평하거나 주걱턱인 긴 얼굴, 말상 혹은 웃을 때 잇몸이 보이는 경우, 돌출입이면서 얼굴이 긴 경우, 아래턱이 크고 넓으면서 긴 경우 병원의 정확한 진단을 받아 수술로 충분히 개선할 수 있다. 즉 얼굴의 일부가 기형적으로 길다면 수술로 좋은 효과를 볼 수 있다. 하지만 얼굴이 단순히 길다는 이유로 수술을 하게 되면 피부 처짐 등으로 그 효과가 적어서 실망스러울 수 있으므로 수술 후의 효과에 대해서 현실적으로 받아들이고 수술을 결정하는 것이 중요하다.

위턱을 절골하여 코와 입술 사이의 얼굴 중간 뼈의 길이를 줄여주고, 아래 턱뼈를 절골하여 턱의 길이를 줄여주면 25~30mm까지 얼굴의 길이를 줄일 수 있다. 상태에 따라서 소요 시간은 많은 차이가 있을 수 있지만, 위와 아래턱을 동시에 수술하는 경우 약 4시간이 소요되고, 하나의 턱만 수술하면 2시간 정도가 소요된다. 수술 후에는 긴얼굴이 작아지면서 전보다 훨씬 예쁜 동안형 얼굴이 된다.

아름다운 가슴을 통해
여성은 다시 태어난다

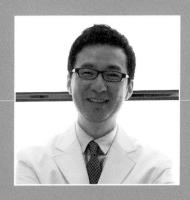

성형외과 전문의
일본 교토대학 의학대학원 성형외과학 박사
대한유방성연구회 위원
대한미용성형외과학회 국제교류위원회 위원
국제성형관광협회 국제협력이사
http://www.bust1.com
http://cn.bust1.com

엄순찬

엄나구모성형외과 원장

아름다운 가슴을 통해
여성은 다시 태어난다

여성의 가슴은 가슴 그 이상의 의미이다

여성들에게 자궁과 가슴은 그 둘이 갖고 있는 기능상의 의미 그 이상의 의미이다. 그래서 여성들은 자궁 질환으로 자궁 적출을 하게 되거나 유방암으로 유방을 절제하게 되었을 때에 심한 정신적 고통을 겪는다. 더욱이 가슴은 자궁과 달리 외형상으로 드러나는 부위이기 때문에 가슴의 크기나 모양에 따라 여성들을 심리적으로 위축되게도 하고 당당하게도 만든다.

여성들을 고민하게 만드는 가슴으로는 작은 가슴, 빈약한 가슴, 함몰 유두, 비대 유두 등도 있지만 상대적으로 평균치보다 훨씬 큰 가슴과 심하게 처진 가슴도 고민의 원인이 된다. 이런 가슴을 가진 여성들 중에는 간혹 주관적인 판단을 가지고 고민하기도 하지만 상당수는 실제로 주변 사람들로부터 오랫동안 놀림을 받거나 이목을 끌 정도의 가슴을 가진 경우가 많다. 특히 납작한 가슴을 가진 여성들은 "어디가 앞이고 어디가 뒤야?"라는 치욕스런 말까지 듣기도 한다. 상대적으로 거대가슴을 가진 여성들의 고민도 심각하기는 마찬가지이다. 맞는 사이즈의 옷을 사 입기도 어려울뿐더러, 가슴과 관련한 성적인 농담을 던지는 사람들이 많아 펑퍼짐한 옷으로 상체를 가리는 데에 급급하게 된다.

74

불만족한 형태의 가슴을 갖게 되는 데에는 선천적인 이유만 있는 건 아니다. 여성들은 임신과 출산을 겪으면서 가슴의 모양에도 변화를 갖게 된다. 결혼 전엔 비교적 예쁜 몸매와 가슴을 가지고 있던 여성들이 출산과 수유로 인해 젊은 나이에 몸의 변형을 감수하고 살아가야 한다는 건 쉽지 않은 일이다. 그러다 보니 이런저런 다양한 이유로 많은 여성들이 자신의 가슴 콤플렉스를 극복하기 위해 가슴 성형을 고려하는 것이다. 가슴 성형은 이처럼 단순히 미용상의 목적으로 이루어지는 수술과 유방암으로 인한 유방 절제 후 유방 재건을 위해 시행하는 수술이 있다. 이 두 가지는 동기는 조금 다를 수 있지만 여성에게 아름다운 가슴을 찾아줌으로써 여성성을 부각시켜주고 외모에 대한 자존심과 용기를 회복시켜준다는 점에선 결국 같은 의미의 수술이라고 할 수 있다.

▶ **가슴 성형이 필요한 사람**
- 양쪽 혹은 한쪽의 유방이 선천적으로 결손되어 있거나 기형인 경우
- 수유 전의 본래의 유방 크기와 모양으로 되돌리고 싶은 경우
- 좌우 비대칭인 유방을 개선하고 싶은 경우
- 현재의 유방의 크기와 모양에 만족을 못하는 경우
- 유방암으로 유방을 절제하여 유방 재건을 원하는 경우

가슴 성형은 집도의의 수술 방법과 기술에 따라 차이가 있을 수 있으므로 신중하게 선택을 해야 한다. 영국의 통계에 의하면 유방 보형물을 이용해 유방 수술을 받은 여성의 10%가 유방이 단단해지는 피막 구축 현상으로 통증을 호소한다고 한다. 이런 피막 구축 현상은 집도의의 기술, 병원의 위생환경, 수술 후의 출혈 정도, 환자의 체질과 연령 등에 따라 영향을 미친다. 그러므로 의사는 다양한 경험을 통해 유방의 모양, 유두의 위치, 연령, 피부의 탄력성, 치유력과 전체적인 건강상태를 고려할 수 있는 실력을 두루 갖추고 있어야만 한

다. 보형물을 이용한 유방 수술에 있어 역시 가장 중요한 것은 해마다 유방암 검진도 병행할 겸 파손 여부에 대한 정기검진을 받는 것이므로 이런 검진 체계까지 잘 갖추어져 있는 병원을 선택해서 수술을 받아야 한다.

엄나구모성형외과의 가슴 성형은 어떻게 다른가

가슴 성형을 하는 이유는 당연히 아름다운 가슴을 갖기 위해서이다. 그런데 가슴 성형에 있어서 흔히 드러나는 문제는 성형한 티가 고스란히 보인다는 것이다. 심한 경우 마치 가슴에 두 개의 대접을 엎어놓은 것 같은 모양이 되기도 한다. 그러다 보니 많은 사람들이 가슴 성형을 하게 되면 모두 부자연스럽게 표시가 나는 것으로 오해하고 있다. 하지만 모든 가슴 성형 수술이 다 그런 건 아니다. 수술 테크닉이 좋으면 얼마든지 자연스럽고 아름다운 가슴을 만들 수 있다.

▶ 자연스럽고 아름다운 가슴 성형의 조건

1. 부드러운 실루엣과 촉감

만졌을 때 손바닥으로 말랑말랑하고 부드러운 촉감이 느껴지고 손끝으로 힘을 줘서 눌렀을 때엔 적당한 탄력감이 느껴져야 한다. 시각적으로는 부드러운 곡선의 실루엣이 눈으로 전해져 와야 한다. 눈으로 볼 때 무언가에 조여 있는 듯한 느낌이 들지 않아야 하고, 유방 윗부분에서 보형물 윤곽이 드러나 수술한 티가 나면 안 된다.

2. 자연스러운 출렁임과 누우면 퍼지는 가슴

촉감이 부드럽고 보형물 윤곽이 비치지 않는다고 해서 가슴 성형이 잘 되었다고 할 수는 없다. 유방이 자연스럽게 움직이질 못하고 고정된 채, 앉으나 서나 누우나 달리나 그 모양 그대로 있다면 인위적으로 보일 수밖에 없다. 그러나 가슴 성형이 잘 되면 신체의 움직임에 따라 유방이 다이내믹하게 출렁이고, 누우면 퍼지면서 옆으로 몰리고, 앉으면 아래로 몰리고, 힘차게 발걸음을 내디

딜 때엔 유방도 함께 탄력적으로 출렁이게 된다.

3. 그 외 아름다운 가슴의 조건들

▪ 유방 상부의 양 측면에서 중앙으로 파고드는 골이 조금이라도 있으면 안 된다.

▪ 유방 하선을 이루는 곡선은 정면과 대각선에서 봤을 때 꺾어짐이 없이 물 흐르듯 완만해야 한다.

▪ 측면에서 봤을 때 쇄골 밑의 유방이 시작되는 부위에서 유두까지의 선이 직선에 가까운 완만한 선을 그려야 하며 유두에서 이어져 내려오는 선은 둥그런 커브를 그려야 한다.

▪ 유두는 정면 내지는 바깥쪽 유방을 바라보고 있어야 한다.

▪ 적당히 풍만해야 한다.

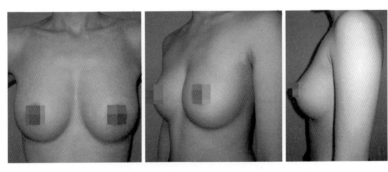

〈엄나구모성형외과의 실제 수술 결과〉

가슴 성형을 하는 병원들은 상당히 많다. 그 중 '아름답고 자연스러운 가슴'을 만들어주겠다고 장담하는 병원들도 적지 않다. 그런데 이런 결과를 만들어내는 일이 생각처럼 쉬운 건 결코 아니다. 물론 10여 년 전까지만 해도 유방 수술은 비교적 만족도가 높았다. '없던' 가슴을 '확실하게 만들어' 주기만 하면 되었기 때문이다. 그런데 세월이 흐르면서 환자들의 기대와 요구가 점점 까다로워지게 되었다. '더 자연스러운 가슴'을 갖기를 원하는 이런 여성들의 욕구는 지극히 당연하다고 볼 수 있다. 무엇보다도 가슴 확대술은 몸 안에 보형물이라는 이물질을 삽입하는 수술이다. 따라서 수술 직후에는 모양이 좋아 보여도 이물 반응으로 인해 점차 가슴 모양의 변형이 생겨 수술 자체를 후회하거나 심한 경우 정신적 육체적 고통에 시달리는 사람도 있다.

이렇듯 환자에게 장기간에 걸쳐 만족스럽고 안정적인 결과를 만들어주는 것은 말처럼 쉬운 일이 아니다. 시술의사의 미적 감각과 추구하는 모양이 올바른지 그리고 그런 모양을 얻기 위한 올바른 수술 원칙을 적용하고 있는지, 또 많은 수술 경험을 통해 얻은 지식과 노하우가 있는지, 정확하고 정교한 기술을 가지고 있는지 등에 따라 수술 후의 결과는 상당히 달라질 수 있다. 그러므로 더 성공적인 결과를 얻기 위해서는 충분한 경험과 기술이 있고 그 결과에 책임을 다할 수 있는 의사를 만나야 한다.

▶ '엄나구모성형외과' 가슴 성형의 특징

1. 장인의 혼이 담긴 명품 가슴을 만들어낸다

'엄나구모'에서는 일본 내 가슴 성형의 최고 권위자이며 세계적으로도 유명한 나구모 원장으로부터 전수한 가슴 확대 수술법을 초기 적용하였고, 그 후 수많은 증례를 경험하면서 많은 사람들로부터 인정받는 뛰어난 결과를 만들어 왔다. 그런데 스승의 수술법에 머물지 않고 한국적 환경에 맞는 수술법을 개발하여 종래의 나구모식 기법에 엄나구모의 내시경 박리법을 추가하여 훨씬 더 자연스럽고 아름다운 수술 결과를 만들어내고 있다. 특히 개개인의 체형에 맞춰 섬세하고 깔끔한 디자인을 적용하고 수술 중 세심한 박리로 대칭적이고 곡선미 있는 아름다운 유방 밑 주름선을 만들어주고 있다. 엄나구모의 명품 가슴은 이런 모든 기술과 노하우가 합쳐져서 이루어내는 결과물이다.

병원 이름을 '엄나구모'로 한 이유는, 10여 년의 일본 유학을 마치고 한국에 돌아올 때 나구모 원장의 "한국에서의 병원 이름은 너와 나의 이름을 따서 엄나구모로 했으면 좋겠다"는 권유를 받았기 때문이다. 그 후 지금까지 오로지 가슴 성형에만 매진하고 있다.

2. 통증과 출혈, 흉터를 최소화하였고 수술 시간이 짧다

'엄나구모'에서 개발한 '다이렉트 비전 메소드(direct-vision-method)'와 '핑거 디섹션(finger-dissection)' 수술법 그리고 내시경을 통한 전기소작법으로 통증과 출혈을 최소화하였다. 해부학적으로 정확하게 근육 사이로 접근하여 손끝으로 조직을 느끼면서 가슴방을 정교하게 박리하여 불필요한 근육 손상을 줄여 근본적으로 유발되는 통증을 줄여준다. 대흉근의 기시부(起始部, 근육이 시작하는 부위)는 내시경을 통한 전기소작법으로 정교하게 박리해주는데, 이때 출혈 지점을 신속하고 정확하게 지혈하여 출혈을 획기적으로 줄임으로써 통증도 함께 최소화한다. 그리고 부종과 출혈을 줄이는 약제를 가슴방에 직접 투여하는 무통마취 키트를 동시에 적용하여 통증을 이중 삼중으로 줄이고 있다.

일반적으로 내시경 가슴 수술은 1시간 반에서 2시간 정도 걸리지만, 엄나구모의 핑거 다이섹션 수술법을 내시경 수술법에 접목시키는 한편 내시경 하 대흉근의 박리를 할 때 시야 확보, 출혈의 최소화, 신속한 지혈 노하우 등을 터득하여 엄나구모식 퀵 내시경 수술법으로 절개에서 봉합까지 40~50분밖에 걸리지 않는다. 수술 시간이 짧아 감염 노출도 줄어들고 그만큼 구형구축의 발생률까지 줄어들었다. 또한 최소 절개를 하여 흉터가 3~4cm 정도 만들어지는데, 진피매몰봉합을 한 후 인체용 본드를 이용함으로써 흉터를 최소화하고 있다.

3. 가슴 성형에 대한 풍부한 경험과 노하우가 있다.

가슴 성형에 보형물로 쓰이는 '코히시브 젤(Cohesive Gel, 이하 코젤)' 백(bag)은 그 동안 한국에서 10년 넘게 사용이 금지되어 왔기 때문에 코젤 백에 대한 수술 경험이 풍부한 병원이 많지 않다. 반면에 일본의 경우 지난 30년간 실리콘 보형물 및 코젤 백 사용이 가능하였기 때문에 일본에 있는 동안 나구모 클리닉에서 충분한 코젤 백 수술 노하우를 전수받을 수 있었다.

4. 시술 후 사후 관리가 철저하다

코젤 백의 경우 사후 관리 및 정기검진이 매우 중요한데, 엄나구모에서는 마사지 관리 및 평생 1년 1회의 보형물 파손 여부에 대한 정기검진을 해주고 있다. 또한 일본에서 보형물 파손에 따른 재수술도 충분히 경험하였기 때문에 보형물 교체와 재수술에서도 매우 결과가 좋다.

빈약한 유방을 당당한 크기로 만들어 주는 '유방 확대 수술'

가슴이 빈약한 여성들은 옷을 입어도 맵시가 나지 않는다는 것도 고민이지만 자신이 여성으로서 어필하지 못하는 가슴을 가지고 있다는 데에서 오는 심리적인 위축감도 상당하다. 오랜 고민 끝에 수술을 결심했다 하더라도 또 다른 고민이 생기게 된다. 수술이 너무 부자연스럽게 되어 오히려 안 하느니만 못하게 되는 건 아닐까 하는 점 때문이다. 의사의 입장에서 이런 고민은 반드시 필요한 거라고 말하고 싶다. 아무 병원에나 가서 성급하게 수술을 결정하는 사람보다 많이 찾아보고 공부하는 사람은 그만큼 병원과 의사 선택을 더 잘할 수 있기 때문이다.

가슴 확대 수술에서 가장 대표적인 부작용은 가슴방이 좁아져서 가슴이 단단해지고 모양도 변형되는 구형구축 현상이다. 그러나 엄나구모에선 그 동안의 다양하고 많은 수술 경험을 통해 해부학적으로 정확한 층을 박리하며 혈관 손상을 최소화하고 근육을 감싸고 있는 근막을 잘 유지해주고 내시경을 이용한 전기소작 박리법을 적용하여 출혈을 줄이고 빠른 시간 안에 수술을 완성함으로써 자연스러운 가슴을 만들어내는 동시에 구형구축 현상도 방지하고 있다. 영국과 같은 선진국에서의 구형구축 발생률이 10%인 것에 비해 엄나구모에서의 구형구축 발생률은 2% 미만으로 매우 낮다. 가슴 확대 수술의 효과와 의의는 아름다운 가슴을 만들어 줌으로써 전체적으로 몸매 라인을 좋게 할 뿐만 아니라 그로 인해 자신감을 얻고 당당하게 생활할 수 있도록 정서적인 치유의 역할까지 한다는 것이다.

▶ 유방 확대술의 절개법과 장단점

유방 확대 수술에는 유방 밑, 유륜, 겨드랑이, 배꼽 등을 통한 절개법으로 나누어진다. 각각의 절개법이 장단점을 가지고 있기 때문에 어느 한 방법이 더 "좋다" "나쁘다"를 단정할 수는 없다.

▪ **유방 밑 주름선에 절개를 넣는 법** - 수술법이 간단하며 수술 시야의 확보가 좋지만 수술 자국이 눈에 보인다는 단점 때문에 피막 제거를 쉽게 할 수 있는 재수술에 유용하다.

▪ **유륜 절개법** - 통증이 적다는 장점이 있으나 수술 자국이 남을 경우 바로 발견되는 부위이고, 유륜의 직경이 3cm 이하면 코젤 백 삽입이 어렵다. 또한 삽입 시 보형물과 유륜이 비벼져 조직의 손상과 흉터를 유발할 수 있다.

▪ **배꼽 절개법** - 수술 자국이 배꼽 안에 남으므로 흉터가 눈에 많이 띄지 않으며 박리 범위도 넓지 않아서 통증이 적다는 장점이 있다. 단점은 배꼽을 중점으로 박리를 하므로 박리 동선이 유방 밑 주름선의 본래의 곡선과는 반대로 그려져서 양쪽 가슴 밑 주름선을 정교하게 대칭적으로 만들기 어렵다는 것이다. 가장 큰 단점은 배꼽 절개법으로는 코젤 백의 삽입이 불가능하다는 것이다.

▪ **겨드랑이 절개법** - 잘 보이지 않는 부위이고 겨드랑이 주름을 이용한 절개로 수술 자국이 최소화된다는 장점이 있다. 그런데 수술 시 의사의 박리 기술이 거친 경우 근육 손상을 많이 일으키게 되므로 숙련된 의사의 기술이 필요하다. 현재는 내시경을 이용하여 시술하므로 정확한 박리와 지혈이 가능하여 기존의 수술 후 환자분들이 호소하던 통증이나 유방 밑 주름선의 비대칭 그리고 구형구축의 발생률이 획기적으로 줄어서 최근에는 국내에서 가장 많이 이용되는 방법이다. 엄나구모에서도 겨드랑이 절개 내시경 수술법을 선호한다. 그 이유는, 엄나구모가 추구하는 자연스럽고 아름다운 외형 및 부드러운 촉감을 만들어내는 데에 적합하기 때문이며, 숙련된 수술력으로 근육층의 손상과 출혈 등에 인한 부작용 가능성을 낮출 수 있기 때문이다.

▶ **보형물의 종류와 코젤 백**

1. 자가지방이식

미용 목적으로 자가지방이식을 하는 경우는 많은데 유방 확대에는 적절하지 않다. 지방이 단단하게 뭉쳐지는 석회화 현상이 일어날 수 있고, 무엇보다도 가슴은 얼굴보다 지방의 생착률이 현저하게 떨어진다.

2. 유방 보형물의 종류

모든 종류의 유방 보형물은 튼튼하고 탄력이 있는 실리콘 재질의 주머니 속에 여러 가지 종류의 내용물이 들어가 있다. 그 중에서 '생리식염수 백'을 이용한 확대 수술은, 다른 종류의 보형물에 비해 파손이 잘 되고 볼륨이 줄어들기 쉽다. 마른 체형에게 시술했을 경우, 물결치는 듯한 잔 파동이 보일 수 있고 유방의 가장자리에 주름이 잡힐 수 있으며 촉감 또한 자연스럽지 못하다는 단점이 있다.

고농도의 포도당액이나 식물성기름, PVP(poly-vinyl-pyrolidine), CMC(carboxy-methyl-cellulose) 등 흡수성 수용액이 들어 있는 '하이드로젤(hydrogel) 백'을 이용한 확대 수술은, 손으로 눌러 꺼진 상태에서 본래의 모양으로 회복되는데 시간이 걸려 촉감이 자연스럽지 못하다는 단점이 있으며 안전성에 논란이 있어 사용이 금지되었다.

바깥주머니에는 실리콘 젤이 들어가고 안주머니에는 생리식염수를 채울 수 있게 되어 있는 '더블 루멘(double-lumen) 백'은, 유방암 절제 후 유방 재건을 위해 개발된 보형물로 식염수 백보다는 촉감이 좋다는 견해가 있어 코젤 백의 정식 승인 전에 일시 사용되었으나 코젤 백 승인 후 현재는 거의 사용되지 않는다. 생리식염수 백의 부자연스런 촉감이 개선되긴 했지만 가격이 비싸다는 단점이 있다.

3. 최근에 가장 많이 사용되는 코젤 백

흔히 코젤 백으로 불리는 '코히시브 실리콘 젤 백'은 젤리같이 부드러운 반고형물 상태의 실리콘 젤을 넣은 백이다. 원형의 라운드 타입과 물방울 모양의 애너타미칼 타입(Anatomical Type)이 있다. 코젤 백은 과거의 액상 실리콘 젤 백과 다르게 응집력이 강한 실리콘 젤을 사용하여 보형물의 외막이 파손되더라도 잘 흘러나오지 않으며 주위 조직으로 침투될 실리콘이 희박하여 안전성이 매우 높아진 보형물이다.

지난 10여 년간 실리콘 백의 안전성에 대하여 한국을 비롯하여 세계 각국에서도 많은 논란이 있었다. 그러다가 영국의 경우에는 1998년에 '영국 실리콘 연구회'에서 실리콘 젤은 인체에 무해하다는 결론을 내렸고, 캐나다에서는 2004년에 코젤 백의 판매를 정식으로 승인하였다. 미국에서는 2006년에 FDA에서 멘토 사와 이너메이드 사에서 만든 코젤 백의 판매를 승인하였다. 한국에서는 2007년 7월에 한국 식약청에서 멘토 사와 이너메이드(엘러간) 사 제품의 코젤 백에 대하여 판매 승인을 내렸다. 그 후 가슴 확대 수술에서의 코젤 사용 빈도는 다른 보형물과 비교가 안 될 정도로 사용되고 있다. 그러나 어떤 보형물도 영구적이지는 않기 때문에 일정 기간이 경과하면 새 것으로 교체해야 한다. 따라서 해마다 정기검진을 통해 유방암 검진을 받으면서 보형물의 이상 여부를 확인하는 것이 좋다. 유방 초음파나 MRI 등의 정밀검사를 통해 보형물 파열 여부가 확인되면 빠른 시간 내에 보형물 제거와 교체 수술을 해주어야 한다.

4. 인공 보형물을 싸고 있는 재질의 종류와 특징

▪ **텍스처드 타입**(textured type) - 표면에 요철을 넣어 울퉁불퉁하게 처리했기 때문에 보형물을 감싸는 피막 형성이 서로 상쇄되는 방향으로 일어나서 주기적으로 마사지를 해주지 않더라도 구축 현상(좁아드는 현상)의 발생을 줄여준다고 알려져 있다. 수술 후 내원 횟수도 2주 간격으로 2회, 그 다음은 1개월 간격으로 2회 정도로 많지 않다는 장점이 있다. 단점으로는 수술 초반인 1~2일은 표면에 들어가 있는 요철이 주위 조직에 자극을 주므로 통증과 이물감을 느낄 수 있다는 것이다. 그러다가 1개월 정도 지나면서 촉감이 부드러워지기 시작하여 3~6개월 정도면 환자가 자각할 수 있을 정도로 부드러워지고 8~12개월이면 거의 완전하게 부드러워진다. 다만, 스무드 형에 비하면 촉감은 못하다.

▪ **스무드 타입**(smooth type) - 보형물 표면이 매끄러운 타입으로 수술 후 넓은

방이 유지될 수 있도록 보형물을 밀어주는 식의 자가 마사지와 관리사의 특수 마사지를 병행해주면 수술 한 달 정도부터는 출렁임이 있는 자연스런 유방을 얻게 된다, 단점으로는 1일 3회 이상의 마사지를 최소 3개월은 지속적으로 해줘야 한다는 것이다.

▪ **엄나구모의 견해** - 텍스처드는 스무드보다 피막 구축이 덜 발생한다는 보고도 있지만 한편으론 별 차이가 없다는 보고도 있다. 어느 것이 더 나은가의 단순 비교는 현명하지 않다. 개인적으로는, 가슴방을 적당히 넓게 만들고 단지 보형물을 조몰락거리는 마사지가 아닌 위의 언급처럼 수술 후 넓은 방이 유지될 수 있도록 보형물을 밀어주는 방식의 자가 마사지와 관리사의 특수 마사지를 병행한다면 텍스처드보다는 스무드 형이 촉감이 더 좋다. 다만 텍스처드도 촉감이 그리 나쁘지 않고 수술 후 관리가 편하므로 시술받는 분들의 취향에 따라 어느 쪽 보형물을 사용하더라도 괜찮다.

▪ **외측은 높고 가운데는 꺼진 오목 가슴일 때**

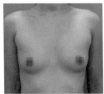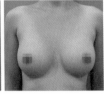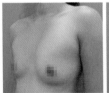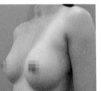

〈가슴확대수술 사례 1 정면 before/ after〉　　〈가슴확대수술 사례 1 반측면 before/ after〉

▪ **마른 체형의 처진 가슴일 때**

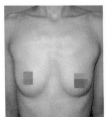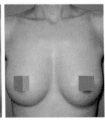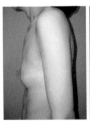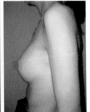

〈가슴확대수술 사례 2 정면 before/ after〉　　〈가슴확대수술 사례 2 측면 before/ after〉

처진 가슴은 올려주고 큰 가슴은 줄여주는 '가슴 교정술'

가슴이 처지는 원인에는 대표적으로 유선이 위축되어 유방의 볼륨이 부족해진 경우, 유방의 볼륨은 정상인데 피부가 늘어진 경우, 유방의 볼륨이 크며 동시에 피부가 늘어진 경우를 들 수 있다. 따라서 처지고 늘어진 가슴을 개선하는 데에는 거기에 맞는 수술법이 필요하다.

▶ 처진 유방을 위한 수술법

1. 유방을 크게 하여 고친다.

인공 유선에 해당하는 보형물을 가슴 근육인 대흉근(大胸筋) 밑에 삽입시키는 유방 확대술을 통해 탄력을 되찾아준다.

2. 유방 크기는 그대로 둔 채 처진 피부만 제거하여 개선해준다.

▪ **유륜 거상술** - 유방 크기의 변화를 원하지 않고 유방이 심하게 처져 있지도 않아 약간만 올리고 싶은 여성은 유륜 주위에 초승달 모양으로 피부를 절제하여 당겨 올려주는 유륜 거상술을 시행해준다.

▪ **유방 거상술** - 유방 크기의 변화를 원하진 않지만 처진 정도가 심한 경우에는 유륜의 주위 피부를 도넛 모양으로 벗겨내어 복주머니 입구를 꿰듯 실로 꿰어 유방을 올려주는 유방 거상술을 시행해준다. 이렇게 하면 유방 전체의 탄력을 어느 정도 되찾을 수 있다.

3. '유방 축소술'로 유방의 크기는 줄이면서 처진 피부를 제거해준다.

▪ **일반적인 방법('오'자형)의 유방 축소술** - 가장 일반적인 수술법으로 유륜과 유방에 절개를 넣어 늘어진 피부와 지방을 잘라내고 봉합하는 방법이다. 언더 바스트 부위의 상처는 유방에 의해 어느 정도 가려질 수 있고 유륜부 또한 짙게 착색되어 있어 상처가 눈에 잘 띄지 않지만, 유륜 밑에 세로 흉터를 남긴다는 단점이 있다.

▪ **'엄나구모' 식('一'자형)의 유방 축소술** - 기존의 '오'자형 수술법이 가진 단점을 극복하기 위해 개발된 방법으로, 수직 방향으로 상처를 남기지 않기 위해 유방

의 처진 피부와 지방의 일부를 잘라내고 유두와 유륜을 터널 통과하듯 피부 밑
으로 이동시켜 봉합해주는 방법이다.

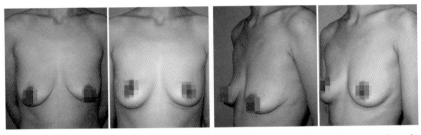

〈유방거상술 정면 before/ after〉   〈유방거상술 after(2년 후) 반측면 before/ after〉

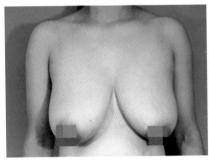

〈가슴축소술('ㅡ'자형) before〉

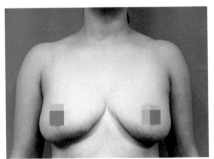

〈가슴축소술('ㅡ'자형) after〉

함몰된 유두를 예쁘게 되살려 주는 '유두 교정술'

유두에 대한 고민으로 가장 많은 것이 움푹 꺼져 들어간 함몰 유두이다. 함
몰 유두의 문제점은 그 상태에서는 수유가 어렵다는 것과 분비된 젖이 고여 발
생한 염증으로 인해 유선염이 생기기 쉽다는 것, 그리고 외관상으로 보기에 자
연스럽지 않을 뿐더러 성적 매력 또한 감소된다는 것이다. 이런 함몰 유두도
수술을 통해 얼마든지 교정을 할 수 있다.

미용적인 관점과 함께 건강을 생각하여 함몰 유두를 수술할 때에는 흉터가
눈에 띄지 않게 하고, 유관(乳罐)을 자르지 않고, 재발하지 않도록 하는 데에
주목해야 한다. 유두 교정술에는 일반적으로 피판(피부의 판, Skin Flap)을 이
용한 '피판 수술법'으로 시행하고 있다. 피부와 피하조직을 같이 상처 부위에

옮겨 상처를 치유시키는 방법으로, 피부와 하부 혈관 구조를 포함하는 조직을 혈관을 자르지 않고 옆쪽으로 이동시켜주는 수술법이다. 이 방법은, 유륜의 상피조직을 완전히 제거하는 게 중요한데 아무리 세심하게 조작을 하더라도 상피의 일부가 미세하게 남을 수 있고, 상피로부터 떨어져 나온 각질(때)이 유두 내에 쌓이면서 염증을 유발하게 되고 이것이 반복될 경우 유륜에 심한 흉터가 남을 수 있다. 또한 유관(乳罐)이 손상될 위험이 있어 수유가 불가능할 수도 있다. 더 위험한 건 의사의 미숙한 조작으로 유두로 가는 혈관이 손상되면 젖꼭지의 일부가 괴사되는 합병증을 유발할 수 있다는 것이다.

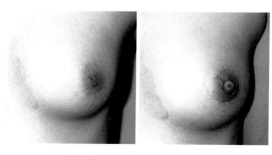

〈함몰유두 수술 정면 before/ after〉

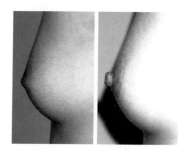

〈함몰유두 수술 측면 before/ after〉

이런 문제점을 탈피하기 위하여 엄나구모에서는 자체 개발한 방법으로 시행하고 있다. 먼저 유두 뿌리에 2mm 정도의 작은 절개를 두 군데 넣어 이 절개 창으로 유관을 깨끗이 박리한다. 그런 다음 짧은 유관을 연장시키는 조작을 한다. 이 두 가지 조작, 특히 유관을 연장시켜주는 조작은 함몰 유두의 재발을 막기 위해서 가장 중요한 과정이 된다. 이후에 양쪽 절개 창을 연결해 묶어주면 수술이 끝난다. 간단하면서도 재발이 적고 유두의 손상도 최소화할 수 있다. 유두로 가는 혈행도 충분히 확보할 수 있어 유두 조직의 괴사도 방지하므로 최선의 수술법이라고 할 수 있다.

주름과 함께 자존심까지
올려주는 타이트 리프트

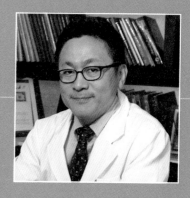

이종희

성형외과 전문의/ 의학박사
대한안면윤곽연구회 회원
대한미세침습학회 회원
연세대학교 외래 부교수
http://www.zumm.co.kr

줌성형외과 원장

주름과 함께 자존심까지
올려주는 타이트 리프트

여성의 얼굴 주름은 마음까지 주름지게 한다

외모에 관한 희망사항을 물으면 대부분의 여성들은 아마도 '늙지 않는 것'이라고 말할 것이다. 즉, 피부노화로 인한 주름이 생기지 않는 피부를 갖기 원한다. 주름은 외모만 변화시키는 게 아니라 달라지는 외모로 인해 여성들의 마음까지 주름지게 하기 때문이다.

1989년에 영화 〈해리가 샐리를 만났을 때〉가 상영되자 당시 샐리로 나왔던 여배우 멕 라이언은 전 세계의 남자들로부터 사랑을 받았다. 그녀는 언제까지라도 늙지 않을 것 같은 깜찍하고 귀여운 외모로 그 후에도 오랫동안 최고의 인기를 누렸다. 그런데 그녀 역시 세월을 피해갈 순 없었다. '큐티걸 멕 라이언' 대신 주기적으로 보톡스와 성형수술에 의존해야만 하는 50대 여배우가 된 것이다. 이처럼 어떤 아름다운 여성도 세월을 거슬러 영원한 젊음과 아름다움을 유지할 수 없다. 수많은 오빠팬과 삼촌팬을 거느리고 있는 걸그룹 '소녀시대'라 할지라도 말이다.

피부 노화는 생로병사와 같이 사람이 살아가면서 피할 수 없는 숙명이다. 사람은 18세 무렵부터 성장이 중단하면서 노화가 시작된다. 중력의 영향으로 직립보행하는 사람들의 피부는 세월이 흐를수록 아래로 처질 수밖에 없다. 피부의 노화와 주름은 그 외에도 웃거나 찡그리는 등의 표정근육 과다사용, 자외선의 영향, 스트레스, 생활습관 등에 의해서도 영향을 받는다. 다른 사람보다 더 심한가, 아닌가의 정도 차이만 있을 뿐 주름은 살아가는 한 필연과 같은 것이다.

어떤 사람들은 얼마든지 주름도 아름다울 수 있다고 말하지만 그 말에 공감을 표할 여성은 아직 그리 많지 않다. 여성이 주름에 이토록 민감한 이유는, 일단 피부노화와 주름이 찾아오면 어떤 아름다움도 금방 빛을 잃기 때문이다. 주름살은 외모를 나이 들어 보이게 하고 지쳐 보이게 하고 원래의 외모를 나쁘게 만든다. 하지만 세월이 지나면서 사람들은 볼처짐, 팔자주름, 이마주름, 눈가주름, 입가주름, 목주름, 코옆주름 등등의 다양한 주름들과 만나야만 한다.

주름살에 관한 고민은 아주 오래 전부터 있어 왔다. 아름다움에 대한 열망은 인류 역사와 함께 시작했다고 해도 과언이 아니다. 따라서 어떻게 하면 아름다운 피부를 유지하고 주름을 예방할 수 있을까에 대한 노력은 오래 전부터 있어 왔다. 조선시대의 왕들은 건강관리를 위해 고가의 한약재로 만들어진 '경옥고'라는 보약을 먹었는데, 여성들의 피부에도 좋다는 소문이 나면서 권문세가의 여성들도 많이 찾았다고 한다. 일찍이 남다른 피부 관리법을 가지고 있던 중국의 양귀비는 주름예방을 위해 한약재를 배합하여 피부에 바르는가 하면 부항요법으로 혈액순환 개선을 통한 안티에이징 관리를 했다.

그리고 고대 이집트에선 주름예방을 위해 뱀독을 희석하여 얼굴에 바르는 위험까지 감수했다. 뱀독 성분이 오늘날의 보톡스처럼 안면 근육을 조절해 주름 생성을 방지하는 역할을 해줌으로써 일시적으로 주름이 사라지는 효과를 보였기 때문이다. 예나 지금이나 피부 관리의 핵심은 결국 주름을 어떻게 예방하고 개선하느냐였던 것이다. 그 후 의과학이 발달하면서 주름을 해결하려는 기술도 계속 발달해 왔다.

주름은 예방과 제거 자체도 중요하지만 결과적으로 외모가 예뻐져야 한다는 기대치를 충족시켜야만 한다. 거기에 더불어 '인위적으로 무언가를 가한 듯한'표시가 나지 않아야 하며, 부작용이 없어야 한다. 게다가 비용에 대한 부담이 적을수록 좋다는 등등 충족시켜야 할 조건이 적지 않다. 페이스 리프트의 진화는 이 모든 조건을 충족시키기 위한 방향으로 계속 발전해온 셈이다. 다행스럽게도 현재 미용성형의학 분야에서 페이스 리프트 기술은 그 어느 때보다도 여성들의 까다로운 요구조건을 부합시킬 정도의 수준에 도달했다고 할 수 있다. 특히 '줌성형외과'가 보유하고 있는 페이스 리프트 기술인 '타이트 리프트' 시술법은 모든 여성들의 주름진 마음과 자존심까지 확실하게 펴줄 수 있는 최고의 수술법이라고 할 수 있다.

타이트 리프트, 독보적 방법으로 간단하게 주름을 해결한다

10여 년 전까지만 해도 성형은 쉬쉬하며 감추는 게 당연시되었다. 그러다 보니 누가 보더라도 성형한 게 분명한데도 "아니에요, 저 정말 자연산이에요" "쌍꺼풀이요? 살이 빠지니까 저절로 생겼어요"하면서 뻔한 거짓말을 하는 여자 연예인들이 많았다. 그런데 최근에 '외모도 경쟁력이다'라는 사회 인식이 팽배하면서 외모를 가꾸고자 하는 노력이 당연시되는 시대가 되었다.

그렇다면 미용성형에 있어서 여성들이 원하는 최우선 조건은 무엇일까? 성형 과정이 빠르고 간단하며 후유증 또는 부작용이 없어야 한다는 점에서 누구도 이의를 제기하지 않을 것이다. 아무리 성형 효과가 뛰어난다 한들 수주일에서 수개월이 걸린다거나 성형 후 심각한 후유증을 동반한다면 선뜻 결정을 내리지 못할 것이다. 주름 성형에 있어서도 마찬가지이다.

성형외과 전문의로서, 여성들의 최대 고민인 피부노화와 주름살을 어떻게 가장 효과적으로 개선할 수 있을까를 늘 고민해 왔다. 기존의 다양한 페이스 리프트 방법들을 실제로 시행하다 보니 크고 작은 단점과 그에 따른 보완점들이 발견되었다. 최상의 효과를 주기 위해선 최고의 방법이 필요했다. 그래서 찾아낸 방법이 '타이트 리프트'이다.

타이트 리프트는 '줌성형외과 주름성형센터'만의 고유 시술방법으로, 특수

실을 사용해 귀 앞쪽과 위쪽 등 3~4군데 포인트를 주어 매듭을 당겨서 처진 볼과 늘어진 주름살 등을 개선 완화시키는 시술방법이다. 이 과정에서 기존의 리프트 시술과는 다른 줌성형외과만의 노하우가 더해져 더 확실하고 안전한 리프트 효과를 만들어내는 것이다. 전신마취가 아닌 국소마취(무통마취 또는 수면마취)를 이용해 30분 안에 끝내는 간단한 시술이기 때문에, 엄청난 각오가 필요하지도 않고 눈치보며 휴가를 낼 필요도 없다. 뿐만 아니라 식사 여부와 관계없이 시술이 가능하며, 진료 당일 시술도 함께 받을 수 있으므로 외국에 계신 분들도 잠시 들어와 시술을 받고 그날 돌아갈 정도이다.

얼굴 대부분의 주름을 타이트 리프트만으로 해결할 수 있을 정도로 효과 또한 탁월하다. 간혹 지나치게 깊은 주름이나 별도의 미용 효과를 더 원할 때에는 아테콜, 자가지방이식, 귀족수술 등을 병행하여 최상의 결과를 만들어내기도 한다. 특히 아테콜 필러는 안전성과 효과 면에서 다른 어떤 필러보다도 우수하다. 현재 주름제거제에 사용 중인 히알루론산, 보툴리눔톡신 등은 단기간에 흡수되는 반면 아테콜은 반영구적으로 지속되는 필러이다. 동물성 단백질 성분인 콜라겐과 뼈 접합제의 원료인 PMMA가 혼합되어 있는 주름치료제로서 미국 FDA 승인을 받은 안전한 필러제이다. 그런 아테콜의 장점과 특성을 최대한 살려 타이트 리프트 시술에 있어서 가장 이상적인 효과를 만들어내는 것이다.

앞으로 시간이 지나면 타이트 리프트보다 더 뛰어나고 획기적인 페이스 리프트 기술이 나올 수도 있을 것이다. 하지만 지금 이 시점에서 가장 확실하고 간단하며 효과가 오래 가는 페이스 리프트 방법으로 '타이트 리프트'를 내세워도 전혀 손색이 없다는 점에선 자부심을 갖는다.

1 팔(八)자주름을 확실하게 잡는다

세월이 흐름에 따라 잦은 표정근육 사용과 탄력저하로 인해 주름이 만들어진다. 특히 입가 주변 팔자주름은 나이 들어 보이게 할 뿐 아니라 지쳐 보이는 인상을 주기 때문에 중년층은 물론 심한 다이어트로 팔자주름이 잡힌 20~30

대 여성들도 고민을 하게 된다. 한 번 자리잡게 된 주름은 고가의 피부 관리를 받아도 잘 해결이 되지 않는다. 그러다 보니 급기야는 팔자주름을 보면서 "아이고, 내 팔자야!"하고 난데없는 팔자 탓을 하는 여성들도 많다.

사실 현대의술로 팔자주름을 없애거나 개선하는 건 그다지 어려운 일은 아니다. 늘어진 살을 잘라냄으로써 리프트 효과를 내는 수술법에서부터 필러 주입, 레이저 시술, 기기를 사용한 리프트 관리, 실을 이용한 기존의 리프팅 시술 등 다양하다. 방법에 따라서 기간과 비용, 효과도 천차만별이다. 그런데 환자의 만족도를 가장 높여줄 수 있는 건 타이트 리프트라고 자신 있게 말할 수 있다. 타이트 리프트는 늘어진 주름을 확실하게 완화시켜주는 동시에 부수적인 효과로 얼굴선까지 잡아주는 효과까지 있으며 지속 기간도 반영구적이기 때문이다.

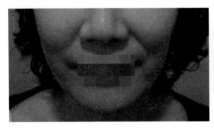 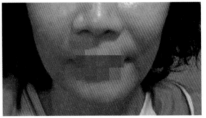

〈팔자주름 리프트 before〉　　　　　　〈팔자주름 리프트 after〉

타이트 리프트는 매우 간단한 시술이다. 그러나 효과적인 면에서는 그 어떤 거창한 수술 방법보다도 뛰어난 결과를 보여주기 때문에 수술 그 이상이라고 할 수 있다. 그러니 이제는 팔자주름을 바라보며 팔자 탓이나 하고 있을 필요가 없다. 또 누가 알겠는가, 팔자주름을 없애고 정말 팔자가 달라질지 말이다.

하지만 수술보다 더 중요한 건 평소 팔자주름이 만들어질 만한 환경을 만들지 말라는 것이다. 평소 생활습관에 따라 팔자주름이 더 잘 만들어지기도 하고 또는 예방이 되기도 한다. 이미 만들어진 다음에 고민하지 말고 평소에 신경써서 생활하는 습관이 중요하다.

▶ 팔자주름 예방을 위한 생활 수칙

1. 베개에 얼굴을 묻고 엎드려 자지 않는다.

2. 세안 후에 피부가 약한 입가를 닦을 때엔 타월로 가볍게 톡톡 두드려 준다.

3. 비타민, 물, 무기염류를 충분히 섭취한다.

4. 피지선이 부족한 입가 피부에 건조증을 막는 수분 공급을 충분히 해준다.

5. 물을 자주 마신다.

② 목주름, 표시 안 나게 없애자

여자의 나이는 목주름을 보고 판단한다는 말이 있다. 그런데 요즘은 그것도 옛말이 되었다. 어떻게 관리하느냐에 따라서 50대에도 주름 없는 목을 가질 수 있고, 생활습관에 의해서 혹은 무리한 다이어트로 살이 쪘다 빠졌다를 반복 하면서 목에 주름이 생긴 젊은 여성들도 적지 않기 때문이다. 목의 선과 쇄골 의 형태까지를 외모에 있어서 중요한 요소로 생각하는 여성들에게 목의 주름 은 매우 중요하다.

목주름은 잦은 움직임, 옷에 인한 마찰, 얼굴에 비해 상대적인 관리 소홀 등 으로 노화가 빨리 진행되는 편이다. 나이가 들어가면서 목의 아래쪽에 도톰하 게 지방이 축적되어 턱선이 사라지고 주름이 생기게 된다. 이때 좀 더 노화가 진행되면 피부가 아래로 늘어지게 되고, 심한 경우에는 턱의 아래쪽에 존재하 는 근육이 늘어져서 두 개의 끈이 튀어나오게 된다. 이렇게 주름이 잡히게 되 면 목을 드러내는 옷을 입게 될 경우 신경이 쓰일 수밖에 없다. 더욱이 비교적 얼굴 관리가 잘 된 경우 목과 대비되면서 밸런스가 맞지 않아 부자연스러워 보 이게 된다.

이런 경우에도 타이트 리프트가 효과적이다. 피부와 피부 안쪽 지방, 스마 스 근육 등을 한꺼번에 당겨 탄력을 유지시켜주면 흉터도 남기지 않으면서 간 단하게 목의 주름을 해결할 수 있다. 스마스 근육은 피하지방 바로 밑에 위치하며 피부를 지지하는 근육을 지칭하는데, 특수실을 사용해 귀 앞쪽과 위쪽 등 몇 군데 포인트를 주고 매듭을 당겨 늘어진 목의 주름을 완화시켜주는 것이다. 늘어지는 부위, 즉 활경근이라는 근육이 탄력을 잃고 앞으로 처지게 되는데, 턱 아래쪽에 2~3cm 정도의 절개를 가한 후에 피부를 근육으로부터 분리시킨 후, 늘어진 근육에 조작을 가하여 단단하게 고정시켜주는 수술을 해줌으로써 리프트 효과와 함께 주름 개선 효과를 보이게 된다. 절개 부위의 수술 흔적도 턱 아래쪽에 위치해 눈에 보이지 않을 뿐더러 시간이 지나면 그마저도 희미해지므로 흔적을 남기지 않는 수술이라 해도 무방할 정도이다.

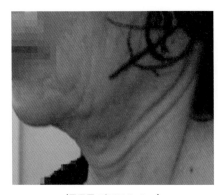

〈목주름 리프트 before〉　　　　　〈목주름 리프트 after〉

20대 후반에서 40대 전반의 비교적 젊은 여성의 경우에는 피부의 탄력성이 좋은 상태이므로 단순히 지방흡입술만 하여도 효과가 좋지만, 목주름이 심한 젊은 여성이나 피부탄력이 떨어지는 40대 이후 여성들은 이 시술을 통해 목주름의 고민에서부터 확실하게 해방될 수 있다.

▶ 목주름 예방을 위한 생활 수칙

1. 높은 베개는 되도록 사용하지 않는다.

2. 습관적으로 목을 구부리거나 구부정한 자세는 목의 주름을 유발하니 주의한다.

3. 잠잘 때 자세로는 반듯하게 누워서 천정을 올려다보는 자세가 좋다.

4. 세안을 하고 기초 손질을 할 때 목 보습에도 신경을 쓴다.

5. 외출을 하기 전에는 반드시 목에도 선크림을 발라준다.

6. 클렌징 할 때 얼굴뿐 아니라 목도 깨끗하게 씻어준다.

7. 일상생활 중에 틈틈이 스트레칭을 해서 목의 긴장을 풀어준다.

8. 최소 6시간 이상 숙면을 취한다.

9. 세안 시에 뜨거운 물은 피하고 마지막은 찬물로 헹군다.

이마 성형, 주름진 이마와 꺼진 이마를 매력적인 이마로

가수 이승환은 40이 넘은 나이임에도 불구하고 또래보다 훨씬 젊어 보이는 얼굴로 '영원한 어린왕자'로 불리고 있다. 그런데 아무리 동안이라도 전혀 외모의 변화가 없을 수는 없다. 그런 점에서, 어린왕자란 닉네임을 갖고 있는 나이 들어가는 남자 가수에게 이런 수식이 마냥 좋을 수만은 없을 것이다. 얼마 전에 이승환은 한 연예프로그램에 나와서 십여 년 전에 이마에 보톡스를 맞은 적이 있는데 너무 많은 양을 맞아서 부작용을 겪은 적이 있다고 고백하였다. 그 경험 이후 보톡스를 다신 맞지 않는다고 한다. 그야말로 '보톡스 맞는 어린왕자'가 될 뻔했던 것이다. 이마주름 때문에 고민하는 건 비단 '어린왕자'뿐이 아닐 것이다. 특히 선천적으로 팽팽한 이마를 가져보지 못한 사람들은 내내 콤플렉스를 갖기도 한다.

흔히 이마주름이 생기는 이유는 첫째, 피부의 콜라겐과 탄력을 유지해주는 섬유질이 나이가 들면서 점차 손상이 생기게 돼서이다. 둘째, 자외선에 의해 피부가 손상되어 이마주름이 생길 수 있다. 셋째, 평소 안 좋은 습관, 즉 인상을 자주 쓰는 습관으로 인해 만들어질 수 있다. 그 외에도 이마주름이 생기는 이유는 많다. 문제는 이마에 주름이 생기면 남성이나 여성이나 나이 들어 보이게 할 뿐만 아니라 인상 자체에도 악영향을 준다는 사실이다. 대개 예쁘거나 잘생겼다고 하는 사람들은 모두 보기 좋은 이마를 가지고 있다. 관상학에서도 미관상 보기 좋은 이마를 가진 사람은 좋은 운세를 가진 것으로 풀이하

고 있다. 더욱이 동안 외모에 있어서 이마의 모양이 결정적인 영향을 미친다
는 점 때문에 최근에는 이마 성형을 많이들 하고 있다.

이마 성형에는 보톡스나 필러, 지방이식이 많이 사용되지만 이 방법들은 한
시적이라는 문제가 있다. 일정한 시기를 두고 반복적으로 시술을 해야만 효과
를 유지할 수 있다는 것이다. 예쁜 이마를 갖기 원하는 사람에게 이 방법은 해
결책이 아니라 그야말로 불완전한 임시방편으로 받아들여질 수밖에 없다. 고
전적 수술 방법이었던 '살을 끌어당겨 자르고 위로 올려주는' 거상술은 수술
과정이 복잡하고 흉터가 남는 등 수술 후 처치와 부작용 등으로 사람들이 선뜻
결정하지 못한다는 한계가 있었다. 그런 보완점들을 생각해서 나온 게 엔도타
인 이마 성형술이다.

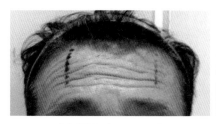 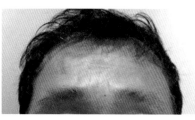

〈이마주름 리프트 before〉   〈이마주름 리프트 after〉

엔도타인은 미국 FDA 승인을 받은 생체친화적인 고정 재료로 국내 식양청
에서도 허가한 제품이다. 이마주름 개선과 예쁜 모양의 이마를 만들어주는 데
탁월한 효과가 있다. 수술방법은, 우선 머리 헤어라인 뒤쪽 3~4cm에 두 군데
절개를 한 후 전두골에 구멍을 내어 엔도타인을 고정하는 것인데, 아래로는 눈
썹 부위까지 위로는 측두부까지 충분히 박리하여 잡아당겨서 박리된 피부를
들어올려 손가락을 이용해 타인 방향으로 비스듬히 눌러서 고정시켜준다. 국
소마취(무통마취)를 통해 20분 정도면 모두 끝나는 간단한 수술로, 당겨진 조
직은 1~2개월 안에 원래 부위의 살과 유착되어 반영구적인 리프팅 효과를 나
타내며 삽입된 엔도타인 보형물은 6~12개월 안에 피부 조직 속으로 녹아들게
되므로 자연스러워진다. 그러면서 반영구적으로 팽팽하고 예쁜 이마를 갖게

되는 것이다.

▶ 이마주름 예방을 위한 생활 수칙
1. 평소 얼굴을 찌푸리거나 눈살을 찌푸리지 않는다.
2. 엎드려서 수면을 취하지 않는다.
3. 자외선 차단제를 늘 바르고 생활한다.
4. 웃는 얼굴을 생활화 한다.

눈가주름, 10대처럼 팽팽하고 탄력있게

여성들은 눈가주름에 유독 민감하다. 오랜 만에 만난 친구에게 "어머, 눈가에 주름이 잡히기 시작한 걸 보니 너도 이젠 늙었구나"하는 말이라도 들었을 때엔 며칠 입맛도 잃는 게 여성이다. 그러면서 "내 참, 자기는 나보다 더 자글자글하더구먼. 흥, 다신 만나나 봐라!"하고 조용히 컴퓨터 앞에 앉아서 '눈가주름 없애는 법'과 같은 검색어들을 쳐보는 게 또 여성이다.

눈가주름 또한 나이가 들면서 어쩔 수 없이 만들어지는 나이테 같은 거다. 물론 그 사람이 잘 쓰는 얼굴 근육과 생활환경에 따라서 차이가 있을 수 있다. 찾아오는 눈가주름을 막을 수 없는 원인 중 하나는 눈의 운동량과도 관계가 있다. 하루 중 눈을 뜨고 있는 시간 동안 눈을 깜박이지 않을 수 없기 때문이다. 눈은 하루 평균 깜박이는 횟수가 만 번 이상이다. 잦은 깜박임으로 인해 눈가의 피부가 처지고 탄력이 떨어지는 것이다.

하지만 눈가주름 때문에 고민을 하는 사람이라면 필러, 보톡스, 그 외 시술로 얼마든지 주름을 개선할 수 있다. 이때 중요한 건 미적인 측면에서의 전문의의 섬세한 안목이다. 눈 주위는 특히 예민한 부위이므로 어떤 시술이든지 너무 과하거나 부족해도 불만족한 결과를 가져올 수 있다. 눈 주위야말로 자연스럽게 보이면서 최대의 효과를 보이도록 해야 한다. 눈 주위가 부자연스러우면 그 사람의 표정과 인상 역시 부자연스러워지기 때문이다.

▶ 눈가 주름 예방을 위한 생활 수칙

1. 눈을 자주 찡그리거나 습관적으로 인상을 쓰지 않는다.

2. 세안이나 메이크업을 할 때 세게 눈가를 만지지 않는다.

3. 아이크림을 바를 땐 피부자극이 적도록 약지를 이용해 가볍게 톡톡 두드려 바른다.

4. 화장 전 충분히 보습을 해주고, 수분이 다량 함유된 제품을 고른다.

5. 평소 수분 섭취를 충분히 해준다.

6. 실내든 실외든 자외선 차단제를 꾸준히 발라준다.

치료후기 **젊음 되찾게 해준 타이트 리프트(40대 여성, 팔자주름 시술)**

안녕하세요, 제가 이런 글을 쓰게 될 줄은 정말 몰랐습니다. 여기 글을 읽고 도움을 받았던 게 정말 어제와 같은 느낌이 드는데 지금에 와서는 제가 이렇게 글을 쓰고 있네요. 저는 타이트 리프트 시술을 받았습니다. 이제 40대 중반을 넘어가는 나이라 나이는 속일 수 없는 거 같아요. 뭐 그 나이면 아직 젊네 하는 분들도 많겠지만 저도 슬슬 흰머리에, 아이를 낳고 기르는 시간 동안 너무 관리를 안 해줘서 그런지 피부도 점점 지쳤나 봐요. 점점 처지고 주름도 많이 생기고 그래서 수술을 해야겠다고 마음을 먹었습니다. 더군다나 자식들이 "엄마, 요즘 주름살이 많이 늘어간다"할 때에는 마음에 더 걸리더군요.

이왕이면 다홍치마라고 더 젊게 사는 게 낫지 않나 싶어서 수술을 결정하게 되었습니다. 주름수술이라는 것이 금방 또 재발할 수도 있는 건가, 아니면 영구적인가 하는 그런 고민도 많이 하고 그래서 여기저기 알아봤어요. 처음 하는 수술이다 보니 걱정도 많이 되고 그래서 알아봤는데 줌성형외과의 이종희 원장님이 주름으로는 유명하다고 그러더라고요. 그래서 이곳에서 시술을 받았습니다. 상담을 받고 예약도 하고 그런데 시술 시간이 그렇게 길지는 않은 거 같더라고요. 누워서 조금 있다 보니 끝났다고 하더라고요. 처음이라 얼굴의 수술 부분이 당길 줄 알았는데 그렇게 당기지도 않고 얼굴이 펴진 것이 이렇게 금방 좋아질 수 있나 싶었습니다. 이렇게 금방 효과를 볼 것이라 생각 못했거든요. 좀 부어 있기는 했지만 못 봐줄 정도는 아니고 그냥 살짝 부은 정도였어요. 그런데 얼굴에 주름이 펴진 것이 너무 마음에 들었습니다. 한 10년은 젊어진 듯한 느낌입니다.

저처럼 걱정하는 분들이 많을 거라고 생각합니다. 요즘 의술이 많이 발달한 것 같더라고요. 이제 고민만 하지 말고 한 번 해 보세요. 정말 만족할 거예요. 그렇게 힘든 것 같지도 않고 잠깐 자고 일어났는데 세상이 변한 것 같았습니다. 이제 주름에 신경 안 쓰고 돌아다닐 수 있고 30대라고 해도 믿을 정도입니다. 원장님, 정말 감사드립니다.

피부 속을 건강하게 해야
피부가 예뻐진다

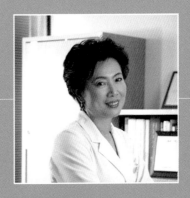

피부과 전문의/ 의학박사
전 대한피부과 여의사회 회장
전 대한피부과 의사회 부회장
2011년 대한피부과 의사회 추계심포지엄대회장
현 이화여대 등의 대학 피부과 외래부 교수
http://www.eunskin.com

김태은

은피부과 원장

피부 속을 건강하게 해야
피부가 예뻐진다

20년 노하우의 메디컬 스킨케어로 피부 속부터 살린다

얼마 전 미국의 여배우 데미 무어를 보면서 사람들은 그녀가 연하남편 애쉬튼 커처의 불륜 때문에 급격하게 노화된 것 같다며 호들갑을 떨었었다. 몇 달 전과는 다르게 눈에 띄게 주름이 많아지고 피부가 보기 흉하게 처져 있었기 때문이다. 그런데 이혼이 기정사실화되고 시간이 지난 요즘의 사진에선 다시 예전 얼굴로 돌아와 있다. 남편의 불륜 당시엔 병원을 찾지 못하다가 다시 예전에 받던 미용성형과 피부 관리를 받았을 것으로 추측된다.

외모가 곧 재산이고 경쟁력인 그들로선 늘 아름답게 보여야 한다는 부담이 있을 수밖에 없다. 그런데 시간에 쫓기고 사람들 눈도 있다 보니 짧은 시간에 효과가 큰 수술이나 시술에 의존하게 된다. 하지만 피부의 가장 기본적인 치료와 관리는 피부 속을 생각하는 것에서 시작해야 한다. 요즘은 20대 초반에 하지 않아도 될 성형을 무리하게 하다 보니 얼굴이 점점 부자연스러워져서 나중에 후회 아닌 후회를 하는 사례도 비일비재하다. 미용성형을 할 때 결코 간과해선 안 되는 점이 있다. 지금 하려는 수술 혹은 시술이 당장에만 좋고 나중에는 피부에 나쁜 영향을 남길 수도 있는 것인가, 나중에는 어떤 후유증도 남기지 않지만 지금 당장에만 효과를 볼 수 있는 것인가, 당장 큰 효과를 보이는 건 아니지만 꾸준히 관리를 하게 되면 나중에도 계속 좋은 것인가 하는 것들을 신중하게 따져보고 판단해야 한다.

요즘의 트렌드는 '동안피부'이다. 동안피부를 어떻게 만들 것인가는 피부과 전문의로서 방법의 문제이기도 하다. 단지 일시적인 현상과 결과에만 치중하다 보면 피부엔 나쁜 방법이 될 수도 있다. 사람들이 나한테 '메디컬 스킨케어의 전문가'라고 하는 건 피부의 문제를 안에서부터 해결함으로써 그 효과가 겉으로 드러나도록 하기 때문이다. 그렇게 해야만 그 사람이 갖고 있던 피부의 문제가 근본적으로 해결되면서 효과가 오래 갈 수 있다. 흔히 피부과라고 하면 피부에 심각한 문제가 있는 사람만 가는 곳이라는 인식을 가지고 있다. 물론 문제성 피부를 가진 환자가 피부과를 찾는 것도 맞지만 그 외에도 피부과에서 하고 있는 진료는 상당히 많다. 아름답고 건강한 피부를 위한 모든 관리가 피부과에서 이루어진다고 보면 된다.

피부가 갖고 있는 문제와 보이는 현상의 원인을 찾아보면 대부분 피부 속 문제이며 나아가 몸의 문제로 인해서이다. 따라서 감기에 자주 걸리는 허약환자에게 감기약만 처방해주는 것이 아니라 면역력이 좋아지도록 환자의 몸을 건강하게 만들어서 감기에 잘 걸리지 않도록 해주는 것이 최선의 치료인 것처럼, 메디컬 스킨케어의 핵심은 피부 속을 치료하고 건강하게 함으로써 피부가 젊고 아름답게 발현되도록 하는 데에 있다.

피부는 피부 속의 상황을 알려주는 바로미터이다. 피부 안의 문제가 피부 표피에 그대로 드러나기 때문이다. 그런데 피부가 지닌 문제를 근본적으로 개선하지 않은 채 보이는 상태만 해결하게 되면 그만큼 지속성도 떨어지고 효과도 약하다. 사람마다 얼굴이 다르게 생겼듯이 피부 타입도 모두 다르다. 피부과의 스킨케어는 더 전문적이고 정확한 개별관리가 가능하기 때문에 그 사람에게 최적의 피부 조건을 만들어 줄 수 있다. 그래서 꾸준히 피부 관리를 받는 사람은 세월이 지나도 자기 나이보다 훨씬 젊고 건강한 피부를 유지하게 된다.

여성들은 건강을 위해 비싸고 좋은 식품을 선호하고, 좋은 차를 구입하는 데에 돈을 쓰고, 유명한 디자이너 옷을 사 입고, 명품 백을 사기도 하면서 정작 자기 피부를 위한 투자에는 인색한 편이다. 피부의 결점을 감추기 위해 화장만 진해지고 그럴수록 동안외모와는 점점 멀어지게 된다. 동안외모는 옷이나 헤어스타일을 젊게 꾸민다고 되는 게 아니다. 50대 아줌마가 생머리를 하고 청바지를 입었다고 해서 동안이라고 하지는 않는다. 동안외모의 첫째 조건은 그 사람의 나이보다 훨씬 젊어보이는 얼굴선(Face line)과 피부 상태이다. 평소 자신에게 적합한 피부 관리를 꾸준히 받으면서 피부 재생력을 회복시키게 된다면 얼마든지 동안피부를 가질 수가 있다.

골칫거리 여드름 흉터 · 모공 · 다크서클

1 여드름

여드름은 생겼을 때에도 골칫거리지만 자칫하면 흉터를 남기기 때문에 치료 과정이 중요하다. 일단 여드름이 생기면 외형상으로도 보기에 안 좋고 지저분한 인상을 주기 때문에 예민한 사춘기에 생기는 여드름은 심하면 대인기피증으로까지 이어지기도 한다. 가장 많이 생기는 때의 성장기 여드름은 재생력이 좋은 시기라 큰 흉터를 남기지 않지만, 성인 여드름은 피부 재생력이 떨어지므로 방치하면 쉽게 흉터가 생기고 거뭇거뭇하게 색소침착으로 발전하기도 한다.

흔히 여드름은 사춘기의 상징으로 알려져 있지만 그렇다고 사춘기에 모두 여드름이 나는 건 아니다. 여드름은 잘 생기는 사람에게만 반복해 생기는 특징이 있는데, 사춘기에 안드로겐 호르몬이 증가하면서 모낭 피지샘에서 피지 분비가 늘어나 모낭에 존재하는 '프로피오니 박테리움 아크네' 균의 작용에 의해 분비된 피지가 유리 지방산으로 바뀌게 된다. 이 지방산이 모낭벽 상피세포를 자극하고 모낭 입구를 더욱 각질화시켜 털구멍을 막으면서 염증이 유발되어 여드름의 형태로 나타나는 것이다. 최근에는 식습관과 환경변화로 인해 성인 여드름도 급격하게 늘어나고 있다.

여드름은 주로 과로와 스트레스에 의해서 심해지고, 여성의 경우 생리 전 피부가 예민해지면서 피지가 늘고 트러블이 심해지면서 악화되기도 한다. 처음에는 주로 볼과 이마 부위에 여드름이 발생하다가 턱 여드름으로 발전하는 경우가 대다수이다. 그래서 턱 여드름은 계속 반복되는 경향을 보이며 오랫동안 없어지지 않는다. 또한 턱 부위는 얼굴에서 가장 많이 움직이는 곳으로 대화나 음식을 섭취할 때 피부의 팽창수축이 많은 만큼 피부자극도 많아서 여드름 부위를 손으로 건드리지 않아도 화농이나 흉터를 쉽게 남기게 된다. 흔히들 턱 부위의 여드름은 자궁의 문제와 관련이 있는 것으로 보는 인식이 지배적인데 그렇지 않은 사례도 흔하게 나타나므로 정확한 진찰이 요구된다.

여드름과 여드름 흉터를 좀 더 안전하고 빠르게 치료하고 싶다면 일반 피부관리실이나 비전문의료기관이 아닌 여드름 전문 피부과에서 과학적이고 체계적인 치료를 받을 필요가 있다. 여드름 치료는 그 원인이 복합적인 만큼 치료 역시 복합적으로 이루어져야 하기 때문이다. 우선은 근본적인 원인이 되는 여드름 균과 피지의 과다분비를 억제해주면서 환자의 상태에 따라 면포 압출이나 스킨 스케일링을 병행해주는 것이 좋다. 환자의 피부 특성에 따라 약물치료와 함께 IPL 또는 메디오스타와 같은 레이저기기로 치료하기도 한다. 그 외에 여드름과 피지 억제 치료가 가능한 PDT(Photodynamic therapy) 치료를 하게 되면 약물을 복용하지 않고도 짧은 시간에 탁월한 치료 효과를 볼 수 있다.

'레블란 PDT' 치료는 햇빛에 노출되면 화학반응을 일으키는 레블란이라는 광감작 물질을 투여해 병든 조직에 달라붙게 한 뒤 빛을 쪼여 조직을 파괴하는 광과민성 각화증 치료법으로 1999년에 FDA에서 승인을 받았다. 여드름 균은 특정 파장(415nm)의 광선에 노출되면 포피린이라는 물질을 만드는데 이 물질이 다시 여드름 균과 피지선을 파괴해주는 것이다. 이 원리에 착안해 여드름 부위에 집중적으로 흡수되는 약물(레블란)을 피부에 바르고 광선을 쪼여 여드름 균과 피지선을 파괴시키는 것이다.

▶ 레블란 PDT 치료의 장점과 효과

1. 일주일 내로 효과가 나타날 정도로 빠르다.

2. 장기간 효과가 지속된다.

3. 항생제나 피지조절 약제를 먹지 않아도 된다.

4. 청소년이나 가임기 여성도 시술이 가능하다.

5. 흉터가 생기지 않는다.

6. 국소요법으로 부작용이 최소화된다.

7. 여드름 치료와 피부 재생효과를 함께 볼 수 있다.

8. 피지선이 줄어들면서 모공도 작아진다.

9. 피부결과 피부 톤이 개선된다.

10. 여드름 재발 방지 효과가 있다.

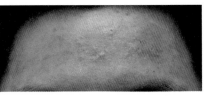

〈여드름 치료 before〉　　　　　　　　〈여드름 치료 after〉

❷ 모공 · 모공확장증

보통 결이 매끄럽고 좋다고 하는 피부의 공통점은 모공이 작다는 것이다. 어렸을 때엔 누구나 모공이 작고 피부결이 좋지만 점차 세월이 지나면서 다양한 원인에 의해 모공이 커지게 된다. 사춘기 무렵엔 성호르몬의 영향으로 모공이 커지기도 하지만 가족력과 유전력에 의해서도 모공의 크기는 달라지고 식습관, 환경, 음주와 흡연 등에 의해서도 모공 크기가 달라진다.

특히 여드름과도 밀접한 관련이 있는, 피지 과다분비로 인한 피부의 탄력저하로 인한 모공확장 현상은 여드름 치료와 피지조절 관리가 선행되어야 한다. 치료로는 아이소트레티노인이라는 성분의 약제를 복용하여 피지선의 기능을 억제시키는 방법, 살이 차오르도록 돕는 특수약물을 모공에 도포하여 모공이 좁아지도록 하는 방법, 피부 손상 없이 진피층의 탄력섬유 재생을 촉진시킴으로써 넓어진 모공을 줄여주는 레이저요법 등이 있다. 진피 재생력이 촉진되면 피부 탄력도가 높아지고 피부가 탱탱해지면서 모공도 작아지게 된다. 피부 속을 건강하게 함으로써 피부가 다시 젊어지기 때문이다.

❸ 다크서클

아무리 예쁜 얼굴이라도 다크서클이 짙게 드리워져 있다면 어둡고 피곤한 인상을 주게 된다. 밝고 건강한 인상이 더 호감을 준다는 건 말할 것도 없다. 다크서클이 심한 사람은 전날 충분히 잤는데도 불구하고 사람들로부터 "요즘 무슨 고민 있어?" "어제 잠을 못 잤나 보지?"하는 말을 듣는다. 개그맨 김수용은 심한 다크서클 때문에 저승사자라는 별명으로 불리는가 하면, 다크서클 때문에 음침해 보이고 표정이 안 좋다는 이유로 MC로 발탁되었던 프로그램마저 그만둔 적이 있다고 한다.

다크서클의 원인은 멜라닌 색소 침착으로 인해 발생되기도 하지만 눈밑의 피부 탄력저하로 인해 멜라닌 색소의 밀도가 상대적으로 높아 보이는 경우도 많다. 다크서클은 유전적 요인, 색소침착, 지방이 빠져나간 경우, 살이 얇아 혈관이 비치는 경우, 눈 아래의 피부가 얇아 안에 있는 혈관이 검푸르게 비쳐 보여서 나타나게 된다. 그 외에도 눈가에 멍이 든 경우 색소침착을 남길 수 있으며 습진이나 다른 염증으로 인해 염증 후에도 과색소침착이 되기도 한다.

다크서클이 심한 사람들은 눈을 자주 비비거나 밤에 늦게 자는 습관을 가진 경우가 많다. 따라서 치료를 받게 되면 이런 생활습관도 개선해야 더 큰 효과를 볼 수 있다. 멜라닌 색소의 침착으로 인해 눈밑에 다크서클이 생긴 경우에는 우선 미백 연고를 사용하여 일주일에 한두 번 정도 미백관리를 하면 더욱 효과가 좋다. 또한 원인에 맞는 광화학치료(LED)나 레이저 치료를 통해 눈 아래 부위의 과색소 분해와 함께 피부탄력을 증가시켜주면 피부가 건강해지고 재생력이 높아져서 다크서클 치료와 함께 피부에 새살이 오르는 것처럼 탄력도 생긴다. 다크서클 치료를 받고 나서 얼굴이 예뻐지고 더 어려 보인다는 말을 듣는 건 이 때문이다.

다크서클은 수면시간이 부족하고 고민과 스트레스가 많은 젊은층에게서도 흔하게 나타나는 현상이다. 모 TV 방송에 '서바이벌 오디션' 형태의 프로그램이 있는데, 거기에 참여하는 스타 지망생들은 경쟁에서 살아남기 위해 고강도의 트레이닝을 받는다. 그러다 보니 스트레스와 피로감이 얼굴에 그대로 드러나 다크서클과 함께 거친 피부 상태가 된다. 해당 프로그램에선 이미지 관리도 스타성의 하나라고 보고 최종 경쟁자로 뽑힌 톱10의 멤버들에게 '업그레이드 관리 시스템'의 일환으로 은피부과에 피부 치료와 관리를 위탁하였다. 그 결과 스페셜케어를 받은 뒤 TV에 나온 이들의 모습은 시술 전의 칙칙하고 피로에 찌든 얼굴에서 완전히 탈피하여 예비 스타로서의 손색없는 건강하고 맑은 피부 상태를 보여주었다. 이처럼 집중적인 관리를 받는다면 단기간에도 얼마든지 피부 상태를 건강하게 회복할 수 있다.

재생력 좋은 피부 만드는 스케일링 · 필링

피부과에서 흔히 말하는 필링은 박피를 뜻하며, 스킨 스케일링은 얇은 박피에 해당한다. 둘 다 피부를 맑게 하고 재생력을 높여주며 잔주름 개선 외에도 모공과 피지분비를 개선해줌으로써 여드름 치료에도 효과가 있다. 피부의 탄력이 좋아지고 맑아지면 흔히 말하는 민낯이 예뻐지며 화장도 잘 받는다. 피부가 좋아지고 건강해지는 것만으로도 예뻐졌다는 말을 듣는 건 그 때문이다.

피부는 표피, 진피, 피하지방층으로 구성되어 있으며 피부의 가장 외층에 있는 표피도 여러 층으로 구성되어 있다. 표피의 가장 바깥쪽에 있는 층이 각질층으로, 각질은 죽은 세포이기 때문에 목욕탕에서 때를 밀어도 피부에는 상처를 주지 않고 아무런 영향이 없다. 각질층만을 제거하는 얇은 박피술을 '스킨 스케일링'이라고 하는데 이 시술을 반복한다고 해서 피부가 얇아지는 건 아니다. 피부 본래의 재생력 때문에 주기적으로 박피술과 피부 관리를 해주면 피부가 건강해지면서 피부 볼륨도 증가하게 된다.

필링에는 여러 종류가 많지만 대표적으로는 미세한 크리스털 입자를 이용한 크리스털 필링, 심해에서 얻은 60여 가지의 해초 성분을 이용한 해초 필링, 과일에서 추출한 자연 아미노산을 이용한 아미노 필링, TCA 용액을 사용한 TCA 필링, 기존의 TCA를 안전하고 효과적으로 사용할 수 있게 한 오바지 필링 등이 있으며 최근에는 프락셀 레이저 필링과 같이 레이저 기기들을 이용한 필링도 있다. 환자의 피부 상태에 따라 어떤 방법으로 어느 만큼의 박피를 할 것인가도 중요하지만 숙련된 솜씨로 정확한 시술을 해주어야 원하는 만큼의 결과를 만들어낼 수 있다. 같은 시술 방법이라도 시술자의 안목과 판단에 따라 결과는 얼마든지 달라질 수 있으므로 시술 노하우가 풍부한 피부과 전문의와 상담하여 결정하는 것이 좋다.

어두운 피부의 원인 색소침착 · 기미 · 주근깨

색소침착 이상증이란 정상 또는 이상 색소가 피부 조직에 침착, 결손 또는 피부 조직에서 떨어져나가는 것으로서 대부분 멜라닌 색소의 증감으로 인해 나타나는 증상이며 때론 그 이외의 색소에서 생기는 수도 있다. 색소침착이 표피의 문제이냐 진피의 문제이냐에 따라서 치료방법이 달라진다. 많은 여성들에게 고민이 되는 대표적인 색소침착으로는 기미와 주근깨가 있다.

1 기미

기미는 주위 피부보다 특정 피부 부위가 검어진 것으로 과다색소침착에 해당한다. 특히 이마, 뺨, 윗입술 위에 발생하는데 어두운 부위는 종종 얼굴의 양측면에 거의 동일한 양상으로 나타나기도 한다. 현재까지 다양한 요인이 기미를 유발하는 것으로 알려지고 있지만 크게는 자외선과 호르몬의 변화를 꼽고 있다. 햇빛에 민감해지게 하는 (광감작) 약물을 사용하는 경우 기미가 발생하는가 하면 임신, 호르몬 보충제 복용, 경구 피임제 복용과 같은 호르몬 변화에도 기미가 발생하는 것으로 알려져 있다.

기미의 경우 오타모반 등의 다른 피부질환과 구분이 쉽지 않고 치료 방향도 다르기 때문에 많은 연구와 임상경험을 통해 축적된 노하우를 가지고 있는 전문병원에서 치료받는 것이 좋다. 기미를 대부분의 여성들이 싫어하고 병원에서도 골치 아픈 피부질환으로 보는 이유는 치료가 어렵고 재발 빈도가 높기 때문이다. 기미 치료에는 색소의 깊이에 따라 레이저를 통해 피부층별 색소를 분해하는 MLT(Muti-layer laser therapy) 치료가 효과적이다. 피부세포의 탄력섬유를 자극하여 콜라겐과 엘라스틴을 생성시킴으로써 깨끗하고 건강한 피부로 만들어주기 때문이다. 또한 레이저로 분해된 색소나 색소를 품고 있는 표피세포를 건강한 표피세포로 교체해주는 박피요법이 필요하다. 더불어 치료용 화장품으로 홈케어를 최소한 2개월 지속적으로 하게 되면 만족할 만한 피부 결과를 볼 수 있다.

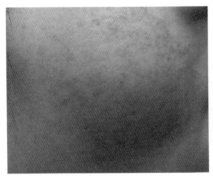

〈기미 치료 before〉　　　　　　　　〈기미 치료 after〉

❷ 주근깨

주근깨는 웬만한 화장으로도 잘 가려지지 않는다. 주근깨가 많은 사람은 민낯으로는 외출도 하지 않으려고 한다. 시중에 주근깨를 약하게 해준다는 고가의 화장품들도 많지만 실제로 효과는 미미하다. 주근깨로 고민인 여성들의 소원은 그래서 '백옥 같은 피부'를 갖는 것이다.

주근깨는 유전적인 영향을 많이 받기 때문에 모녀간이나 형제간에 많이 볼 수 있다. 보통 코, 뺨, 손등, 앞가슴에 흔히 나타나며 햇빛을 받는 양과 비례하여 발생한다. 그리고 한 번 생긴 주근깨는 좀처럼 없어지지 않는다. 주근깨 치료에는 대표적으로, IPL 혹은 표피에 있는 주근깨 색소를 분해하는 Q스위치 루비레이저나 엔디야그 레이저 치료가 효과적이다. 그 외에 얼굴 표면을 환하게 하고 피부탄력을 강화시키며 주근깨와 잡티를 동시에 없애주는 젠틀맥스 레이저의 3G레이저 화이트닝은 1석3조의 치료라고 할 수 있다. 어떤 방법으로 얼마나 치료를 할 것인가는 의사의 판단과 노하우에 따라 다르기 때문에 일단 전문의에게 상담을 받아볼 필요가 있다.

언제나 젊음 유지케 하는 항노화 · 링클 케어

사람은 누구나 늙는다. 그러면서 자연스레 피부도 노화된다. 다만 요즘처럼 의학이 발달한 시대에선 자신의 노력 여하에 따라서 노화를 더디게 할 수는 있다. 피부는 관심을 갖고 공을 들이는 만큼 좋아지게 마련이다. 여성 연예인들이 세월이 지나도 좀처럼 늙지 않는 것처럼 보여 '동안미인'이라거나 '방부제 미인'이라는 말을 듣는 건 그만큼 많은 시간과 돈을 피부 관리에 투자하기 때문이다.

피부가 노화되면서 눈밑이 꺼지고, 얼굴과 목에 주름이 늘고, 얼굴의 라인이 처지고 늘어나면서 얼굴 크기도 커지게 된다. 윤기를 잃은 피부는 푸석해지고, 모공도 넓어지고, 기미와 같은 잡티도 많이 생기게 된다. 물론 예전에는 다른 방도가 없었으므로 세월 탓이나 할 수밖에 없었다. 그러나 이젠 그럴 필요가 없다. 오랜 만에 만난 친구에게 "방부제라도 먹은 거야?" 하는 말을 듣는 것도 어려운 일은 아니다. 그러기 위해선 늘어지는 볼살과 주름을 째려보는 걸 멈추고 전문의에게 상담부터 받아야 한다. 단 한 번의 치료만 받아보아도 그 동안의 고민이 생각처럼 심각한 건 아니었다는 걸 알게 된다. 요즘의 미용의학 기술은 일반인이 상상하는 그 이상이기 때문이다.

노화된 피부와 주름을 개선시켜주며 피부 탄력을 높여주는 치료에는 여러 방법과 여러 기기들이 사용된다. 그 중에서 피부진피층을 층별로 레이저를 조사하는 MLT(Multi-layer laser therapy)나 젠틀맥스 레이저의 G3 화이트닝 등을 이용한 복합 레이저 리프팅은 노화된 피부에 뛰어난 효과를 보여준다. 복합 레이저 리프팅이란 탄력을 주관하는 진피층의 상층, 중간층, 하층에 각기 침투 되는 레이저를 복합적으로 조사하여 탄력층 전 층에서 자가 탄력섬유가 만들 어지도록 유도하는 것을 말한다. 특히 G3화이트닝은 얇은 딱지가 불과 3~4일 이면 떨어지기 시작하여 일주일 이내에 웬만한 잡티는 없어져 얼굴이 깨끗하 게 된다. 딱지가 떨어진 후에도 거의 흔적이 남지 않을 뿐 아니라 시술 후 바로 세안과 샤워가 가능하다.

일주일 후에는 피부 바탕이 밝고 환해지면서 1~3개월에 걸쳐 피부 탄력이 좋아지므로 굵은 주름은 얕게 되고 얕은 주름은 없어지는 등의 안티 링클 효과 를 보인다. 또한 모공이 촘촘하게 타이트닝 되고 살이 차올라 눈 밑이 단단해 질 뿐만 아니라, 처진 눈꺼풀도 올라가고 얼굴 전반의 미세한 주름도 사라지게 된다. 그러면서 전반적으로 피부가 건강해져서 시술 전과 비교해 최소한 몇 년은 더 젊어보이게 된다.

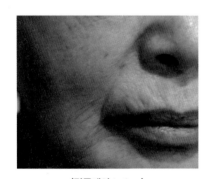
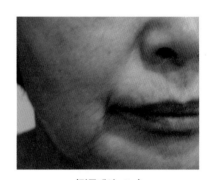

〈링클케어 before〉 　　　　　　　　 〈링클케어 after〉

그렇다고 노화의 문제를 의료 시술로만 해결하라는 건 아니다. 평소 생활에 서 노화를 예방하려는 노력이 먼저 이루어지는 것이 맞다. 항산화 작용을 하 는 식품을 꾸준히 챙겨먹고 건강식품과 여성호르몬 또는 여성호르몬 대체식 품을 복용해주는 것도 좋은 방법이다. 피토에스트로젠은 식물성 성분으로 인체 내에서 에스트로젠 역할을 하여 암과 기타 종양의 성장을 억제해주므로 이 성분이 함유된 식품을 충분히 섭취하고, 호르몬 분비를 좋게 하는 이소플라보노이드 함유 식품을 많이 섭취하는 것도 좋다. 그리고 피부노화를 예방하고 동안피부를 유지하기 위한 생활습관을 지키는 것이 꼭 필요하다.

▶ 동안피부를 위해 반드시 지켜야 할 생활 수칙

1. 피부 최대의 적인 스트레스를 피한다.
2. 자외선 차단제를 항상 바른다.
3. 꾸준한 운동으로 몸매와 피부를 관리한다.
4. 밤을 새우지 않으며 충분한 수면을 취한다.
5. 사랑하는 마음을 잃지 않도록 한다.
6. 피부를 청결하게 한다.
7. 피부보습과 영양공급에 신경 쓴다.

피부에 좋은 화장품 선택과 'cosmeceutical'

몇 년 전에 미국의 경제 주간지 『포브스』가 '세계에서 가장 비싼 화장품'을 조사한 적이 있다. 그때 1위를 차지한 화장품은 드라메르 사의 '라 메르 에센스'로 43그램(3주용)이며, 우리나라 돈으로 200만 원이 훨씬 넘었다. 고가 화장품들이 표방하는 것처럼 이 화장품 역시 피부재생 기능을 내세우고 있다. 화장품 회사에서 제품을 광고할 때 가장 많이 사용하는 표현이 '피부재생'이다. 고가 화장품일수록 피부재생 효과에 탁월한 것처럼 강조하고 있고, 구매하는 사람들은 비싼 만큼 월등한 기능이 있을 거라는 기대를 하게 된다. 그러나 피부재생을 돕는다고 반드시 비쌀 필요는 없다. 그러나 하루에 두 번 이상은 화장품을 접하게 되는 여성들에게 피부를 위해 어떤 화장품을 써야 할 것인가는 늘 고민이 되는 문제이다. 그러다보니 맹목적으로 고가 화장품이나 유명 화장품을 선택하게 된다.

기본적으로 항산화 성분과 선스크린 성분을 사용하고 피부 유사 성분과 레티놀처럼 피부에 좋은 작용을 하는 제품을 꾸준히 사용한다면, 피부는 건강한 세포를 생산하면서 콜라겐과 엘라스틴을 만들어낼 수 있다. 중저가 화장품이라고 해서 고가 화장품보다 현저하게 질이 떨어지는 건 아니다. 그리고 아무리 기능이 좋은 화장품이라고 해도 모든 사람들에게 천편일률적으로 적용되도록 만든 화장품이 모든 사람에게 다 같은 효과를 줄 수 있느냐에 대해선 생각해볼 일이다.

그런 점에서 코스메슈티컬(cosmeceutical) 제품이 앞으로는 더욱 활성화될 것으로 보인다. 코스메슈티컬은 화장품(cosmetic)과 의약품을 지칭하는 파마슈티컬(phamaceutical)의 합성어로 의사가 기획하고 연구와 개발에 참여한 화장품이나 피부과나 제약회사에서 생산한 화장품을 말한다. 고가의 피부 관리에 부담을 느끼는 사람들을 위하여 병원에서의 전문적인 피부 관리를 받는 것과 유사한 효과를 갖도록 제품화한 것이다. 최근 수 년 사이에 이런 제품들이 개발되어 상용화되고 있으며 앞으로 계속 늘어날 추세이다. 전문의들이 임상 경험을 바탕으로 만들어내는 만큼 기존의 화장품과는 다르게 피부 관리와 치료개념의 화장품이라고 할 수 있다.

나 또한 20여 년의 메디컬 스킨케어 전문가로서 코스메슈티컬 제품의 필요성을 실감하게 되었기에 오랫동안 제품 개발을 생각해 왔다. 그 결과 조만간 새로운 차원의 코스메슈티컬 화장품이 세상에 선보일 예정이다. 피부과 전문의로서 그리고 메디컬 스킨케어의 개척자로서 피부에 관한 한 최고라는 자부심을 갖고 만든 화장품인 만큼 뛰어난 효과와 안전성에 있어서도 자부할 수 있다.

건강하고 아름다운 피부는 그냥 만들어지는 게 아니다. 꾸준히 운동을 하면서 몸을 건강하게 하고 밝고 긍정적인 생각을 하면서 흡연과 음주를 멀리하고 패스트푸드 섭취를 자제하는 것, 자신에게 맞는 화장품을 쓰고 잘 먹고 잘 씻는 것이 중요하다. 그리고 필요할 때면 전문의를 찾아가 상담을 하고 그때그때 자신에게 적합한 치료나 관리를 받는다면 사람들은 분명 당신에게 이렇게 말해줄 것이다.

"어머 정말 나이가 그렇게 되세요? 그보다 훨씬 젊어 보이세요. 정말 동안이시네요."

▶ 피부 타입별로 주의해야 할 성분

1. 지성(여드름) 피부가 피해야 할 성분

모공을 막는 성분 - 트리글리세라이드, 팔마티산염, 미리스틴산, 스테아르산염, 스테아린산, 에몰리언트 성분

여드름을 유발하는 성분 - 코코넛 오일, 시어버터, 바세린

자극 성분 - 옥시벤존, 메톡시시나메이트

2. 건성(노화) 피부

건조 성분 - 알코올, 진흙, 계면활성제

자극 성분 - 멘톨, 페퍼민트

3. 민감성 피부

건조 성분 - 알코올, 계면활성제

자극 성분 - 멘톨, 페퍼민트, 유칼립투스, 아로마 오일, 옥시벤존, 메톡시시나메이트, 레티놀

산성 성분 - AHA와 같은 고농도과일산, 레몬, 오렌지, 딸기

지방흡입,
예쁘게 잘 빼는 것이
관건이다

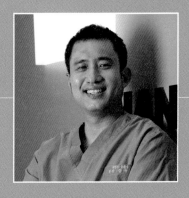

서울대학교 의과대학 졸업
서울대학교 의과대학원 졸업
삼성서울병원 외래 부교수
대한비만체형학회 회장
UIME(국제미용학회) 한국대표
http://www.changeclinic.co.kr
http://www.changecliniccn.com

장두열

체인지클리닉 원장

지방흡입,
예쁘게 잘 빼는 것이 관건이다

지방세포를 알아야 몸짱이 된다

남성들에게 "예쁘지만 착하지 않은 여자와 착하지만 예쁘지 않은 여자 중 누구랑 사귈래?" 하고 물으면 남성들은 "예쁜 게 착한 거야"라고 대답한다는 말도 있다. 매력적인 외모의 이성에게 더 관심을 갖는 건 남녀노소를 불문하고 보편적인 관점이라고 봐야 할 것이다. 흔히 여성에게 '아름답다'라고 할 때의 아름답다는 기준은 얼굴과 몸매가 다른 여성들에 비해 조화를 잘 이루고 있어 매력적이라는 걸 의미한다.

최근에는 얼굴이 예쁘다는 의미의 '얼짱'과 몸매가 좋다는 의미의 '몸짱'이란 신조어까지 만들어질 정도로 얼짱, 몸짱 신드롬 시대가 되었다. 얼짱의 조건으로 이목구비의 조화와 동안피부를 꼽는다면, 몸짱의 조건은 신체의 비율과 함께 날씬한 몸매를 꼽는다. 날씬한 몸에 대한 선호도는 단지 눈에 보기 좋다는 이유에서만은 아니다. 군살이 많고 비만하다는 건 몸에 지방이 많다는 건데, 지방은 탄수화물, 단백질과 함께 몸에 반드시 필요한 에너지원이기도 하지만 당뇨병, 동맥경화, 심혈관계 질환과 같은 각종 성인병의 원인이 되기도 한다.

살을 뺀다는 건 곧 몸속의 지방 함량을 줄인다는 걸 뜻한다. 살을 빼려면 일단 지방과 탄수화물 섭취를 줄이고 더불어 걷기, 달리기, 수영, 자전거 타기 등의 유산소운동과 근육을 단련시키는 근력운동을 함께 해주어야 한다. 체중이 줄었다고 해서 다시 예전의 식습관을 유지하고 운동을 게을리 한다면 체중은 원래대로 돌아가는 경험을 할 것이다. 더욱이 많은 여성들이 하고 있는 굶는 다이어트는 단기간에 살이 빠지긴 하지만 지방보다 근육량을 줄이는 경향이 있어서 식사를 다시 정상적으로 하게 되면 금방 본래 체중으로 돌아오거나 전보다 더 살이 찌는 요요현상이 오게 된다. 특히 무리한 다이어트를 반복하다 보면 몸과 신경계에 이상을 일으켜 거식증과 폭식증으로 이어질 수 있고, 그게 아니더라도 호르몬과 전해질의 불균형, 뼈와 근육의 손실, 식도 파열, 충치, 심장박동 이상, 고혈압 등을 야기할 수 있다. 이런 다이어트를 피하려고 시중에 나도는 이런저런 종류의 다이어트 보조제를 먹지만 검증되지 않은데다가 이 역시도 먹을 때만 반짝 효과를 보이는 게 대부분이다. 여성들은 이래저래 몸만 고달프고 효과는 없는 다이어트로 스트레스에 시달릴 수밖에 없다.

운동이 살을 빼는 데에 가장 좋다고는 하지만 운동을 할 여건이 안 되는 사람도 있고 팔이나 다리, 복부 등 어느 특정 부위에만 유독 살이 많아서 그 부위의 사이즈만 줄이고 싶은 사람도 있다. 이런 경우 음식을 조절하거나 운동을 통해 해당 부위의 살만 뺀다는 건 말처럼 쉬운 일이 아니다. 해당 부위에만 살이 쪘다는 건 그 부위에만 지방세포가 많다는 것인데, 다른 부위의 살을 건드리지 않고 그 부위의 살만 정확하게 빼야 하기 때문이다.

결국 살을 뺀다는 건 지방세포의 크기를 줄인다는 건데 그것보다 더 확실한 건 지방세포의 수를 줄이는 일이다. 그런데 식이요법을 하거나 운동을 아무리 많이 해도 지방세포의 크기를 줄일 수는 있지만 숫자를 줄이는 건 불가능하다. 지방세포의 수는 사춘기를 지나면서 더 이상 늘어나진 않지만, 살이 찌는 건 지방세포의 크기가 커지기 때문이다. 운동이나 식이요법, 약물을 통한 지방분해 등으로 지방세포의 크기를 줄일 수 있지만 이런 노력이나 자극들을 멈추게 되면 원래대로 지방세포의 크기가 커지는 경우가 많다. 요요현상 때문이다. 그런데 의학의 힘을 빌려 지방세포의 수를 줄여주면 그 수가 다시 늘어나

121

는 건 아니기 때문에 사이즈를 줄이는 데에 있어서 가장 효과적이다. 지방세
포를 줄이는 수술을 흔히 지방흡입술이라고 한다.

지방흡입술이 위험하다는 건 20년 전 이야기다

누군가 지방흡입술을 받으려 한다면 "큰일 날 소리! 그게 얼마나 위험한 수
술인데, 수술 받다가 죽을 수도 있어!" 하고 말하는 사람들이 적지 않다. 이렇
게 많은 사람들이 아직도 지방흡입술이 매우 위험한 수술이라는 편견을 가지
고 있다. 지방흡입술이 시행된 지 얼마 되지 않았을 때, 수술기기와 집도의의
미숙함으로 목숨을 잃는 일들이 국내외에서 종종 발생하였기 때문이다. 그러
다보니 그 이후 발전을 거듭한 지방흡입의 안전한 수술 환경은 아직도 제대로
인정받지 못하고 있는 실정이다.

지방흡입이 위험한 수술이냐, 아니냐의 문제는 사실 모든 수술에 해당하는
문제일 수도 있다. 지방흡입술의 위험도를 따지며 수술을 만류하는 것은 요즘
과 같은 의료 환경에선 '쌍꺼풀 수술이 위험하니 받으면 안 된다'는 말을 하는
것과도 같다. 그렇다고 해서 지방흡입술을 누구한테 받든 안전성이 담보된다
는 의미는 아니다. 수술 경험이 많고 실력이 뛰어난 의사가 예쁜 쌍꺼풀을 만
들어내듯이 지방흡입술 또한 수술 환경을 잘 갖추고 있는 곳에서 숙련된 의사
가 할 때 최고의 결과를 가져올 수 있다.

지방흡입술은 1974년에 이탈리아 의사인 피셔가 처음으로 치료를 위한 외
과수술의 한 방법으로 시행한 이후, 1980년대부터 미국을 중심으로 대중적으
로 시행되기 시작하였다. 이 시기엔 구멍이 있는 관으로 단순히 음압에 의해
지방을 빨아들이는 방법에 불과해서 흡입되는 지방의 양도 적었을 뿐 아니라,
흡입된 지방이 혈관으로 유입돼 폐색전증, 지방색전증 등의 합병증을 일으키
는 일도 적지 않았다. 뿐만 아니라 전신마취를 받아야 하는데다 수혈을 따로
받아야 할 정도로 출혈도 많았다. 지방흡입술이 위험한 수술로 인식되고 있는
건 이 무렵에 생긴 부정적인 인식 때문이다.

그 후 1985년에 미국의 피부과 의사 제프리 클라인이 마취용액 투메슨트를 개발함으로써 수혈 없이 국소마취만으로도 5,000cc 정도의 지방흡입이 가능하게 되었다. 투메슨트 방식을 통해 지방흡입술의 위험도는 많이 해소되었지만 그럼에도 불구하고 지방흡입술은 숙련되지 않은 의사가 수술을 하게 될 경우엔 심한 출혈이나 피부 조직의 괴사, 전해질 불균형과 산-염기 평형의 변화 등을 초래할 수 있다. 또한 수술 미숙으로 피부가 울퉁불퉁해지는 현상이 일어날 수도 있다. 이런 현상은 지방흡입술에서 종종 나타나는데, 피부 밑 피하지방층의 지방흡입이 균등하게 이루어지지 않아 지방층의 일부가 남거나 일부 진피지방이 과도하게 흡입되어 발생하는 것으로 재수술의 원인이 되기도 한다.

예쁜 얼굴을 원하는 여성들이 많아지면서 얼굴 성형술이 발전해온 것처럼 지방흡입술 또한 날씬한 체형을 원하는 여성들의 요구에 부응하기 위하여 짧은 기간에 빠르게 발전해 왔다. 지방흡입술에 있어서의 가장 큰 숙제는 환자의 건강과 안전을 확보하는 것이었다. 그러면서도 다른 어떤 방법보다도 효과적이어야 한다는 과제를 안고 있었다. 최근 20여 년 간 이루어진 지방흡입술의 진화는 이런 두 가지 문제를 더 명쾌하게 해결하기 위한 의사들의 노력의 결실인 셈이다.

오늘날 많이 시행하고 있는 지방흡입의 방식에는 초음파, 진동, 물분사, 내부·외부 레이저, 고주파 방식 등이 있다. 각각의 치료법에는 장단점이 있으며 시술하는 의사마다 선호하는 지방흡입의 방식이 다른데, 나는 이 방법들 중 내부 레이저, 외부 레이저 지방흡입을 병행하는 듀얼레이저 지방흡입과 고주파 지방흡입의 하나인 바디 타이트 지방흡입을 주로 시행하는 편이다. 다른 방법들에 비해 효율성과 안정성이 뛰어나기 때문이다.

내가 비만 치료에 관심을 갖게 된 건 나 자신이 소아비만을 거쳐 대학교 때엔 100kg이 넘는 몸을 가지고 있었기 때문이다. 청년시절 힘겹게 다이어트를 해서 정상체중을 가질 수 있었는데 그때 깨달은 건 체중의 변화만으로도 삶의 질이 달라진다는 사실이었다. 비만이 단지 건강을 위협하느냐의 차원만이 아니었던 것이다. 몸매를 되찾게 됨으로써 외모도 달라지지만 무엇보다도 자신감이 생기면서 삶에 임하는 자세도 달라진다. 삶의 태도가 변하면 결국 인생도 변하게 마련이다.

사람들에게 그런 변화와 행복을 찾아주는 의사가 되고 싶어서 병원 이름도 'change clinic'으로 하였다. 내가 목표로 삼는 건 단지 지방세포를 줄여 살을 빼주는 것만이 아닌, 나아가 아름다운 체형을 만들어주어 그 사람의 삶에 즐거운 변화가 일어나도록 하는 것이다. 그런 점에서 체인지클리닉의 지방흡입술은 어떤 위험요소도 배제된 안전하고 효과가 뛰어난 결과를 만들어 주는 수술이라고 자부한다.

빠르고 탁월한 효과의 듀얼레이저 지방흡입술

지방흡입 수술을 하고 싶으면서도 선뜻 결정을 내리지 못하는 건 대개 이런 염려 때문이다. 위험한 수술일 거라는 것, 지방이 고르게 빠지지 않아서 피부 표면이 고르지 않을 거라는 것, 흉터나 피부의 울퉁불퉁한 상태가 금방 없어지지 않을 거라는 것, 수술 부위가 많이 아플 거라는 것, 지방흡입을 한 부위의 탄력이 현저하게 떨어질 거라는 것 그리고 회복에서 일상생활을 하기까지 시간이 오래 걸릴 거라는 것 등이다. 이런 걱정들은 기우에 지나지 않는다. 최근에는 뛰어난 기기들도 개발되었고 실력 좋은 의사들도 많기 때문에 병원만 잘 선택하면 이런 염려는 전혀 하지 않아도 된다. 특히 체인지클리닉에서 하고 있는 '듀얼레이저 지방흡입술'은 환자들의 이런 걱정을 극소화시키기 위해 개발된 수술법이다.

듀얼레이저 지방흡입술에는 어코니아 레이저(Echonia laser)와 엔디야그 레이저(Nd-YAG laser)를 사용하고 있다. 어코니아 레이저는 미국 Erchonia 사에서 만든 제품으로 성형외과 의사인 Neira가 지방용해술의 목적으로 개발하여 유일하게 미국 FDA 승인을 받은 레이저이다. 어코니아 레이저는 몸 밖에서 레이저를 조사하는 비침습적 방법으로 시술 부위의 화상이나 피부 조직의 괴사와 같은 부작용을 줄여주며, 조직의 회복을 돕는 최첨단 기기이다. 등과 옆구리 등 특정 부위에 살이 많이 찐 고도비만 환자들의 대용량 지방흡입까지도 가능하다. 엔디야그 레이저는 관 끝에서 조사되는 레이저로 인해 주변의 지방세포를 녹이는 기기로 수술 후 남아 있는 지방 표면을 매끄럽게 하며, 이때 발생되는 열로 인해 피부 탄력이 개선되어 지방이 제거된 살들이 처지고 늘어지는 걸 막아 더 슬림하고 타이트하게 만들어준다.

기존의 진동식 지방흡입술은 수술을 집도하는 의사의 물리적인 힘에 의해 지방이 제거되었다면 '듀얼레이저 지방흡입술'은 레이저로 지방을 녹인 후 흡입을 진행하므로 출혈이 적다는 것이 특징이다. 무엇보다도 지방세포의 뭉침 현상이 적고 피부가 처지거나 표면이 울퉁불퉁해지는 현상을 막아준다. 즉, 기존 진동식 지방흡입술의 가장 큰 단점으로 꼽혔던 표면의 울퉁불퉁함, 피부의 처짐과 긴 회복기간 등을 보완한 지방흡입술이라고 할 수 있다. 또한 듀얼레이저 지방흡입술은 4년 전에 세계 최초로 내가 처음 개발하여 상표등록을 마친 수술법으로, 현재는 이 방법으로 지방흡입을 하는 의사들이 늘어나고 있다.

▶ 듀얼레이저 지방흡입술의 특징

1. 피부 표면이 고르게 된다.

2. 피부의 리프트가 함께 이루어져 수술 부위가 늘어지고 처지는 걸 최소화한다.

3. 부종, 멍, 움푹 패임(dimpling) 등의 합병증을 줄여준다.

4. 수술을 받을 때와 받은 후의 환자의 통증을 줄여준다.

5. 회복이 빠르다.

6. 수술 시에 지방이 액화되어 시술 시간이 단축되고 의사의 힘이 덜 든다.

7. 지방의 액화로 인해 수술이 무리하게 진행되지 않으므로 환자의 수술 피로도가 최소화된다.

8. 환자의 수술 후 결과에 대한 만족도가 높다.

이런 장점으로 인해 듀얼레이저 지방흡입술은 빠른 시간 내에 사이즈를 줄이고 싶은 사람들에게 각광받고 있다. 특히 살이 찌기 쉬운 뱃살과 허벅지, 팔뚝 등의 특정 부위의 사이즈를 줄이고 싶은 여성들에겐 안성맞춤이다. 그렇지만 지방흡입을 한다고 해서 체중이 상당히 많이 줄 거라는 기대는 하지 않는 게 좋다. 지방흡입술은 체중감량의 목적보다는 체형교정의 목적이 더 크기 때문이다. 지방흡입술에 관심을 갖는 사람들이 많이 궁금해 하는 게 요요현상의 문제일 것이다. 물론 한 번 줄어든 지방세포의 수는 늘어나지 않는다. 그렇지만 이전의 식습관으로 돌아가 많이 먹고 칼로리 소비는 적게 한다면 지방세포의 크기가 커지면서 살이 다시 찔 수밖에 없다. 지방흡입술 후의 수술 부위는 살이 잘 찌지는 않지만, 수술 후 갖게 된 아름다운 체형을 계속 유지하는 것은 전적으로 환자의 노력과 의지에 달린 문제이다.

■ 잘 빠지지 않는 허벅지살

옷을 입었을 때 가장 눈에 들어오는 라인은 허리-엉덩이-허벅지로 이어지는 라인이다. 몸매란 몸의 맵시를 뜻하는 말로 흔히 이 라인이 예쁜 사람들을 몸매가 예쁘다고 말한다. 특히 요즘처럼 몸에 달라붙는 바지를 즐겨 입는 시대엔 더욱 그렇다. 다른 부위에 살이 찌지 않았더라도 이 부위에 군살이 많으면 비만하다는 인상을 준다. 살이 찌게 되면 남자는 복부부터 찌고 여자는 허벅지부터 찐다. 그리고 살을 빼게 되면 다른 부위부터 먼저 빠지기 때문에 이 부위의 사이즈만 줄이기를 원하는 사람에겐 다이어트가 해결책이 될 수 없다.

심한 하체비만의 경우 바지를 입으면 다른 곳은 정상 체형인데 허벅지 부위에만 살이 몰려 있어서 마치 승마바지를 입은 것처럼 보이기도 한다. 이럴 때 남성이라면 민감하지 않을 수 있지만 여성이라면 바지를 입는 자체가 콤플렉스가 된다. 이걸 해결하기 위해 먹는 걸 제한하고 열심히 운동을 해보지만 허벅지의 살은 빠지지 않고 볼살이 빠지거나 가뜩이나 사이즈가 작아 걱정인 가슴 사이즈만 줄어드는 불상사가 일어나게 된다면 얼마나 억울하겠는가. 그렇지만 듀얼레이저 지방흡입술을 받게 되면 원하는 만큼의 사이즈를 갖게 되어 날씬한 스키니진을 마음 놓고 입을 수 있다는 것이다.

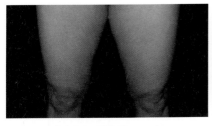

〈허벅지 지방흡입 before〉

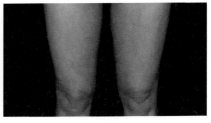

〈허벅지 지방흡입 after〉

❷ S라인을 방해하는 복부와 허리의 살

옷의 맵시를 좌우하는 건 복부 사이즈이다. 뱃살은 조금만 방심해도 금방 군살이 생긴다. 운동량이 많지 않은 여성들은 특히 다른 부위는 날씬해도 복부에만 살이 찔 수 있다. 심하면 마른비만이라고 해서 다른 부위는 날씬한데 복부 주위에만 살이 찐 여성도 적지 않다. 이런 경우에도 단순히 적게 먹거나 운동을 하는 것만으로는 해결되지 않는다. 훌라후프 돌리기처럼 유산소운동과 근력운동이 복합돼 있는 운동을 하루 20분씩 꾸준히 하면 사이즈를 많이 줄일 수 있긴 하지만, 그러려면 하다 말다 해서는 안 되고 매일 일정 시간을 수개월간 해주어야 한다. 그런데 여건상 그걸 지키는 게 쉽지 않다면 지방흡입술을 받는 것도 한 방법이다.

복부 지방흡입은 임신 동안에 찐 살이 출산 후에도 잘 빠지지 않아 고민인 여성들에게도 매우 좋다. 임신을 하게 되면 태아를 좀 더 안전하게 보호하려는 작용으로 지방이 축적되어 살이 찌는데, 그때 찐 살은 대개 출산 후 3개월이 지나면 대부분 빠진다. 하지만 시기를 놓치게 되면서 아예 고착화되기도 한다. 그야말로 아줌마 몸매가 되고 마는 것이다.

옷 사이즈는 복부와 허리가 중심이 되기 때문에 허리에 살이 조금만 쪄도 전에 입던 옷들을 입을 수 없게 된다. 한 사이즈씩 자기 사이즈가 늘어날 때마다 여성들은 엄청난 스트레스를 받는다고 한다. 단지 새 옷을 다시 사야 한다는 이유 때문만은 아닐 것이다. 복부 지방흡입술을 받은 뒤 한 사이즈 작은 옷들을 모두 다시 사야 할 때엔 어떤 스트레스도 받지 않고 오히려 즐겁다는 걸 보면, 여성의 허리 사이즈는 자존심의 사이즈이기도 한 것이다. 따라서 기왕이면 간단하고 안전한 복부 지방흡입술을 받음으로써 한 사이즈 적은 옷들을 다시 구입해야만 하는 즐거운 고민에 빠져보라고 권하고 싶다.

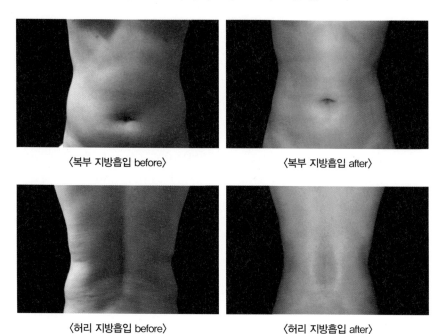

〈복부 지방흡입 before〉 〈복부 지방흡입 after〉

〈허리 지방흡입 before〉 〈허리 지방흡입 after〉

3 여름에도 긴팔을 입게 만드는 팔뚝살

굵은 팔뚝은 남성들에겐 힘과 남성성을 상징한다. 가수 김종국이 수년 간 히트곡 없이도 여전히 많은 여성팬들을 보유하고 있는 데에는 그의 굵은 팔뚝도 한몫했다는 걸 부정할 사람은 없을 것이다. 반면에 여성들에게 팔뚝이 굵다는 건 자랑이 아니라 감추고 싶은 콤플렉스가 된다. 옷의 맵시를 나쁘게 할 뿐만 아니라 여성미를 떨어뜨리기 때문이다. 물론 몸이 비만한 여성은 팔뚝에도 살이 찔 수밖에 없다. 그런 경우 다이어트를 하게 되면 팔뚝살도 함께 빠진다.

하지만 다른 부위에 비해 유난히 팔뚝에만 살이 많은 사람도 있고, 다이어트로 다른 곳은 다 살이 빠졌는데 팔뚝살만 개선되지 않는 사람도 있다. 팔뚝살에 민감한 여성들은 한여름에도 긴팔을 입고 다닐 정도이다. 가끔은 라인이 강조되는 예쁜 원피스를 입어보고 싶은 여성들에게 굵은 팔뚝은 사실 처치곤란인 것만은 분명하다. 그럴 때 공연히 팔뚝살만 꼬집어대지 말고 듀얼레이저 지방흡입술을 받아 보기 바란다. 한 번의 탁월한 선택은 여름 내내 민소매 원피스만 입고 싶게 만들어줄 것이다.

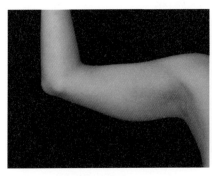
〈팔뚝살 지방흡입 before〉

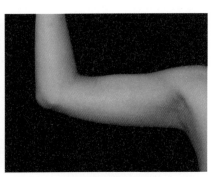
〈팔뚝살 지방흡입 after〉

4 거울을 볼 때마다 한숨짓게 하는 얼굴살

예쁘고 잘생긴 연예인들의 공통점은 한결같이 얼굴이 작다는 것이다. 얼굴이 작고 볼에 살이 많지 않으면 윤곽이 더 도드라져 보이면서 예쁘게 보인다. 그런데 나이가 들면 가장 먼저 볼살부터 처지게 되고 얼굴의 선이 흐릿해지면서 나이 들어 보이게 마련이다. 나이 때문이 아니더라도 사람에 따라서 볼에 살이 많은 사람도 있고, 전날 라면이라도 먹고 잤다 하면 영락없이 큰바위 얼굴이 되는 사람도 있다. 나쁜 식습관, 잦은 음주, 흡연, 과로, 스트레스, 약물중독, 질병 등에 의해서도 몸의 밸런스가 깨지고 피부에 영향을 미쳐 살이 찌거나 볼살이 처질 수 있다.

아무리 운동을 해도 빠질 줄을 모르는 볼살도 고민이지만 처지고 늘어지는 볼살과 턱살의 고민은 더할 수도 있다. 오죽하면 불도그(Bulldog)처럼 보인다고 해서 '불독살'이라고 하겠는가. 이럴 때 듀얼레이저로 지방흡입을 하게 되면 필요 없는 살도 제거되면서 리프팅 효과까지 생겨 슬림한 얼굴 라인을 만들 수 있다. 볼살과 늘어진 얼굴살만 정리해도 얼굴이 작아지는 효과가 있으므로 주변 사람들에게 "어, 며칠 안 보는 사이에 얼굴이 작고 갸름해졌는데? 성형수술을 받은 것 같진 않고 뭐가 달라진 거지?" 하는 소리를 듣게 될 것이다.

새로운 차원의 지방흡입술, 바디 타이트와 페이스 타이트

살이 쪘다가 빠지면 그만큼 탄력도는 떨어지게 마련이다. 사람 욕심은 끝이 없어서 살이 찐 사람들은 어떻게든 살만 빠지면 좋겠다는 생각을 하다가, 막상 살이 빠지고 나면 왜 피부에 탄력이 없는가로 다시 고민에 빠진다. 운동이나 피부 관리를 통해 늘어진 피부 탄력을 복구시키려면 노력과 시간이 많이 필요하다. 하다 말다를 반복하노라면 돈과 시간만 쓰고 효과는 미미하다. 그래서 살을 빼는 데에도 방법이 중요한 거고, 지방흡입술을 받을 때에도 정확한 정보를 알아야 하는 것이다.

듀얼레이저 지방흡입술의 특징은 기존의 지방흡입술보다 훨씬 덜 아프고 회복이 빠르다는 것, 그리고 피부의 탄력을 돕는다는 것이었다. 하지만 얼굴과 같은 부위처럼 지방흡입과 함께 더 확실한 페이스 리프트 효과까지 원하는 여성들에겐 여전히 미진한 점이 있었다. 특히 나이가 든 여성들이 지방흡입술을 받게 되면 젊은 여성들보다도 피부탄력도가 떨어지기 때문에 더 강한 리프트 효과가 요구되었다. 그래서 나온 것이 바디 타이트이다.

바디 타이트(body tite)는 폴라리스 레이저로 유명한 이스라엘 Syneron 사의 개발자들이 만든 회사인 INVASIX 사에서 개발한 기기로, 지금까지의 지방흡입 기기와는 달리 두 개의 고주파 전극, 즉 양극성 고주파(radio-frequency)를 이용한 지방흡입 기기이다. 고주파 본래의 기능에 지방흡입 기능까지 더해져서, 지방을 녹여 흡입하는 동시에 2차적으로 피부 진피층의 콜라겐 재생을 통한 타이트닝까지 가능하게 만든 최신기술이다. 최근의 논문에 따르면 피부 타이트닝 효과는 기존 수술법의 네 배 정도나 된다고 한다.

그 동안 지방흡입술의 관건은 얼마나 많이 지방을 제거하느냐보다는 얼마나 잘 제거해서 수술 부위를 표시 안 나게 하느냐에 있었다. 그 결과에 따라서 환자의 만족도가 좌우되기 때문이다. 아무리 많은 양의 지방을 제거했다 하더라도 수술 받은 부위의 살이 편평하지도 않고 바람 빠진 풍선처럼 쭈글쭈글해진다면 환자는 결국 고민 하나가 더 늘어나는 셈이다. 결국 지방흡입술을 잘하는 의사라는 건 그런 예후까지도 좋게 만들어내는 의사를 뜻한다. 하지만 모든 사람들이 지방흡입술을 받을 때 바디 타이트로 받을 필요는 없다. 듀얼 레이저 흡입술만으로도 충분히 효과를 볼 수 있는 사람은 굳이 바디 타이트로 할 필요가 없기 때문이다. 하지만 지방흡입과 함께 고강도의 탄력 효과까지 주어야 하는 사람에겐 최상의 수술 방법이라고 할 수 있다.

▶ **바디 타이트(페이스 타이트)의 특징**

1. 지방을 녹이면서 흡입하므로 수술이 훨씬 쉽고 빠르게 진행된다.

2. 출혈을 방지하기 위해 혈관을 응고시켜준다.

3. 수술 시 즉각적인 피부수축과 진피의 콜라겐 재생을 유도해 피부 탄력 효과가 있다.

4. 실시간으로 피부 온도, 저항, 깊이, 파워 강도를 모니터링하고 조절할 수 있다.

5. 국소마취를 통해 이루어질 수도 있어서 전신마취에 대한 위험성을 줄일 수 있다.

6. 수술 후 발생할 수 있는 멍과 부종, 출혈을 최소화한다.

7. 회복 속도가 기존의 지방흡입술에 비해 가장 빠른 편이다.

8. 최소 절개를 통해 흉터를 최소화한다.

9. 1회 시술만으로도 드라마틱한 효과가 나타난다.

10. 정확하고 정교한 시술이므로 복부, 허벅지, 팔, 엉덩이 등등 어떤 부위에도 적합하며 여러 부위를 한꺼번에 시술할 수도 있다.

11. 섬유 가로막과 진피층 콜라겐에 즉각적인 수축이 발생하여 6개월에 걸쳐서 지속적인 피부 재생효과와 탄력효과가 나타난다.

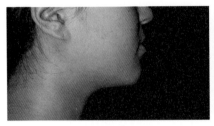
〈페이스 타이트 before〉

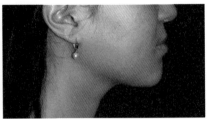
〈페이스 타이트 after〉

앞에서 설명한 것처럼 지방흡입술 방법은 어느 한 가지만 있는 게 아니다. 다양한 방법과 다양한 기기가 있으며 그것들을 어떻게 활용하느냐와 의사의 테크닉에 따라 결과도 다르게 나타난다. 같은 기기를 가지고 같은 방법으로 수술을 한다고 해도 의사마다의 판단과 미적 감각과 실력과 열정이 제각각이기 때문이다. 그래서 지방흡입술은 단 한 번만으로도 환자가 충분히 만족할 수도 있지만 경우에 따라선 수 회 재수술을 받아야 하는 사태가 벌어지기도 한다.

요즘은 수술 경력이 부족한 병원들에서 환자 유치를 위해 이벤트 형태로 저가 수술을 해주기도 한다. 비용에 부담이 된 환자들이 거기에 혹해서 수술을 받았다가 문제가 되어 나한테 재수술을 받으러 오는 일도 비일비재하다. 이런 수술일수록 단순히 비용 문제만을 따지지 말고 신중하게 선택하라는 조언을 하고 싶다. 왜냐하면 미숙한 의사에게 수술을 받았을 경우엔 심각한 후유증도 따르고 수 회 재수술을 받게 되어 결과적으로는 쓰지 않아도 될 비용까지 늘어날 뿐만 아니라 심한 경우엔 아예 정상적으로 회복이 안 되는 일도 일어날 수 있다.

다른 곳에서 수술을 받았다가 나한테 재수술을 받은 환자들이 공통적으로 하는 말은 이전의 병원들에 비해 통증이 현저하게 적으며 회복 또한 놀라우리

만큼 빠르다는 것이다. 2회에 걸쳐 13*l*의 지방을 제거하고도 다음날 거뜬히 일상생활을 할 수 있는 수술 노하우를 지닌 병원은 현재 많지 않다. 따라서 자신의 체형 때문에 온갖 다이어트를 해보았지만 악순환이 반복되어 이제는 자포자기하고 사는 사람이 있다면, 이 수술로 하루 빨리 자신감을 되찾으라고 말하고 싶다. 입고 싶은 사이즈의 옷을 입는 것, 남들 앞에서 당당하게 내 몸을 드러내 보이는 것이 결코 불가능한 일이 아니라는 것이다.

힙업·바디라인

아름다운 뒤태 미인
힙업과 바디라인으로
완성한다

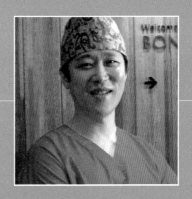

대한 성형외과학회 정회원
대한 미용성형외과학회 정회원
대한 성형외과학회 유방성형연구회 임원
대한 성형외과학회 지방성형연구회 임원
http://www.bongbongclinic.com

박성수

봉봉성형외과 원장

아름다운 뒤태미인
힙업과 바디라인으로 완성한다

21세기 섹시 트렌드는 힙업이다

　1990년대 후반에 〈Let`s get loud〉라는 노래와 함께 엉덩이를 강조하는 춤으로 세계적인 스타가 된 미국의 팝스타 제니퍼 로페즈는 요즘도 여전히 세계에서 가장 아름다운 엉덩이를 가진 여성 1위로 꼽히고 있고, 2009년에 〈Single Ladies〉 음반을 발매하자마자 전 세계의 남성들로부터 폭발적인 인기를 얻었던 비욘세는 노래와 함께 추었던 엉덩이춤 때문에 더 이슈가 되었다. 엉덩이와 관련한 섹스어필과 대중의 열광은 국내에서도 마찬가지이다. 1990년대 가요계에 한 획을 그었던 그룹 룰라가 〈날개 잃은 천사〉를 부를 때 여성 보컬 김지현이 손으로 엉덩이를 두들기며 추던 춤은 아직까지도 입에 오르내리고 있고, 청순가련형 이미지로 굳혀져 있던 전지현은 몇 개의 CF에서 엉덩이와 S라인을 강조하는 도발적인 춤을 보여줌으로써 이미지 전환을 할 수 있었다. 최근 수년 사이에는 걸그룹 카라가 특유의 엉덩이춤으로 한국뿐 아니라 일본에까지 진출하여 큰 인기를 얻고 있으며, 또 다른 걸그룹들인 소녀시대, 브라운아이드걸스, 시스타, 달샤벳 등도 모두 자신들만의 엉덩이춤을 개발해 보여줌으로써 마치 요즘 걸그룹의 인기는 섹시한 엉덩이춤을 얼마나 잘 추느냐에 달려 있는 것처럼 보인다.

왜 이렇게 엉덩이춤이 국내외 연예계에서 트렌드가 되었을까를 돌아보면 새삼스러운 일은 아니다. 석기시대에 만들어진 벽화를 보면 여성의 몸을 표현하면서 복부와 엉덩이를 크고 풍만하게 그리고 있는데, 이때 이미 여성의 엉덩이를 생식과 다산을 상징하는 최고의 여성성으로 해석하고 있었다는 걸 알 수 있다. 그런 뿌리 깊은 인식과 함께 아름다운 외적 여성미에 대한 갈망에 의해 본능적으로 남성들은 엉덩이가 크고 건강한 여성을 찾는 성향이 있으며, 여성들은 그런 남성들에게 더 어필하기 위한 이유와 자기만족감을 위해서 잘록한 허리와 풍만한 엉덩이를 강조하게 되었다.

20세기에 가장 섹시한 여성으로 꼽히고 있는 마릴린 먼로의 허리와 엉덩이 비율이 가장 이상적인 수치를 가지고 있었다는 사실만 봐도 여성의 외모를 평가하는 데에 있어서 엉덩이의 비중이 얼마나 큰지를 알 수 있다. 최근에 와서 여성의 외적인 아름다움을 언급할 때 'S라인' 여부를 중요한 판단 기준으로 삼는다. 세상의 많은 여성들이 바로 이 S라인을 아름답게 가꾸기 위해서 다이어트를 하기도 하고 운동을 하기도 하고 몸매성형을 하고 있다고 해도 과언이 아니다.

그런데 여성들이 이상적으로 생각하는 바디라인에서 주목할 만한 내용이 있는데 허리는 점점 가늘어지는 반면에 엉덩이 사이즈는 더 늘어났다는 것이다. 외모에 관한 표현이 더 적극적으로 변하고 다양한 미용성형을 통하여 외모를 변화시킬 수 있는 의술이 계속 진화되어온 최근 수십 년 사이에 실제로 여성들의 엉덩이 평균 사이즈가 10cm 정도 더 늘어났다는 건 결코 우연이 아니다. 그럼에도 불구하고 많은 여성들이 아직까지도 자신의 엉덩이 사이즈와 모양에 불만을 가지고 있다. 대부분의 여성들은 엉덩이가 좀 더 컸으면 좋겠다거나 힙업이 되었으면 좋겠다는 바람을 가지고 있다.

특히 얼굴의 V라인과 몸매의 S라인이 외모의 중요한 기준이 되고 있는 요즘, 예쁜 엉덩이에 대한 관심은 어느 때보다도 적극적이다. 흔히 S라인이라고 하면 허리와 엉덩이 그리고 허벅지까지로 이어지는 뒤태 라인을 말하며, 여기에서 가장 중요한 건 엉덩이 모양이다. 허리가 아무리 날씬해도 엉덩이 모양이 예쁘지 않으면 뒤태 미인 소리를 듣기 어렵다. 더욱이 스키니진을 비롯하여 바지류와 몸에 딱 맞는 미니스커트를 즐겨 입는 요즘의 여성 패션에서 힙업의 여부는 매우 중요하다. 같은 체형을 가졌다 하더라도 힙업이 된 여성은 그렇지 않은 여성보다 훨씬 다리가 길어 보이고 매력적으로 보인다. 그런데 마른 체형이라서 엉덩이에 볼륨이 없는 여성들은 여성성과 섹시함을 어필하는 데에 한계가 있다. 그런 여성들은 힙업이 잘 되어 있으면서 풍만하기까지 한 다른 여성들의 엉덩이를 보면서 자괴감에 빠지기도 한다. 이처럼 힙업에 대한 로망과 관심은 연예계뿐만 아니라 21세기를 살고 있는 요즘 사람들의 패션과 비주얼에 있어서의 주요 테마라고 할 수 있다.

남의 엉덩이? 더 이상 부러워하지 않아도 된다

다른 여성 엉덩이에 눈길을 주는 건 비단 엉큼한 남성뿐만이 아니다. 여성들 또한 다른 여성들의 신체 부위에 시선을 많이 빼앗긴다고 한다. 자신이 갖지 못한 매력적인 몸매를 가지고 있는 여성들을 보면서 시샘과 부러움을 갖는 것이다. 많은 여성들은 길을 가다가 시선을 사로잡을 정도의 멋진 뒤태를 가진 여성이 걸어가는 걸 보면 갑자기 자신의 뒷모습이 초라하게 느껴진다고 한다. 꾸준한 운동을 통해 신체의 단점을 보완할 수 있다고는 하지만 그 역시 한계가 있고, 그러면서 드는 생각이 '역시 몸매는 타고나야 한다'이다.

물론 외모는 선천적이다. 그래서 성인이 되었을 때 별다른 노력을 하지 않았는데도 남들이 부러워하는 몸매를 갖고 있을 수도 있지만, 아무리 노력해도 원하는 멋진 몸매를 갖기 어려운 사람들도 많다. 엉덩이의 경우에는 더욱 더 '타고난' 한계를 벗어나기 어렵다. 태어날 때부터 골반이 작은 사람도 있고, 엉덩이에 살이 없어서 빈약한 사람도 있고, 살이 좀 있어도 엉덩이 형태가 납작한 사람이 있고, 젊은 나이에도 심하게 엉덩이가 처질 수도 있다. 그렇다고 언제까지 남의 잘빠진 몸매와 엉덩이만 힐끗거리고 부러워하며 살 것인가. 사실

현대 미용의학은 사람들이 짐작하는 것보다 훨씬 더 많이 진화하였고 더불어 안전함과 완전함까지 추구하고 있다.

그런 점에서 21세기 현 시점의 힙업 성형은 미용성형의 현주소를 보여주는 대표적인 장르라고 할 수 있다. 코나 눈, 페이스 리프트와 같은 얼굴성형이나 체형을 줄여서 바디라인을 예쁘게 만들어주는 의학기술은 이젠 그다지 놀라운 일도 아니다. 그런데 미용의학에서 힙업 분야는 하나의 새로운 성형 장르가 개척된 것과 같은 의미를 갖는다. 그만큼 힙업에 대한 여성들의 관심이 증폭되었다는 것이며, 그 요구를 충족시켜줄 만큼의 의학기술과 환경이 조성되었다는 것을 뜻한다.

힙업 성형의 역사는 다른 미용성형의 역사에 비해 매우 짧다. 그 동안 외모에 있어서의 가장 큰 주축이 얼굴과 함께 체형이 날씬한가 비만한가 정도에 그쳤었기 때문이다. 그러다가 외모에 대한 관심과 요구가 점점 까다로워지고 세밀화되면서 신체 각 부위에 관한 미의 기준도 그만큼 많아진 것이다. 힙업에 대한 관심은 원래 인류 초기부터 쭉 유지되어오던 엉덩이에 대한 남녀 본능의 관심을 더 구체화시키고 있는 것이라고 할 수 있다. 모든 아름다움에 대한 판단은 눈에서부터 시작되는 것인데, 어느 누가 건강하고 예쁜 엉덩이에 대한 관심과 열망을 부정하겠는가. 따라서 힙업 성형의 역사 또한 많은 여성들의 열망에서 시작된 셈이다.

초기 힙업 수술은 2000년대 초중반에 대중화되기 시작하였는데, 인체에 무해한 특수실을 피부 밑 지방에 집어넣고 잡아당겨 지방조직을 모아서 처진 엉덩이를 올려주는 방식이었다. 그런데 이 방식은 힙업 효과를 주긴 하지만 일시적으로 엉덩이가 함몰되거나 비대칭적으로 보일 수 있는 등 리프팅의 한계가 있고, 선천적으로 엉덩이에 살이 없는 사람이나 마른 체형의 사람에게는 그마저도 도움이 되지 않는다. 그 다음 방법이 지방이식과 보형물이식법이다. 지방이식은 본인의 허벅지나 엉덩이 아래 부위의 지방을 빼내어 엉덩이 위쪽에 집어넣음으로써 힙업의 효과를 주는 방식이고, 보형물이식은 실리콘 젤이나 식염수 백 등의 보형물을 엉덩이에 집어넣어 같은 효과를 주는 것이다. 그런데 지방이식은 엉덩이 부위에서 생착하기가 쉽지 않아 수술 과정과 비용에 비해 효과가 크지 않다는 단점과 보형물의 경우엔 엉덩이에 체중이 가해지면서 터지게 될 가능성이 크다는 단점이 있었다.

성형의학 기술의 발달은 당대가 원하는 수요와 관심만큼 발달하게 마련이다. 따라서 힙업 수술도 어느 정도 한계가 노출되는 시점에서 관심마저 줄어들었다면 성형외과 의사들 역시 힙업 성형에 에너지를 쏟지 않았을 것이다. 그러나 시간이 갈수록 "요즘처럼 미용의학이 발달한 시대에서 안전하면서 영구적인 예쁜 엉덩이는 만들 수 없는 건가요?" 하는 여성들의 질문은 늘어만 갔다. 그런 요구에 부응하기 위해서라도 의사들은 더 진보된 힙업 수술을 생각해낼 수밖에 없었다. 나 또한 마찬가지이다. 시대는 계속 바뀌고 여성들의 외모에 대한 요구도 변하는데, 성형외과 의사로서 당대의 많은 여성들이 갖고 있는 고민을 더 확실하게 해결해주고 싶다는 생각이 들었다. 그렇게 해서 국내외의 여러 힙업 수술 방법에 관심을 가지면서 비교하고 연구한 끝에 가장 이상적인 수술법으로 지금의 시스템을 갖추게 되었다.

힙업에 이미지업까지 시켜주는 브라질리언 힙업 수술

남미의 브라질은 사계절 뜨거운 태양이 작열하고 바다가 가까이에 있어서 사람들의 성향이 정열적이다. 삼바의 리듬과 함께 흥겨운 축제문화를 즐기는 이곳의 젊은이들은 엉덩이의 풍만함을 아름다움의 중요 포인트로 삼고 있으며, 실제로 '미스 브라질'을 선정할 때에도 엉덩이의 풍만한 정도를 중요하게 생각한다. 이처럼 브라질에서는 다른 어떤 나라보다도 외모를 평가하는 데에 있어서 엉덩이의 모양을 중요한 기준으로 삼고 있다. 살집이 없는 처진 엉덩이를 가진 여성들의 삼바춤을 상상해보라. 왠지 다른 곳으로 시선을 돌리게 되고 댄서들에게 옷을 입혀주고 싶을 것이다. 그만큼 엉덩이의 비주얼이 영향을 미치는 브라질이다 보니 힙업 수술이 일찍부터 발달되었다. 앞에서 언급한 것처럼 관심과 수요만큼 성형기술이 진화한 것이다. 브라질리언 힙업 수술은 이런 배경에서 만들어졌다.

브라질의 곤잘레스(Rual Gonzalez) 박사에 의해 개발된 '브라질리언 힙업 수술'은 엉덩이 근육의 중간층에 타원형의 보형물을 이식함으로써 같은 양의 근육을 보형물의 전방과 후방에 놓이게 만드는 수술로, 연부조직이 보형물을 충분히 덮어 외관상 자연스러워 보이며 수술 시 엉덩이 사이를 절개하기 때문에 일어섰을 때에 완전히 가려져서 흉터가 보이지 않는다. 엉덩이에 볼륨감과 피부의 탄력을 더해주기 때문에 옷맵시를 살려주고 비키니 라인을 예쁘게 부각시켜주어 기존의 어떤 수술법보다도 월등히 효과적이다. 안전하고 최소화된 통증으로 수술에 대한 공포를 가진 여성들도 어렵지 않게 수술을 할 수 있게 되었다.

특히 브라질리언 힙업 수술은 엉덩이가 밋밋해서 뒤태에 자신이 없는 여성, 젊었을 때에는 아름다운 엉덩이를 가지고 있었지만 운동부족이나 오래 자리에 앉아 지내는 생활습관 등으로 엉덩이의 형태가 나빠진 여성, 엉덩이 모양을 예쁘게 하면서 탄력까지 주고 싶은 여성들에게 안성맞춤이다. 엉덩이에 들어가는 보형물도 과거의 실리콘 젤이나 식염수 백이 아닌 특수 제작된 고체 실리콘 보형물로, round implant와 egg-shaped implant가 적절히 혼용된 것으로 180~350cc 정도의 사이즈가 환자 엉덩이의 해부학적 형태에 맞추어 사용되고 있다. 이때 보형물을 이식하면서 필요한 경우 자가지방이식을 함께 시행하여 더 이상적인 엉덩이의 모양을 만들어낼 수 있다. 이 수술의 핵심은 무엇보다도 허리에서 엉덩이, 허벅지까지 내려오는 S라인을 잘 잡아주는 데에 있다.

그런데 이 수술을 하면서 가장 많이 받는 질문은 "원장님, 엉덩이에 넣는데 보형물이 터지지는 않나요?"이다. 단순히 엉덩이에 보형물을 넣는 거라고만 알고 있는 사람들로선 당연한 궁금증이다. 결론부터 말하자면 전혀 걱정하지 않아도 된다. 보형물은 엉덩이의 상부 3분의 2 위치에 이식하게 되는데 앉을 때의 체중은 엉덩이의 아래쪽 3분의 1에 가해지게 된다. 따라서 앉은자세에서 보형물에 영향을 전혀 주지 않기 때문에 터지는 일은 없다. 수술 시간도 1시간 정도면 충분하지만 빠른 회복을 돕고 경과를 지켜보기 위해 수술 당일과 수술 후 하루는 입원을 하도록 권하고 있다. 수술 후 48시간이 지나면 정상적으로 앉을 수 있기 때문에 차를 타거나 비행기를 타는 것도 문제가 없다. 대개는 수술 후 10일째부터는 정상적인 생활이 가능하다. 2개월 후부터는 대부분의 신체활동에 제한이 없다.

단, 힙업 수술을 받고 나서 주의해야 할 사항은 필요한 경우 엉덩이에 근육주사를 맞지 말고 대신 정맥주사를 맞으라는 것이다. 이런 설명을 하면 혹 환자 중에 "원장님, 그러면 제가 유사 시에 정신을 잃고 응급실에 실려 갔을 때 사정을 모르고 엉덩이에 주사를 놓으면 어쩌죠?"라고 묻기도 한다. 그런데 실제로 응급실에 실려 갈 정도의 급박한 상황이라면 환자에게 약효가 빨리 나타나도록 하기 위해서 정맥주사를 놓게 되므로 그런 일은 염려하지 않아도 된다.

이렇게 수술을 받은 후에는 엉덩이가 위로 올라가 다리가 훨씬 길어 보이면서 허리는 더 잘록해 보이는 효과까지 가져와 전체적으로 뒤태의 라인이 교

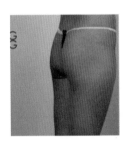

〈브라질리언 힙업 수술 before〉

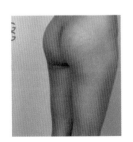

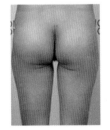

〈브라질리언 힙업 수술 after〉

정되는 효과를 보게 되는 것이다. 그렇다고 해서 힙업 수술을 모두에게 권장하는 것은 아니다. 조금 더 아름다워지기 위한 과욕으로 힙업 수술을 선택하는 것보다는 엉덩이 부위의 콤플렉스로 일상에서 자신감을 잃은 여성들이 다른 해결책이 없을 경우 받게 된다면 기대 이상 만족할 수 있을 것이다. 이 수술이 위험하거나 생각처럼 복잡한 것은 아니지만, 그것은 숙련된 전문의일 경우에 한한 이야기이지 그렇지 않은 사람에게 받는 힙업 수술은 여전히 예기치 않은 부작용과 후유증을 초래할 수 있다. 특히 무균 수술에 대한 테크닉이 부족하면 염증을 유발할 수 있으므로 수술 전에 반드시 병원의 무균 시스템 여부를 확인할 필요가 있다. 회복 기간에 환자의 노력도 중요하다. 수술 후 2주 정도는 엎드려 자는 것이 수술 효과에도 좋고 회복도 빠르게 한다. 염증을 유발할 수 있는 술과 혈관을 수축시킬 수 있는 흡연은 피하는 것이 좋다.

▶ 봉봉 성형외과 힙업 성형의 특징

1. '3ㅎ 뒤태미학'을 추구한다.

여성의 뒤태에서 아름다움을 결정짓는 포인트는 허리-엉덩이-허벅지로 이어지는 곡선이다. 이 세 부분의 볼륨감이 각각 일정한 비율을 갖도록 함으로써 최상의 아름다움을 유지하도록 하는 것이 '3ㅎ 뒤태미학'이다. 섬세하고 예술적인 안목과 숙련된 감각을 통해 허리와 힙이 이상적인 황금비율을 이루도록 하며 어떤 각도, 어떤 자세에서 보더라도 아름답게 보일 수 있도록 수술하는 데에 주안점이 있다.

2. 세계적인 수준의 기술력

브라질리언 힙업 수술을 비롯하여 미국 등 세계 여러 나라에서 직접 배워온 수술 기법들은 현재의 힙업 수술에 적극적으로 응용되고 있다. 특히 미국의 톱스타들까지 찾아가 성형을 받고 돌아올 정도로 뛰어난 실력을 가진 20세기 미용성형의 선구자이자 브라질의 성형외과 의사인 이보 삐땅기(Ivo Pitanguy), 1984년에 처음으로 미용성형의 목적으로 지방흡입술을 시도하고 학문적인 체계를 세운 프랑스 의사 제라드 일루즈(Eve Gerald Illouz), 미국 체형성형의 대가 훈스테드(Hunstad), 미용성형외과학회 회장 피터 포도르(Podor), 멕시코의 힙업 수술의 대가로 알려진 의사 페나(Jose Abel De La Pena) 등 실력이 뛰어난 의사들과의 교류를 통해 터득한 수술 술기를 한국 여성의 신체 골격과 피부 특성에 맞게 특화시켰다. 이러한 노하우는 다른 사람이 쉽게 흉내낼 수 없는 세계 최고의 기술력이라고 자신할 수 있다.

3. 통증은 최소화시키고 효과는 극대화시켰다.

힙업 수술을 고려할 때 환자들이 가장 염려하는 것 중의 하나가 통증이다. 보형물이 자기 몸 안에 들어오는데 그 수술이 과연 아프지 않겠느냐는 것이다. 물론 전혀 아프지 않을 수는 없다. 그러나 봉봉성형외과의 축적된 기술력과 노하우로 조직 손상을 최소화하는 정확한 박리와 최소한의 출혈로 통증을 극도로 줄이고 빠른 회복을 도와 만족감을 최대치로 높이고 있다.

4. 고품질 보형물만 사용한다.

한 번 이식된 보형물은 아무 문제 없이 20년 이상 지속되어야 한다. 그러기 위해서 최상의 품질인 브라질 실리메드 사의 엉덩이용 보형물만을 수입하여 사용하고 있으며, 이 보형물은 엉덩이 수술용으로 KFDA(한국식품의약품안전청)에서 승인한 안전한 보형물이다.

5. 힙업 수술을 위한 최고와 최적의 시스템을 갖추었다.

엉덩이 성형에는 보형물이 사용되며 수술 부위가 서혜부(inguinal region, 아랫배와 허벅지 사이의 움푹 들어간 곳으로 흔히 사타구니라고 불리는 부위)와 인접해 있는 만큼 철저한 살균이 필요하다. 염증과 감염을 방지해주고 합병증을 예방하는 '스마트레이저 살균 시스템'이 갖춰져 있어서 환자의 빠른 회복을 돕고 있다. 현재까지 봉봉성형외과에선 감염률 0%의 기록을 유지하고 있다. 뿐만 아니라 수술 후 빠른 일상으로의 복귀를 위해 전문 테라피스트가 사후 관리를 해 주고 있다.

'3ㅎ 뒤태미학'을 위한 바디라인의 완성

1990년대까지만 해도 사람들은 마르고 날씬한 몸매를 선호했다. 그래서 이 때까지의 모델들은 대부분 기아 상태의 몸매를 유지하기 위해 거의 굶다시피 살아야 했다. 세계적으로 마른 체형의 몸매를 선호하는 추세이다 보니 반복된 다이어트로 병적인 저체중의 모델들은 영양결핍과 거식증에 시달리다 목숨까지 잃곤 하였다. 그런 일이 빈번해지면서 여성의 아름다운 체형에 대한 각성이 전 세계적으로 일어났고 '건강한 아름다움', 즉 '건강미'가 부각되기 시작하였다. 이러한 인식의 변화는 외모의 아름다움에 대한 새로운 패러다임을 제시한 것이기도 했다.

이런 변화는 전 세계적으로 불기 시작한 '웰빙(Well being)' 바람과 함께 '건강한 삶이 아름다운 삶이다'라는 모토로 자리잡게 되었다. 다시 말해 "외모를 가꾸기 위해 건강과 목숨을 위태롭게 하는 것은 '노력'이 아니라 '병적인 집착'에 속하는 것"으로, 성형을 통해 아름다워지고자 하는 시도나 노력 역시 이러한 기준에 의해 판단하고 결정해야 한다는 걸 의미하는 것이기도 하다. S라인을 만드는 것과 힙업이 아무리 좋다 한들 몸에 심각한 부작용과 후유증을 초래한다면 이 역시도 의사의 입장에서 권할 바는 아닌 것이다. 그래서 늘 나는 내가 만들어내는 브라질리언 힙업 수술의 극대화된 결과에 자만하지 않고 얼마나 안전하게 수술 환경을 조성할 것인가에 주력하고 있다.

그렇다면 건강하고 아름다운 체형을 어떻게 만들 것인가. 가장 간단한 대답은 규칙적인 운동과 건전한 생활습관을 유지하라는 것이다. S라인은 꾸준한 유산소운동과 근력운동을 통해 얼마든지 아름답게 가꿀 수 있기 때문이다. 그러나 어떤 사람은 타고난 체형의 한계 때문에, 또 어떤 사람은 운동을 할 수 없는 건강상태나 환경에 처해 있을 수도 있고, 그 외에도 이런저런 이유로 원하는 체형을 가질 수 없는 사람들이 있다. 그래서 누군가는 신체 콤플렉스로 자신감을 잃은 채 살아가는가 하면, 또 어떤 사람들은 아름답고 건강한 바디라인을 유지해야 하는 이유를 갖고 있기도 하다. 그런 사람들을 위하여 있는 게 '3

ㅎ 뒤태미학'이다. 이 수술은 허리-엉덩이-허벅지로 이어지는 뒤태를 아름답게 수정함으로써 '나올 곳은 나오고 들어갈 곳은 들어가게 하여' 아름다운 S라인을 완성시켜 주는 수술이다.

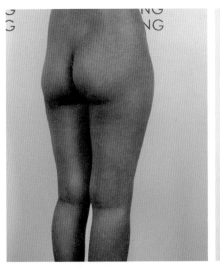

〈'3ㅎ 뒤태미학'수술 before 1〉

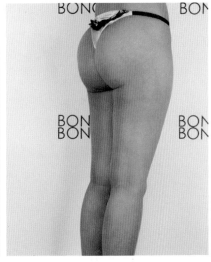

〈'3ㅎ 뒤태미학'수술 after 1〉

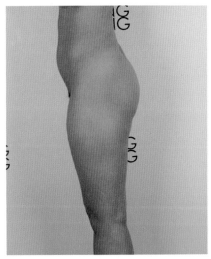

〈'3ㅎ 뒤태미학'수술 before 2〉

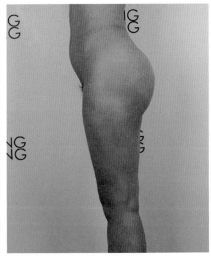

〈'3ㅎ 뒤태미학'수술 after 2〉

아큐쉐이프(AccuShape)라고 하는 기기는 지방과 섬유조직을 조각해주는 첨단 레이저기기로 지방에 선택적 작용을 하여 몸매의 선을 잡아주는 효과가 있다. 복부의 탄력과 복근의 굴곡감을 잔잔하게 비춰 보이길 원하는 여성들에게는 기존의 지방흡입술의 한계점을 보완해준다. 무엇보다도 시술이 간편하고 전신마취나 별도의 회복기간을 필요로 하지 않기 때문에 힙업 수술을 할 때 동시에 시술을 받게 되면 한꺼번에 이중의 효과를 얻을 수 있다. 그 외에 복부와 옆구리, 허벅지 같은 넓은 부위에는 지방흡입술과 체외충격파 지방세포 파괴술이 이용되기도 한다. 레이저와 물의 힘으로 지방을 제거하는 워터젯 지방흡입술도 라인을 잡아주는 데에 매우 효과적이다. 그런데 좋은 결과란 좋은 과정에서 만들어지는 법이다. 숙련된 의사의 섬세한 수술 기법이 아니라면 그만큼 결과 또한 예측할 수 없다. 특히 미용의 목적으로 이루어지는 수술일수록 아무 병원이나 가서 아무한테나 받아선 안 된다.

그러나 아름다움을 강조할 때, 성형외과 전문의로서 가장 하고 싶은 말은 여전히 성형만으론 그 사람의 아름다움을 완성시킬 수 없다는 것이다. 성형은 보조적인 수단일 뿐이지 아름다움의 궁극은 결국 그 사람이 갖고 있는 심성과 내면에 보유하고 있는 '그 어떤 것'이라고 말하고 싶다. 어떤 외적인 아름다움도 그 자신이 스스로를 사랑하지 않거나 자존감을 갖고 있지 않다면 잘 만들어진 인형과 다를 바가 없다. 그러므로 어떻게 하면 아름다운 외모를 가질 것인가에 대한 열정과 관심 못지않게 자신만의 내적 매력을 키워나가는 노력을 기울이기를 바란다. 이 모든 것이 갖추어졌을 때 비로소 다른 사람들로부터 나를 차별화시키는 매력이자 아름다움이 될 수 있는 것이다.

치료 후기

청바지 만족하게 입게 한 힙업 수술 후기(30대 주부)

안녕하세요, 박성수 원장님 그리고 간호사 언니들과 상담실장님. 저 힙업 수술과 지방흡입했던 ○○○입니다. 힙업 수술하고 첫 한 달 동안은 자연스럽지 않아서 전화도 많이 하고 원장님께 보채기도 했었는데 이제는 원장님

147

말씀대로 완전 자연스러워졌습니다. 만져 봐도 전혀 모르게 감쪽같아요. 수술 이후 왜 그렇게 노심초사하며 병원 분들을 귀찮게 해드렸는지 이제 와 후회되네요. 그땐 죄송했습니다. 다 용서해주실 거죠?

전 결혼도 했고 아기도 낳았지만 몸매에 관심이 유난히 많았고, 특히 빈약한 하체에 대한 자신감을 갖지 못해서 늘 콤플렉스였어요. 다니는 헬스클럽에서 담당코치한테 힙업 운동도 오래 지도받았지만 제가 원했던 정도로 업이 되진 않았답니다. 그러다가 힙업 수술을 하는 병원 서너 군데 리스트를 뽑아서 상담해 보았죠. 그런데 주변에 이 수술을 해본 사람도 없고 생소하기도 하고 딱 와닿지를 않았었는데, 제가 아는 다른 병원 성형외과 원장님이 여기 박성수 원장님을 소개해주셔서 처음 뵙게 되었었죠. 전 아직도 그때 뵈었던 원장님의 처음 모습이 기억납니다. 빨간 수술복을 입고 참 조용조용 하나하나 자상하게도 설명해 주었죠.

성형외과 전문의가 소개해준 병원이라 처음부터 신뢰는 했고요. 다만 힙업 수술 후에 정말 제가 원하는 모양이 나올 수 있을 것인지가 제일 궁금하고 과연 가능할지, 그래서 그렇게 초조했었답니다. 지금은 정말 많이 만족하고 제가 원했던 라인을 갖게 되어서 너무너무 좋아요. 아무튼 제 경우엔 수술하고 첫날은 괜찮았는데 이틀째에는 조금 아프더라고요. 마치 엉덩이주사를 서너 대 맞은 듯한 뻐근한 통증이랄까. 지금의 제 힙을 보면 아무 것도 아닌 불편함이었지만 어쨌든 힙업 수술할 후배님들께 참고가 될까 해서 적어봅니다. 그리고 앉았다 일어날 때, 뻐근한 통증은 더 심해집니다. 그런데 이틀째와 사흘째만 넘기면 그 다음부턴 모든 게 아주 수월해집니다.

일주일 지난 후부터는 거의 불편함이 없어졌고요. 쑥스러운 얘기지만, 화장실에서 앉아 볼일을 볼 때에도 지장은 없었어요. 원장님께서 설명해준 대로 접착제 같은 것으로 수술한 부위를 막아버려서 비데를 사용해도 지장이 없었고요. 샤워는 사흘째부터 했습니다. 그리고 두 달까지는 거울로 옆모습 보면 조금은 인위적으로 보이더라고요. 허리라인에서 힙으로 올라타는 부분이 약간 생뚱맞아 보인다고나 할까요. 그런데 3개월이 지나면서부터 자연스럽기도 하고 갑자기 양쪽 엉덩이가 그야말로 말랑말랑 부드러워지는 시기가 있었던 거 같아요. 이 수술 받고 나서 무엇보다도 좋은 건 청바지 입었을 때 늘씬함과 빵빵함! 예전엔 어떻게 해도 표현되지 못했던 그 느낌! 그게 이제는 가능하답니다. 이제껏 옷장에서 주인 잘못 만나 제값을 하지 못했던 50여 벌이 훨씬 넘는 청바지들이 이제 비로소 열심히 빛을 발하고 있지요.

아무튼 원장님 감사드립니다. 예쁘게 수술 잘해주고, 또 친절하게 간호 잘해주고 따뜻하게 손잡아주셨던 간호사 언니들께도 감사드려요. 다음에 갈 때 제가 맛난 거 많이 사가지고 갈게요. 그럼 모두 안녕히 계세요.

근육내 신경 3중차단술로
날씬한 종아리를 만든다

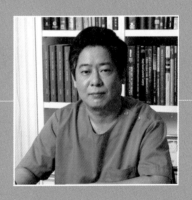

성형외과 전문의
경북의대 및 동 대학원 졸업
삼성의료원 성형외과 수료
성균관의대 성형외과 외래교수
http://jiumclinic.com

백인구

지움성형외과 원장

근육내 신경 3중차단술로
날씬한 종아리를 만든다

종아리는 하체 각선미를 좌우한다

비슷한 신체 조건을 가진 동양여성과 서양여성이 있을 경우 대부분 서양여성이 더 늘씬해 보인다. 서양여성들이 동양여성보다 하체가 더 길고 특히 종아리 부위가 날씬하기 때문이다. 서양여성들이 대부분 8등신이나 9등신의 비율을 갖고 있는 건 긴 하체 때문이다. 반면에 좌식문화를 가진 동양여성들은 서양여성에 비해 종아리 모양이 반듯하게 쭉 뻗지 못하거나 종아리가 굵은 형태가 많다. 게다가 잘못된 보행습관도 종아리 근육의 발달에 나쁜 영향을 준다. 운동화나 구두 뒤꿈치의 한쪽 면이 먼저 닳는 사람들은 종아리도 예쁘지 않을 가능성이 크다. 걸을 때 발의 안쪽이나 바깥쪽에 체중이 더 많이 실리면서 다리 전체가 불안정하게 되고, 이를 보상하기 위해 근육이 발달하면서 종아리가 굵어지고 알통이 형성되기 때문이다.

동양여성들이 서양여성들을 보면서 부러워하는 것 중 하나가 각선미이다. 각선미는 하체의 라인을 좌우하는 최우선의 조건이다. 물론 요즘 생활문화가 입식문화로 바뀌면서 젊은 세대들은 점점 서양인의 체형과 비슷해지고 있다. 평균연령 20대 초반인 걸그룹 '소녀시대'만 하더라도 9명 모두 군살 하나 없는 늘씬한 각선미를 가지고 있다. 그들이 긴 다리로 춤을 추면서 "소원을 말해봐"

라는 노래를 부를 때마다 남녀 모두 "와, 저 다리 좀 봐"라고 감탄했던 것도 예쁜 종아리 때문이었다.

예쁜 종아리에 대한 열망은 조선시대에서도 마찬가지였다. 한복에 가려 몸매를 드러낼 수 없는 시대였음에도 불구하고 당시의 궁녀들은 예쁜 종아리를 갖기 위해 평상시 발뒤꿈치를 들고 걸어다녔다고 한다. 발뒤꿈치를 들고 걷게 되면 하체 곡선에 탄력을 줘서 발목과 종아리를 날씬하게 만들어주기 때문이었다. 하물며 외모와 비주얼을 중시하는 요즘은 날씬한 종아리에 대한 열망이 훨씬 더 강하다. 예쁘고 날씬한 다리와 종아리는 사람들의 시선을 사로잡는다. 그러다보니 자동차, 휴대폰, 노트북 등의 CF에서조차 각선미가 좋은 여성 모델을 내세우고 있는 추세이다.

그런 트렌드로 인해 예쁜 종아리를 가진 여자 연예인들은 더 많은 주목을 받고 있다. 예쁜 다리에 대한 가치가 예쁜 얼굴만큼이나 커지고 있는 것이다. 심지어 고가의 보험에까지 가입하고 있다. 국내에서 다리보험에 처음 가입한 연예인은 가수이자 연기자인 이혜영으로 2000년에 12억 원의 다리보험에 들어서 당시 큰 화제가 되었었다. 최근에는 '대리석 각선미'라는 평을 받고 있는 가수 숙희가 3억 원의 다리 보험을 들었고, 걸그룹 '걸스데이'의 멤버 유라가 5억 원의 다리 보험을 들었다. 그만큼 예쁜 다리에 대한 재산적 가치를 인정받고 있는 것이다.

예쁜 종아리를 만들고 유지하려는 노력은 할리우드에서도 다르지 않다. '세계에서 가장 섹시한 몸매를 가진 여자 스타'로 뽑히곤 하는 할리 베리는 예쁜 종아리 라인을 만들기 위한 자신만의 러닝머신 노하우와 매일 하는 운동 자세가 있다고 한다. 아무리 타고난 몸매라도 그걸 지키기 위해서 끊임없이 노력해야 한다는 걸 알 수 있다. 그런데 노력한다고 모든 여성이 할리 베리와 같은 몸매를 유지할 수 있다면 얼마나 좋겠는가. 세상에는 아무리 노력해도 예쁜 종아리를 갖는 게 불가능한 일처럼 생각되는 여성들도 적지 않다.

그래서 다리가 예쁘지 않은 여성들은 치마를 잘 입지 않는다. 바지도 몸매가 드러나는 스키니진은 피한다. 이런 여성들에게 가장 큰 바람은 아마도 미니스커트를 입고 보란 듯이 거리를 활보할 수 있는 종아리를 갖는 게 아닐까 싶다. 그렇다면 예쁜 각선미란 어떤 걸 말하는 걸까.

아름다운 각선미의 조건에는 크게 다리의 길이, 전체적인 라인, 발목의 모양을 따진다. 흔히 허벅지와 종아리를 포함한 다리 비율이 전체 몸의 50% 이상을 넘어야 누구나 부러워할 이상적인 다리 길이라고 할 수 있으며, 허벅지보다는 종아리가 더 길어야 한다. 그러나 이런 비율을 가지고 있다 하더라도 허벅지에 군살이 많거나 종아리에 알통이 있다면 감점이 된다. 군살이 없으며 매끈하게 쭉 뻗은 다리 모양을 가져야 한다. 허리에서 발끝까지의 라인도 중요하다. 옆에서 보았을 때 엉덩이의 라인이 어떤 형태인가도 중요한데, 엉덩이의 가장 튀어나온 부분이 엉덩이 길이의 2분의 1 지점보다 높아야 적당하다. 종아리는 제일 굵은 부분의 위치가 높을수록 예쁜 종아리에 속하고, 전체적으로 군살 없이 가늘어 보여야 아름다운 각선미라고 할 수 있다.

그런데 이런 각선미는 단순히 다이어트를 하는 것만 가지고는 한계가 있다. 그런 이유로 성형외과를 찾는 여성들이 점점 늘어나고 있다. 과거의 종아리 퇴축술은 바깥쪽 근육이 보상성으로 비후되거나, 수술시간을 단축시키기 위해 무리한 시술을 하다 보니 부작용이 적지 않아 종아리 성형에 대한 부정적인 여론이 많았다. 그러나 요즘은 과거의 수술법과 달리 근육 내에서 안전하게 시술하여 부작용에 대한 우려도 사라졌고, 시술 후의 전체적인 모양까지 예상하면서 시술하기 때문에 만족도가 매우 높아졌다.

종아리 퇴축술의 다양한 방법들

종아리 퇴축술이란 간단하게 설명하면 종아리 근육의 볼륨을 줄여주는 모든 수술과 시술을 말한다. 종아리 퇴축술에는 종아리 근육을 직접적으로 축소하는 방법과 종아리 신경을 차단하여 근육을 줄여주는 방법이 있다. 종아리 근육을 직접 축소하는 방법에는 고주파를 이용한 근육소작술과 근육절제술이 있지만 단점과 한계가 있어 최근에는 잘 쓰지 않고 있다. 그리고 종아리 근육으로 가는 신경을 차단하는 방법에는 보톡스 시술, 종아리 신경용해, 종아리 신경응고법이 있는데 보톡스 시술법은 6개월 정도가 지나면 원상복귀 된다는 한계가 있고, 약물을 이용한 종아리 신경용해술은 재발률이 많아서 이 역시 쓰지 않고 있다. 그리고 고주파 장비를 이용한 종아리 신경응고술에는 근육외 신경차단술과 근육내 신경차단술이 있는데, 근육외에서 신경을 차단하는 방법은 신경차단법이 개발된 초기에 수술시간을 단축시키려고 무리하게 시도되었던 방법으로 종종 매스컴에서 보도되던 까치발이나 감각신경 이상 등의 부작용을 초래했다. 그런데 최근에 거의 모든 병원에서 시술되고 있는 방법인 종아리 근육내 신경차단술은 앞에서 언급한 대부분의 부작용을 막을 수 있는 안전한 방법일 뿐 아니라 다중차단으로 재발률까지 낮출 수 있다.

종아리 퇴축술은 원래 1960년대에 뇌성마비 환자의 비틀어진 다리 치료를 위해 써오던 방법이었다. 그러다가 1990년대 중반에 국내 성형외과 의사에 의해 미용 목적의 종아리 성형술로 대중화되기 시작하였다. 미용성형으로서의 종아리 퇴축술은 다른 성형 분야와 달리 한국에서 시작되었으며 현재에서도 가장 활발하게 이루어지고 있다. 그렇게 된 배경에는 한국의 좌식문화로 인해 보행 자세에도 영향을 미쳐 알통이 더 잘 생기는데다가 다른 나라에 비해 예쁜 다리에 대한 욕구가 더 강하다는 것도 큰 이유이다. 서양여성들은 하체가 길고 대체로 종아리가 매끈해 종아리 성형의 필요성이 적고, 동양에서도 중국 여성들은 한국여성들에 비해 종아리 알통이 많이 발달하지 않았다. 일본의 경우는 한국여성들처럼 알통이 발달한 편이지만 정서상으로나 미관상으로 크게 개의치 않는 편이다. 그러다 보니 종아리 성형이 한국에서 유독 발달할 수밖에 없었다.

어떻게 하면 예쁜 종아리를 가질 수 있을까, 어떻게 하면 종아리 알통을 없앨 수 있을까에 대한 한국여성들의 이런 고민과 관심은 성형외과 의사들에게 종아리 성형을 발전시키는 자극과 동기부여가 되었다. 그 결과 종아리 퇴축술은 대부분의 기술력과 의학 트렌드를 선진국에서 도입하는 것이 아닌 국내에서 자체적으로 활성화되고 꾸준히 발전할 수 있었다. 그러다가 기존의 단점을 극복한 '신경차단을 통한 종아리 퇴축술'이 약 10년 전에 개발되면서 종아리 성형은 커다란 전환기를 맞이하게 되었다. 그러면서 많은 의사들이 종아리 성형에 박차를 가하게 되었으나 의사의 실력과 안목에 따라 여전히 그 결과는 같지 않다.

지움성형외과의 근육내 신경차단술과 3중 차단법

결국 종아리 퇴축술은 어떤 방법으로 누가 하느냐에 따라서 결과에 차이가 있다고 할 수 있다. 아마도 이 수술에 대한 모든 환자의 공통된 관심사는 안전성, 효과, 재발 유무일 것이다. 그런 세 가지 조건을 만족시키는 수술법이 현재 지움성형외과에서 8년째 하고 있는 '종아리 근육내 선택적 신경차단술'이다. 종아리 퇴축을 필요로 하는 사람들은 대부분 종아리 안쪽이 많이 발달하긴 했지만 그렇다고 눈에 보이는 안쪽만 시술하게 되면 시술 후엔 상대적으로 바깥쪽이 더 발달되면서 O자형 모양이 될 수 있다. 그래서 종아리 내측과 외측을 동시에 시술함으로써 그런 문제를 미연에 방지하고 더 확실한 종아리 퇴축 효과를 만들어주기 때문에 환자의 만족감 또한 크다.

많은 병원에서 외측 비복근은 신경쓰지 않는 경우가 많은데, 외측 비복근은 근육의 두께가 얇고 근육내 신경분포가 정형화되어 있지 않아 시술이 까다로운 것도 하나의 이유이다. 지움성형외과에서는 이 외측 비복근에 대한 시술을 특별한 경우를 제외하고는 함께 시술하는 걸 원칙으로 하고 있다. 또한 운동을 많이 한 사람들은 종아리 깊숙이 위치한 가자미근이 발달되어 드러나 보이는 경우가 있는데, 대부분의 병원에서는 종아리 퇴축술을 할 때 이 가자미근은 건드리지 않고 있다.

흔히 알통 근육이라 불리며 양쪽으로 갈라져 있으면서 까치발을 서면 더 튀어나오는 근육을 비복근이라고 한다면, 가자미근은 비복근 아래 깊은 층에 있는 근육으로 이 가자미근이 발달하게 되면 알통과 발목 사이가 불룩해지면서 예쁜 종아리 라인을 저해하는 원인이 된다. 숙련되지 않은 의사에 의해 이 가자미근으로 가는 신경이 손상되면 보행에 지장을 주는 부작용을 가져올 수 있기 때문에 비복근만 축소하는 수술을 하는 병원이 많은 것이다. 하지만 지움성형외과에서는 오랫동안의 종아리 성형 경험과 노하우가 축적되어 있으므로 필요한 경우 가자미근의 말단부신경차단을 동시에 시행함으로써 더 예쁜 종아리 라인을 살릴 수 있다.

종아리 신경차단술에서 요즘 가장 큰 이슈가 되고 있는 부분은 바로 보상근육 발달이다. 어떤 환자든지 수술 전에 발달되어 있는 종아리 근육의 형태가 자신의 자세와 생활습관에 가장 최적화되어 있는 상태이기 때문에 어떠한 방법으로든지 근육의 볼륨을 줄여주게 되면 수술하지 않는 가자미근과 같은 다른 근육이 보상성으로 발달될 가능성이 아주 높다. 이런 경우 종아리의 아래 부분이 튀어나오거나, 전체적인 종아리 굵기가 많이 감소하지 않는 현상이 생기게 되는데 대부분의 병원에서는 이러한 보상근육의 발달에 대한 대처가 없는 실정이다. 지움성형외과에서는 종아리 알통 근육의 발달 원인을 심도 있게 분석하여 수술 후 그 원인을 제거해주는 자세교정이나 스트레칭, 유산소운동 등을 통하여 보상근육 발달을 최소화할 수 있는 해법을 제시해주고 있어 수술 효과가 오랫동안 유지되고 환자들의 만족도가 아주 높은 편이다.

간혹 비복근 아래 부위나 바깥 가자미근 근처에 지방이 모여 있어서 수술 후에 종아리 라인이 전체적으로 매끄럽지 않은 때에는 신경차단술과 동시에 미니 지방흡입을 하여 슬림하면서 부드러운 라인을 만들어줄 수 있다. 또한 근육내에서 신경이 분지된 직후

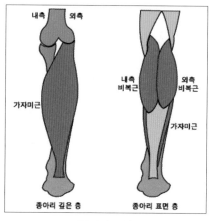

〈종아리 근육〉

의 지점과 바로 그 아래 지점, 알통이 가장 두드러진 신경말단부를 3중으로 차단하는 3중차단법을 이용하여 재발이 최소화되도록 꼼꼼하게 시술하고 있다.

특히 지움성형외과에서의 종아리 퇴축술의 장점이자 특징은 수면마취를 하지 않는다는 것이다. 일반적으로 알려진 수면마취는 마취주사 시의 통증을 없앨 목적으로 1~2분 정도 잠을 재우는 데 이런 경우는 별 문제가 없지만, 종아리 수술은 신경을 찾아야 하는 관계로 수술 부위를 직접 마취할 수가 없어서 1시간 이상을 깊이 재워야 한다는 문제가 있다. 이러한 목적의 수면마취는 확실한 안정성이 보장되지 않는다. 아직도 많은 병원에서는 종아리 퇴축술을 하면서 안전하지 못한 수면마취를 하고 있어서 이런 경우라면 수술 중 환자 상태를 계속 체크할 수 있는 시스템이 잘 갖추어져 있는지를 확실하게 알아볼 필요가 있다.

그러나 아무리 시스템을 잘 갖추었다 하더라도 환자들 입장에선 불안감을 지울 수 없을 것이다. 그런 점에서 지움성형외과에서는 수술 부위 상부에서 종아리로 가는 메인 신경을 선택적으로 마취하는 부위마취법을 자체 개발하여 깨어 있는 상태에서 편안하게 수술을 받을 수 있기 때문에 환자들의 심리적인 안정과 함께 위험의 가능성을 모두 제거하고 있다.

수술은 1시간 정도 소요되며 수술 당일에도 일상생활에 거의 지장을 주지 않고 다음날이면 대부분 일상생활에 복귀할 수 있다. 수술 효과는 반영구적으로, 그 동안의 임상실험 결과로 보았을 때 재발률이 채 5%가 되지 않을 정도로 탁월하다. 나머지 5% 미만의 미흡한 결과도 6개월 정도 경과를 지켜본 후 재발로 판단될 경우엔 무료로 재시술을 해주고 있다. 시술 후에는 지속적인 스트레칭이 필요하고 수술 후 얼마간은 하이힐을 신지 않는 것이 좋다.

종아리 성형에 대한 관심이 더 늘어나고 있는 추세이므로 지움에서는 현재 하고 있는 수술 노하우를 많은 의사들과 공유하고 나아가 더 나은 수술법으로 계속 발전시키려는 계획을 가지고 있다. 그런 일환으로 2011년 4월 개최된 대한성형외과학회에서 〈종아리 성형에 대한 최신지견〉이라는 주제로 교육 강의를 진행하였으며 학회에서 가장 관심 있는 강의로 선정되기도 하였다. 최근에 종아리 퇴축술이 얼마나 많이 발전하였으며 그 어떤 수술보다도 안전하다는 걸 많은 사람들이 알게 되기를 바란다. 평생 짧은 치마를 입지 못하고 사는 고통이 사실은 간단하게 해결될 일이라는 걸 수많은 사례를 통해 보았기 때문이다.

▶ 재발률이 거의 없는 지음성형외과의 종아리 성형

1. 종아리 퇴축술을 15년 이상 시행해온 성형외과 전문의가 직접 시술한다.

2. 수술 전 종아리 근육의 발달 원인에 대한 분석을 통해 보상근육 발달을 최소화시킬 수 있는 해법에 관한 노하우를 가지고 있다.

3. 국내 최초로 부위마취 종아리 신경차단법을 개발하여 수면마취의 위험성이 없는 무통수술을 가능하게 하였다.

4. 국내에서 유일하게 종아리 지방제거와 수술 후 관리를 위한 '비수술 슬림 레그케어'를 시행하고 있다.

5. 재발률이 가장 낮은 '근육내 다중신경차단법'으로 수술한다.

6. 종아리 신경차단법이 처음 보급되기 시작한 초기부터 시술 방법에 대한 연구 및 소개에 앞장서 왔다.

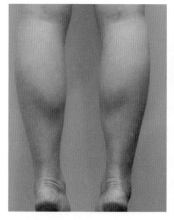
〈종아리 퇴축술 1 before〉

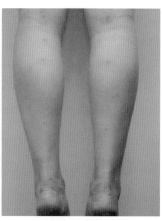
〈종아리 퇴축술 1 after〉

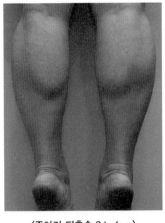 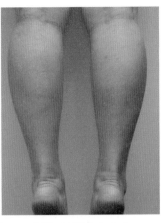

〈종아리 퇴축술 2 before〉 　　　　　〈종아리 퇴축술 2 after〉

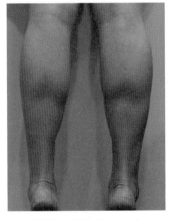 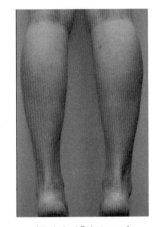

〈종아리 퇴축술 3 before〉 　　　　　〈종아리 퇴축술 3 after〉

종아리 성형, 왜 종아리 전문의에게 받아야 하는가

　종아리 성형에 관해 인터넷 사이트를 검색해보면 자주 나오는 내용이 "종아리 성형은 부작용이 많다"와 "종아리 성형은 금방 재발된다"는 것이다. 그런 말을 기정사실화시켜서 하는 사람들은 자신이나 주변 사람들이 그런 경험을 한 경우보다는 무분별하고 검증되지 않은 매스컴의 보도 내용 때문인 경우가 많다. 실제로 매스컴이나 인터넷에 나오는 종아리 성형에 대한 부정적인 보도는 과거의 잘못되었던 방법으로 시술된 결과가 대부분이고 요즘 사용되는 방법과는 엄연히 다르다. 또 그런 사실을 암묵적으로 인정하는 의사나 병원들은 종아리 신경차단술에 대한 경력과 실력이 부족해서이다. 그러다보니 종아리 성형을 하고 싶은 사람들이 이런 제한된 정보 때문에 수술에 대한 막연한 두려움을 가지고 있는 경우가 많다.

물론 종아리 신경차단술은 아무나 간단히 할 수 있는 수술이 아니다. 고도의 집중력과 테크닉을 요하는 수술이며 깊은 해부학적 지식과 많은 경험이 동반되지 않고는 결과가 좋을 수 없다. 앞에서도 설명했듯이 종아리 신경차단법도 조금씩 방법이 다르다. 각각의 문제점과 한계를 보완한 것이 지움성형외과에서 하고 있는 '근육내 다중차단법'이다. 종아리 근육내에는 위험한 조직이 전혀 없어서 부작용이 생길 가능성이 없다. 흔히 매스컴에서 보도되고 있는 까치발과 같은 부작용은 잘못된 수술 후 관리 역시 잘못되어 생기는 현상들이기에 예방도 충분히 가능하다.

종아리 수술 후 야기되는 부작용은 종아리 성형에 대한 그릇된 이해와 경험 없는 무분별한 시술 때문에 생기는 것이다. 따라서 수술 전에 경험이 풍부한 전문의와의 상담이 필수적이다. 많은 의사들이 '종아리 전문'임을 내세우지만 종아리 퇴축술은 단지 종아리 근육의 기능만을 조절하는 수술이 아니고, 아무런 기능장애 없이 종아리를 좀 더 예쁘게 만들어주는 미용수술로 전체적인 신체의 밸런스를 미적인 감각으로 볼 수 있는 실력이 우선되어야 한다.

종아리 성형은 단순히 근육의 볼륨만 줄여준다고 완성되는 것이 아니다. 지방조직이 많은 경우 지방흡입이 필요하기도 하고, 종아리 피부가 거칠거나 튼살일 경우에는 다른 피부 시술이 필요할 수도 있고, 수술 과정에서 체형에 대한 미적인 안목도 필요로 한다. 특히 어느 부위를 어떻게 얼마나 차단하느냐가 관건이다. 이런 복합적인 판단과 정확한 시술이 적시에 들어가기 위해선 시술 경험이 풍부하고 안목이 뛰어난 종아리 성형 전문의가 필요한 것이다.

그렇지 않을 경우 원치 않은 결과로 이어지고 부작용을 초래할 수 있다. 그러나 그 부작용이라는 것도 간혹 매스컴에서 호들갑을 떨며 얘기하는 것과 같은 심각한 부작용은 아니다. 더욱이 최근에는 쓰지도 않은 수술법을 설명하면서 종아리 퇴축술의 위험성을 경고하는 걸 보면 안타깝다. 물론 몇 가지 일반적인 부작용이 있지만 개선될 수 있는 것이고, 정확한 정보를 가지고 실력 있는 전문의에게 수술을 받는다면 이 역시도 전혀 문제가 되지 않는다. 종아리 성형에서 가장 중요한 건 부작용 이전에 미적인 차원에서 얼마나 예쁜 종아리를 만들었는가가 아닐까 한다. 종아리 근육이 없어졌는데도 불구하고 어딘지 어색하고 다리 라인도 예쁘지 않다면 종아리 성형을 한 애초의 의의가 전혀 없기 때문이다.

▶ 종아리 성형의 부작용

1. 까치발

까치발은 뒤꿈치가 올라가서 땅에 닿기 힘든 경우로, 신경 차단 후 근육의 길이가 짧아지기 때문에 생기는 것으로 알려져 있지만 일반적인 신경차단 수술로는 그 정도가 미세하기 때문에 그런 현상이 일어나지 않는다. 까치발은 수술 도중 근육내 출혈이 심한 경우나 가자미근 불룩 수축을 과도하게 한 경우에 생긴다. 이런 경우 수술 후 한 달 정도는 반드시 하이힐을 신지 않도록 하고, 저녁마다 스트레칭을 해주는 것만으로 충분히 예방할 수 있다. 그리고 일반적인 물리치료로도 충분히 회복할 수 있다.

2. 감각 이상

종아리 근육으로 가는 신경 주위에는 하지의 감각을 담당하는 신경이 근접해 있다. 만약 근육외에서 신경차단을 하게 되면 이 감각신경이 손상되는 경우가 있다. 근육내에서 수술을 하게 되면 이 감각신경 손상의 위험이 없다. 감각신경은 운동신경에 비해 가늘고 수초화되어 있지 않기 때문에 비교적 쉽게 손상이 되지만 다행히 정상으로 회복되는 경우가 대부분이다. 비타민 복합제 등을 복용하면 회복에 도움이 된다.

3. 비대칭

신경차단 후 양쪽 종아리의 근육 불륨이 줄어드는 속도나 부위가 다르기 때문에 수술 후 초기에는 비대칭으로 보이는 경우가 있지만 눈에 띌 정도는 아니다. 시간이 경과한 후 한쪽만 재발을 해서 완전하게 비대칭으로 보이게 되는 경우는 재발에 준해서 재수술을 해야 한다.

4. 쥐가 나는 경우

신경차단시 신경이 불완전하게 차단되고 그 신경손상 부위가 노출이 되어 일반 자극에 예민하게 반응하면서 일어나는 현상이다. 가끔 생길 수 있으나 일반적으로 그 정도가 심하지 않고 손상 부위가 회복되면서 없어지는 증상이기 때문에 걱정하지 않아도 된다.

종아리 성형 전에 반드시 체크해야 할 문제들

1 근육 내에서 신경을 차단하는가

신경차단을 근육외에서 시행하는 방법은 불완전하게 차단될 가능성이 높고 감각신경을 손상시킬 위험이 있다. 수술 시간이 30분 내외인 경우는 이런 근육의 차단법을 사용하거나 약물을 이용한 신경용해술인 경우가 많다. 다소 수술시간이 소요되더라도 근육 내에서 다중차단을 하는 방법은 부작용의 재발을 최소화시켜 준다.

2 어떤 마취 방법을 사용하는가

마이클 잭슨의 사망 원인으로 알려져 있는 프로포폴은 수면마취제에 사용되는 약품으로 오·남용 폐해가 많다. 식약청 통계에 의하면 2000년부터 2009년까지 프로포폴과 관련된 부검 및 감정의뢰는 39건이고 그 중 사망사건이 34건에 이른다고 한다. 프로포폴은 주로 전신마취의 유도 및 유지를 위해 사용되는 약품으로 호흡곤란 등의 부작용이 있으므로 응급장치가 구비되어 있는 곳에서 마취과 의사에 의해 시행되어야 하는데, 그렇지 않을 경우 심각한 문제를 야기할 수 있다. 특히 종아리 수술과 같이 1시간 이상을 깊이 재우는 수면마취는 안전성이 보장된다고 말하기 어렵다.

❸ 어떤 장비를 사용하는가

종아리 수술을 위한 여러 장비가 개발되어 있지만 사용하는 팁이 굵은 경우는 3mm 정도 절개를 해야만 수술을 할 수 있어서 엄밀한 의미에선 비절개 수술이라고 할 수 없다. 물론 흉터가 크게 남지는 않지만 흉터가 없어지기까지 많은 시간을 필요로 한다. 여러 병원에서 무분별하게 광고를 하면서 레이저 장비를 이용하여 종아리 수술을 한다고 홍보하는 경우가 있는데, 레이저 장비로는 종아리 신경을 차단할 수 없고 현재 그런 장비들이 개발되어 있지도 않다.

❹ 외측 비복근 시술과 가자미근 차단시술이 함께 이루어지고 있는가

외측 비복근은 대부분의 환자에게 동시에 시술해주는 것이 좋다. 시술해주지 않을 경우 대부분 보상성으로 비후가 되어 더 두꺼워지게 되고 'O'자형 다리 모양이 될 수 있기 때문이다. 간혹 운동을 많이 한 경우에는 가자미근이 발달하여 윤곽이 드러나 보이므로 이럴 때에는 가자미근 차단시술도 함께 해주어야 한다.

❺ 나는 종아리 퇴축술을 받아도 되는 사람인가

종아리 퇴축술의 효과가 아무리 좋고 부작용이 없다고 해도 수술 전에 비해 근력이 조금은 약화될 수 있다. 하지만 지금까지 해오던 대부분의 일상생활과 취미활동을 지속하는 데에는 아무런 영향이 없다. 그러나 프로 운동선수나 무용, 발레를 전문으로 하는 사람들도 미세한 동작에 영향을 줄 수 있기 때문에 하지 않는 게 좋다. 그리고 종아리에 힘이 많이 가해지는 산악등반을 하는 사람들도 이 수술을 받지 않는 게 좋다.

치료 후기

떳떳하게 치마 입게 해준 종아리 성형(21살 여대생)

저는 2011년 3월에 종아리 수술을 받았는데 9월이 다 된 이제야 후기를 쓰네요! 저는 21살 여대생입니다. 종아리 스트레스는 겉모습에 관심을 갖기 시작한 중학교 때부터 시작되었어요. 전 전체적으로 다 말랐는데 유독 종아리가…. 휴, 허벅지랑 종아리랑 두께가 똑같아서 종아리가 더 두꺼워 보이는 그런 다리였어요. 종아리 때문에 스트레스 받는 분들 다 같은 생각을 가지고 있을 거라고 생각합니다. 치마와 반바지 못 입 건 당연하죠.

작년에 힘든 입시를 끝내고 간 대학교 새내기임에도 불구하고 바지만 입고 학교에 다녔죠. 그러다가 이대로는 안 되겠다 싶었습니다. 저도 짧은 미니스커트도 입고 싶고 요즘 유행하는 하의실종 패션에도 동참해보고 싶었어요. 그래서 이 병원 저 병원 알아보게 되었고, 그 중 몇 군데 상담을 받아보기로 했죠. 그 첫 병원이 '지움성형외과'였습니다. 저희 엄마가 매우 깐깐한 분이시거든요. 귀가 얇은 분도 아니고 상술에 쉽게 넘어가는 분도 아니에요. 지움성형외과에 들어가기 전 엘리베이터에선 "여기서 상담해보고 다른 곳도 가 보자"라고 말씀하셨는데…. 지움성형외과에서 친절한 간호사 언니들과 원장님으로부터 종아리 성형의 기원을 비롯한 마취법, 수술 방법 등에 대한 상세한 설명을 듣고 나더니 엄마는 다른 병원 안 가봐도 되겠다며 바로 수술을 예약했어요.

수술도 별로 안 아프고 수술하고서 조금 어지러웠지만 걸어서 지하철 타고 집까지 잘 갔습니다. 지금은 여름 내내 바지를 한두 번 입었나? 옷장은 지금 예쁜 반바지와 치마로 가득 찼습니다. 다리가 예쁘단 소리도 자주 듣고요. 종아리알은 수술하고 한 달 지나니 없어지더라고요. 종아리 성형, 겁먹지 마세요!

쁘띠 성형의 장점은
빠르고 안전하게
예뻐지는 것이다

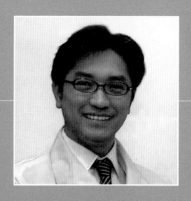

이동진

BLS클리닉(압구정) 원장

국제미용성형학회(IBCS) 인정의
한국미용성형포럼(CAF) 정회원
순천향대학교 의과대학 외래교수
이화여대 의과대학 외래교수
http://www.blsclinic.com

쁘띠 성형의 장점은 빠르고 안전하게 예뻐지는 것이다

누가 왜 쁘띠 성형을 하는가

우리나라에선 예로부터 신체발부수지부모(身體髮膚受之父母)라고 해서 신체와 터럭과 살갗은 부모에게서 받은 것이므로, 훼손시키지 않고 소중히 여겨야 한다는 유교사상이 바탕에 깔려 있었다. 그러다 보니 성형으로 외모를 변형시키는 것에 대해 심리적 저항감과 함께 부정적 시각이 잠재해 있었다. 그런 정서 때문에 수년 전까지만 해도 성형받은 사실을 감추려는 경향이 많았다. 그런데 최근 십여 년 사이에 사회적으로 경쟁구도가 심해지면서 좋은 이미지 혹은 호감형 얼굴이 비즈니스와 취업에 미치는 영향력이 커지고, 엔터테인먼트 시장 또한 크게 발달하면서 외모가 좋은 자산가치로 인정받는 시대가 되었다.

그런 흐름에 맞추어 '21세기엔 외모가 곧 경쟁력이다'라는 인식과 함께 자신만의 경쟁력을 높이기 위한 일환으로 성형을 하는 것이 자연스러운 일로 받아들여지게 되었다. 그러면서 점차 '성형은 결코 숨길 일도 부끄러운 일도 아니다'라는 여론이 만들어졌다. 원래의 외모에서 조금씩 손을 봄으로써 삶의 질이 향상되는 건 비단 연예계만이 아니기 때문이다. 따라서 요즘은 부모들이 자녀들 손을 끌고 성형외과를 찾아올 정도로 성형은 이제 자연스러운 생활영역이 되었다. 외모에 관한 투자 역시 자녀의 발전과 미래를 위해 필요한 부분이라

168

는 인식이 자리잡았기 때문이다.

하지만 아직도 여전히 성형수술 받는 걸 주저하는 사람들이 적지 않다. 좀 더 외모를 예쁘게 변화시켜 보고 싶은 의향은 있지만 수술 결과에 대한 두려움, 마취에 대한 공포, 성형 후 회복 과정에 대한 불편함, 성형을 했다는 것에 대한 주변 사람들의 평판 염려 등으로 선뜻 결정을 하지 못하는 것이다. 이런 사람들을 위해 개발된 것이 바로 '쁘띠 성형'이다.

프랑스어로 'petit'라고 쓰는 '쁘띠'란 말은 '작다'라는 의미이다. 기존의 성형 수술과는 달리 보톨리눔 톡신(Botox, 엘러간 사의 상품명, 이하 '보톡스')이나 필러를 이용하여 '작고 가벼운' 방법으로 시술한다는 의미에서 쁘띠 성형이라고 부르는 것이다. 쁘띠 성형의 가장 큰 장점은 메스를 쓰지 않기 때문에 수술과 마취에 대한 두려움이 없고, 수술 후에 바로 일상생활을 할 수 있을 정도로 간단하다는 것이다. 바쁜 스케줄에 쫓겨 사는 연예인은 말할 것도 없고 주변 사람들의 이목으로부터 완전하게 자유로울 수 없는 직장인, 학생, 주부들에게도 인기가 높다.

쁘띠 성형으로 과연 얼마나 효과가 있을까 하는 의문을 갖는 사람들이 많지만 쁘띠 성형의 적용 범위는 일반인들이 짐작하는 그 이상이다. 그러나 쁘띠 성형의 핵심은 보톡스나 필러와 같은 주입제를 사용하는 것이므로 어느 부위에 얼마나 시술하느냐, 시술자의 미적 감각이 얼마나 뛰어나느냐에 따라서 결과에 큰 차이가 있다. 과하게 시술되었을 경우 어색하고 부자연스러운 얼굴을 만들 수도 있고, 건드려선 안 되는 근육에 주입되어 표정에 영향을 미칠 수도 있기 때문이다. 가령, 이마를 팽팽하게 하기 위해 보톡스를 과하게 주입할 경우 아무리 자연스럽게 웃어도 표정이 경직되어 보일 수밖에 없다. 하지만 시술 경험이 많은 의사에 의해 시술을 받게 되면 부작용이 거의 없이 불과 몇 분 만에도 얼마든지 원하는 아름다운 얼굴을 만들 수가 있다.

쁘띠 성형은 시술 과정이 워낙 간단하다 보니 중요한 일들을 앞두고 잠깐 짬을 내어 시술을 받는 사람들이 많아지고 있다. 특히 맞선, 결혼식, 양가 상견례와 같은 중요한 개인사를 앞두고도 받지만 취업을 위한 면접, 회사의 직책상 중요한 발표를 앞두었을 때에도 좋은 인상을 주기 위해 시술을 받는다. 미용 성형의학이 계속 발전할 수밖에 없는 건 아직도 여전히 대부분의 성형은 그 과정이 복잡하고 부작용이 따른다는 사실 때문이다. 그러므로 쁘띠 성형의 가장 큰 특성이자 장점인 '번거롭지도 않으면서 무리한 과정 없이 예뻐지는' 성형을 위해 다른 복잡한 과정의 성형들도 결국에는 '쁘띠'의 성격을 갖게 될 것이라고 본다.

필러, 무엇으로 어떻게 시술하느냐가 핵심이다

쁘띠 성형의 주재료는 필러와 보톡스이다. 환자의 피부 상태와 시술 목적에 따라서 선택적으로 사용하기도 하고 두 가지를 함께 사용하기도 한다. 둘 다 이물질이라는 생각 때문에 일단 거부감부터 갖는 사람들도 많다. 그러나 필러와 보톡스에는 여러 종류가 있으며 대부분의 병원에서 쓰고 있는 제재들은 모두 안전하다는 검증을 받은 것들이고, 인체 내에서 어떤 문제도 일으키지 않는 것들이다.

필러(filler)란 말 그대로 '채워주는 것'을 뜻하며, 여러 형태의 주름 또는 볼륨감이 없어 고민 중인 볼이나 이마, 턱 등 다양한 부위를 채워주기 위해 개발된 의료용 물질을 통틀어 필러라고 한다. 보톡스처럼 주름을 완화해주지만 원리는 조금 다르다. 근육의 움직임을 제한해서 표정주름을 완화시키는 보톡스와 달리 필러는 꺼지거나 패인 부위에 직접 채워 넣는 방식으로 시술된다. 따라서 잔주름보다는 살이 꺼지거나 패여서 표정 근육을 쓰지 않는데도 주름이 만들어지는 부위에 주로 적합하다.

필러에는, 인체에 들어가서 일정 시기를 거쳐 모두 흡수되어버리는 흡수성 필러와 아테콜이나 아쿠아미드처럼 오랫동안 인체에 남게 되는 비흡수성 필러가 있다. 언뜻 생각하면 흡수되지 않고 필러제가 계속 남아 있으면 더 좋지 않을까 생각할 수 있지만, 엄밀하게 말하면 비흡수성 필러 시술은 '쁘띠'의 본래 목적과는 맞지 않는다고 할 수 있다. 쁘띠 성형의 특징은 시술이 간단하다는 것과 함께 시술 결과가 영구적이지 않기 때문에 언제든지 다시 자기가 원하는 대로 외모를 만들어갈 수 있는 여지가 항상 있다는 것이다. 그런데 비흡수성 필러로 고정해 놓았을 경우, 시술 결과가 마음에 들지 않아도 원상복귀하기 어렵다는 문제가 따른다. 그리고 당시엔 마음에 들었다 하더라도 트렌드가 변하거나 미용 관점이 바뀌어서 필러를 제거하고 싶어졌을 때 회복하는 방법이 매우 어렵다는 것이다.

히알루론산 필러는 그런 문제점과 부담으로부터 자유로운 필러제이다. 원래 히알루론산(hyaluronic acid)은 인체 구성물질의 하나로, 피부에 50% 이상 존재하며 진피 내에서 수분을 끌어당겨 유지함으로써 피부 보습과 탄력에 중요한 역할을 한다. 하지만 노화가 진행되면서 그 양이 점차 줄기 때문에 주름이 만들어지는 것이다. 필러로 만들어진 히알루론산은 동물성 단백질을 함유하지 않기 때문에 간에서 물과 이산화탄소로 완전 분해되어 흡수되므로 매우 안전한 물질이다. 분해되는 동안에도 분해된 만큼의 물을 더 흡수하므로 볼륨의 감소 없이 효과를 유지시켜주는 장점이 있다. 6~12개월 정도 효과를 지속시키고 피부탄력에 중요한 역할을 하기 때문에 다양한 부위에 사용되고 있다.

특히 히알루론산이 주입되면 주변의 수분을 흡수하여 볼륨이 증가되고 더불어 주변 조직을 지탱해주어 즉각적인 효과가 나타난다. 또한 피부에 주입되어 있는 동안 섬유성 결합조직의 중요한 성분을 이루는 섬유아세포를 자극함으로써 콜라겐 재생까지도 촉진시켜준다. 히알루론산의 주입이 단지 꺼진 부위를 채워주는 것만이 아니라 이처럼 광범위하게 피부 상태까지 좋게 만들기 때문에 쁘띠 성형 이후 몰라보게 예뻐졌다는 찬사를 들을 수 있는 것이다.

▶ BLS클리닉에서 사용하는 안전하고 효과가 좋은 필러들

1. 레스틸렌

스웨덴 Q-Med 사의 대표적인 필러로 히알루론산 계열의 필러 중 가장 처음

상용화된 필러이기도 하다. 입자의 굵기 별로 레스틸렌 서브큐, 레스틸렌 펄레인, 레스틸렌, 레스틸렌 비탈이 있다. 볼륨을 형성하는 데에 적합하며 각각의 용도와 시술 목적에 맞게 사용된다. 마음에 안 들면 언제든지 효소주사로 제거할 수 있다.

2. 쥬비덤

레스틸렌이 단단한 입자형인 데에 비해 엘러간 사에서 만든 쥬비덤은 부드러운 겔타입으로, 팔자주름과 같은 안면 부위의 깊은 주름을 개선하는 데에 적합하다. 간혹 시술 부위의 발적, 통증, 부종, 국소적으로 딱딱해지거나 부풀어 오르는 현상이 있을 수 있지만 대개 일시적이며 일주일 이내에 사라진다. 그리고 쥬비덤 볼루마는 낮은 분자량의 비중을 높여서 만든 점성이 강한 겔타입의 볼류마이징 시술용 필러이다. 최대 18개월의 지속 효과가 있으며 이상반응 및 알러지 발생 비율이 낮아 환자의 만족도가 높다. 무리한 체중감량으로 인해 안면 부위 볼륨이 갑자기 많이 손실되었거나 선천적으로 뺨 부위가 꺼진 경우, 노화로 인해 안면 지방이 감소한 경우, 안면 볼륨이 빈약한 경우에 적합하다.

3. 테오시알

테옥산의 테오시알은 스위스에서 제조된 100% 히알루론산 성분의 필러이며, 그 중 테오시알 울트라딥은 다른 필러에 비해 지속성이 1년 이상으로 긴 편이다. 단백질 함량을 낮추고 엔도톡신 성분을 최소화함으로써 면역반응과 염증반응을 덜 유발하는 것으로 알려져 있다. 일반 보톡스로 해결되지 않는 주름제거에 탁월한 효과가 있고 그 외에 콧대를 높이거나 입술을 확대할 때, 얼굴의 라인과 윤곽을 잡아주는 용도로도 사용된다.

4. 래디어스

독일의 멀츠 사의 래디어스는 미국 FDA와 유럽 CE, 한국 KFDA의 승인을 받은 안전한 칼슘 미네랄 필러이다. 히알루론산처럼 녹이는 물질은 없으나 상대적으로 오래 가고 퍼지지 않아 모양을 만들기에 용이하다.

▶ **필러 시술의 적용 범위**

1. 필러는 채워서 효과를 볼 수 있는 모든 부위에 광범위하게 사용된다.

2. 볼륨의 감소로 인해 발생하는 주름이나 피부탄력의 감소로 인해 처지는 주름에 효과적이다.

3. 보톡스로 교정이 어려운 팔자주름 등에 탁월한 효과가 있다.

4. 수술하지 않고 입술과 코에 볼륨을 만들어준다.

5. 꺼진 이마나 볼, 턱 등에 넣어 볼륨감 있고 입체적인 안면윤곽을 만들어준다.

필러를 주입할 때 대부분의 병원에선 주사바늘을 사용하고 있는데 바늘의 굵기에 한계가 있기 때문에 부기와 멍이 만들어질 수밖에 없다. 그런 점을 보완하기 위해 BLS클리닉에서는 일반 주사바늘과 달리 끝이 둥근 케뉼라를 쓰기 때문에 부기와 멍을 최소화할 수 있다. 필러 시술을 받을 때에는 원하는 효과와 시술 부위, 유지하고자 하는 기간 등에 따라서 해당하는 필러의 종류와 양, 시술방법 등이 조금씩 다르므로 자신이 원하는 걸 정확하게 반영해줄 수 있는 시술 경험이 많은 의사와 상담 후 결정하는 것이 가장 좋다.

팽팽하게 당겨주고 올려주다 서서히 사라지는 보톡스

보톡스(botox)를 처음 개발한 사람은 미국 샌프란시스코의 안과의사 앨런 스콧 박사이다. 그는 최근에 한 인터뷰에서 "보톡스가 이렇게 성공할 줄 알았다면 절대로 그 권리를 넘기지 않았을 것이다. 그랬다면 지금 매년 10억 달러 (약 1조1200억 원)는 벌고 있을 것이다"라고 하면서 아쉬워했다. 그만큼 전 세계적으로 보톡스 수요가 커졌다는 것이다.

스콧 박사가 보톡스를 개발하게 된 것은 1970년대로, 양쪽 눈의 시선이 서로 다른 사시를 치료할 목적에서였다. 알려진 대로 보툴리눔 톡신은 부패한 통조림의 원인균으로 신경근육을 마비시키는 성질을 지녀 당시에는 생화학

무기로 사용되고 있었다. 처음엔 사시 치료용으로 개발되었기에 지금처럼 미용성형에 폭넓게 쓰이리라고는 전혀 상상할 수 없었던 스콧 박사는, 1991년에 미국 제약회사 엘러간 사에 450만 달러를 받고 보톡스에 관한 모든 권리를 넘겼다. 그러나 보톡스는 그 이후 지금까지 미용 목적으로 세계 80여 개국에서 엄청난 양으로 팔려나가고 있다.

보툴리눔 톡신은 신경전달물질인 아세틸콜린을 차단해 근육의 과도한 움직임을 억제해 이마, 눈과 입 주위 등의 주름을 완화시켜준다. 사각턱의 선을 부드럽게 만들거나 종아리의 근육을 줄여주는 건 그런 작용 때문이다. 보톡스 시술은 필러와 마찬가지로 시술 후 일상생활에 지장을 주지 않기 때문에 연예인을 비롯해 학생이나 직장인들에게도 선호도가 높다. 제품화된 보툴리눔 톡신에는 A형과 B형이 있는데, 물리적화학적인 특징과 생물학적인 특징이 약간씩 다르지만 사실 임상에서는 거의 같은 용도로 쓰인다. BLS클리닉에서는 두 종류를 모두 갖추고 있기 때문에 시술 상황에 따라 선택적으로 사용하고 있다.

스콧 박사가 만들어낸 보톡스 외에도 보툴리눔 톡신은 여러 나라에 의해 개발, 시판되고 있는데 BLS클리닉에서는 엘러간 사의 보톡스, 한국에서 만든 메디톡신과 보툴렉스, 독일에서 만든 제오민 등을 주로 사용하고 있다. 엘러간 사의 보톡스는 가장 먼저 개발된 덕분에 인지도와 신뢰도가 높다. 주로 얼굴 주름과 사각턱에 이용된다. 메디톡신은 세계에서 네 번째로 국내 기술진에 의해서 만들어진 순수 우리나라 제품으로, 국내에서 가장 많이 사용되고 있다.

대부분 보톡스의 작용과 효과를 따지면서 국내산을 좀 낮게 취급하는 경향이 있지만 수천 사례 이상 시술을 하면서 느낀 점은 임상적으로는 제품에 따른 차이가 거의 없었다는 것이다. 오차 범위나 확산 범위 등에서 미세한 차이는 있을지 몰라도 실제 시술 받은 사람이나 시술자가 뚜렷하게 느낄 정도의 차이는 없었다. 통계학적으로도 효과상 유의한 차이가 없다는 논문도 이미 나온 상태이다. 쁘띠 성형을 전문적으로 하는 의사의 입장에서 환자들에게 조언을 한다면, 어느 회사의 보톡스로 시술을 하느냐에 까다로워지기보다는 어떤 의사에게서 시술을 받아야 원하는 만큼의 효과를 얻을 수 있을지에 더 많은 고민을 하라는 것이다.

보톡스 시술을 받으려는 환자가 가장 많이 묻는 것 중 하나가 많이 아프냐는 것이다. 시술 때에 통증이 전혀 없다고 하면 거짓말일 것이다. 그러나 약간 따끔한 정도의 통증이 무서워 시술을 포기하는 사람은 없다. 사용하는 바늘은 턱의 경우 31G 굵기로 직경이 31분의 1인치, 즉 0.82mm 정도밖에 안 되는 가는 바늘이다. 여러 번 찔러야 하는 더모톡신이나 주름 시술에는 34G 나노니들을 사용하며 그만큼 멍과 부기, 통증이 적다. 일반적으로 병원에서 엉덩이 주사를 맞을 때 사용하는 바늘은 23G로 직경이 23분의 1인치(1.1mm)이다. 그만큼 BLS클리닉에서는 환자의 통증을 줄여주기 위한 노력을 조금 더 하고 있으며, 순간적으로 주사 부위를 차갑게 하여 시술을 하는 동시에 냉각 스프레이를 뿌려주기 때문에 통증이 최소화된다. 보톡스의 효과가 나타나기 시작하는 시점은 시술 후 2~3일이 지나고부터이다. 그리고 최대로 톡신이 작용하는 것은 약 2주 후부터이다.

보톡스 시술에 앞서 많은 사람들이 걱정하는 것 중 또 다른 하나가 부작용 여부이다. 일부 연예인들이 보톡스 시술 후 TV 프로그램에 나와서 "보톡스 때문에 잘 때에도 눈이 감기지 않는다" "보톡스를 맞았더니 웃는데도 인상을 쓰는 것 같다" 하는 내용으로 화제를 삼으면서 보톡스 부작용이 과장된 측면이 있기 때문이다. 그런데 그런 사례들은 보톡스의 보편적인 부작용이라고는 할 수 없다. 좀 더 정확히 말한다면 보톡스의 과다주입이나 숙련되지 않은 의사의 미숙함 때문에 벌어진 현상으로 보인다.

필러와 보톡스 시술은 다른 어떤 성형보다도 안전한 시술에 속한다. 의사는 시술에 앞서 환자에게 그런 믿음과 확신을 줄 수 있는 사람이어야 한다. 그러기 위해선 의사 자신부터 이 시술 방법들에 대해 확신을 갖고 있어야 한다. 그런 점에서 나는 내가 하고 있는 모든 쁘띠 시술을 직접 나에게 먼저 해봄으로써 시술 효과를 확인해본다. 새로운 제재와 시술법이 나와도 가장 먼저 나에게 적용하고 안전성을 점검해본다. 그 다음 가족과 지인들에게 써보면서 평균 결과치를 얻어낸 다음 환자들에게 시술을 한다. 그런 점에서 BLS클리닉에서 이루어지는 쁘띠 성형만큼은 안전성과 효과를 자신 있게 보장할 수 있다.

예뻐지기 위한 변신의 시간, 10분이면 충분하다

■ 얼굴을 작아지게 해주는 '사각턱 보톡스'

사각턱 보톡스는 교근(저작근, 턱근육)을 퇴축시켜 얼굴을 갸름하고 작게 만드는 시술로 BLS클리닉에서 수많은 시술을 통해 가장 자신있는 시술 분야가 되었다. 자신에게도 턱 보톡스 시술이 효과가 있을지 궁금해 하는 사람들이 많은데, 정상적인 한국인의 얼굴 형태를 하고 있는 사람들은 거의 대부분 효과를 볼 수 있다. 턱 근육 발달로 인해 사각으로 보이는 사람은 효과를 더 크게 볼 수 있고, 그렇지 않더라도 모두 어느 정도는 효과를 볼 수 있다. 어느 정도의 효과를 볼지, 자신에게 필요한 시술인지를 알고 싶으면 양손을 턱 각에 대고 어금니를 꽉 깨물어보면 쉽게 알 수 있다. 근육이 잡히는 부분이 크면 클수록 효과가 크다.

턱 시술을 받았을 경우 2주 정도 지나면 턱이 말랑말랑하게 힘이 잘 들어가지 않는 것을 느낄 수 있고, 한 달 정도가 지나면 턱 근육이 퇴축된 것을 확연하게 느낄 수 있다. 그리고 한 달 반에서 두 달 사이에 효과를 최대로 느낄 수 있다. 그러다가 보통 6~8개월이 지나면서 효과가 서서히 떨어지게 된다. 정말 턱이 옆으로 튀어나온 사각턱이 아니더라도 턱 근육은 누구나 일정 부분 발달해 있으므로 그만큼의 효과를 볼 수 있으며, 사각이라고 느낄 정도로 근육이 큰 사람이라면 상당히 큰 효과를 볼 수 있다. 그래서 심하게 근육이 발달한 사람이 사각턱 보톡스를 시술받고 나서 가장 많이 듣는 말이 "너 턱 깎았니?" 하는 말이다. 그 정도로 효과가 크기 때문이다. 저작근의 과도한 발달로 얼굴이 각진 경우, 양측의 저작근의 부피 차이로 안면윤곽이 비뚤어져 비대칭인 경우, 안면윤곽 수술이 겁나고 부담이 되는 경우에 적합하다.

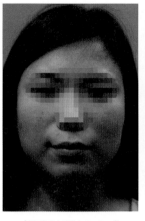
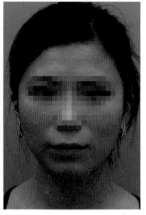

〈사각턱 보톡스 before〉　　　　〈사각턱 보톡스 after〉

2 얼굴 전체가 밝아지고 예뻐지는 '풀페이스 더모톡신'

　'더모톡신'은 피부를 뜻하는 '더모(dermo)'와 보톨리눔 톡신의 '톡신'이 조합된 합성어로, 메조 보톡스라고도 불린다. 기존 보톡스 시술법과는 달리 근육이 아닌 피부층에 주사하기 때문에 자연스럽게 턱선, 목선 등에 리프팅 효과가 있고 V라인 효과, 잔주름 개선, 모공축소 효과가 있다. 혈액순환이 잘 되지 않아 얼굴에 부종이 생기고 탄력이 떨어진 경우에는 보톡스와 고주파 시술을 병행하면 탄력개선은 물론이고 얼굴이 작아지는 효과까지 볼 수 있다.

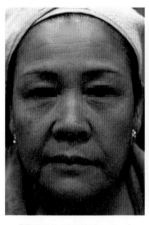
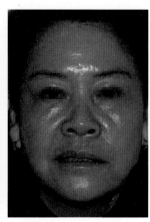

〈풀페이스 더모톡신 before〉　　〈풀페이스 더모톡신 after〉

이 시술은 결과적으로 얼굴 전체가 예뻐지고 리프팅되기 때문에 동안 성형을 받은 효과를 나타낸다. 중간에 리터치를 해주면 효과가 더 오래 지속될 수 있다. 그러나 얼굴 전체의 균형과 조화를 중요하게 판단하는 풀페이스인 만큼 더모톡신 테크닉이 뛰어난 의사에게 시술 받는 것이 중요하다.

❸ 깊게 패인 시름도 날려주는 '팔(八)자주름 필러'

주름은 나이에 따라, 피부 두께에 따라, 무리한 다이어트, 음주와 흡연 같은 생활습관에 따라 영향을 받는다. 비구순주름이라고도 하는 팔자주름은 입 주변 근육의 주행 방향과 얼굴 중간에 표정근의 주행 방향이 서로 달라서 생기는 것으로 누구나 가지고 있다. 하지만 이 부분이 깊어지면 나이가 들어 보이고, 입이 앞으로 돌출된 듯한 인상을 주게 된다. 깊어진 팔자주름은 필러로 간단하게 덜 깊어 보이도록 할 수 있으며, 결과적으로 콧망울 주변 꺼짐도 개선되어 한결 젊어보이고 고급스런 인상을 만들 수 있다. 코 주변의 꺼짐을 채우는 필러를 '귀족필러', 보형물을 넣는 수술을 '귀족수술'이라고 하는 것도 이 때문이다.

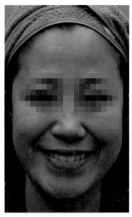
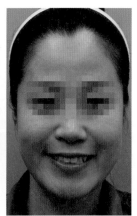

〈팔자주름 필러 before〉   〈팔자주름 필러 after〉

❹ 피곤해 보이는 인상을 바꿔 주는 '눈물도랑(눈밑꺼짐) 필러'

이 부위는 최근에 가장 많이 늘어난 시술 부위 중 하나로 눈밑이 꺼져 보여서 다크서클과 같이 초췌해 보이고 피곤해 보이는 인상을 준다. 화장을 해도 잘 감춰지지 않기 때문에 자신의 의지와 상관없이 주변 사람들로부터 "어제 못 잤어?" "요즘 고민 있어?" 하는 식의 걱정을 듣곤 한다. 눈 주위는 피부가 얇고 혈관이 많아 다른 부위보다 훨씬 아프고 시술 후 멍이 잘 들기 때문에 필러를 넣을 때 멍이 들지 않도록 하는 섬세한 시술이 요구된다.

⑤ 낮았던 코에 자존심까지 세워주는 '코 필러(콧대 교정)'

레스틸렌 서브큐, 쥬비덤 볼루마, 테오시알 울트라딥 등 비교적 딱딱하여 모양을 잘 유지하고 오래 가는 필러를 이용하여 콧대, 코끝, 콧기둥을 높여 얼굴을 입체적인 윤곽으로 만들어주는 시술이다. 코끝이 너무 두툼하거나 퍼져 있는 경우에는 시술에 제한이 있다. 심하지 않은 매부리코 또는 기타 이유로 콧등이 울퉁불퉁하거나 굴곡이 생긴 경우에도 교정이 가능하며 꺼진 부위를 평평하게 채워서 매끈하게 만들어준다.

콧볼이 펑퍼짐하거나 넓은 경우에는 보톡스를 추가하기도 한다. 코를 밑으로 당기는 근육을 이완시켜서 넓은 콧볼을 다소 좁아 보이게 하는 원리로 이용된다. 시술 시간은 10분 정도이며 티가 나지 않고 부기나 멍이 거의 없다. 수술이 무섭거나 부담되는 사람에게 적합하고, 보형물 수술 결과를 예측해보고 싶

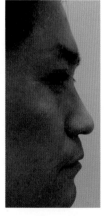

〈코 필러 before〉

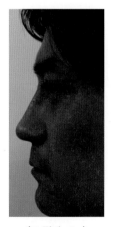

〈코 필러 after〉

을 때 시험삼아 받아보는 것도 좋다.

⑥ 감쪽같이 동안얼굴로 만들어주는 '눈밑 애교살'

이나영, 임수정, 김태희, 김희선은 우리나라를 대표하는 예쁜 여자 연예인들이다. 눈밑 부분에 도톰하게 올라온 살을 애교살이라고 하는데, 이들의 공통점은 모두 눈밑 애교살이 있다는 것이다. 이들 사진에서 눈밑 애교살을 제거한 뒤 비교해보면 애교살이 얼굴을 사랑스러우면서 동안형으로 보이게 하는데에 중요한 역할을 한다는 걸 알 수 있다. 애교살이 있으면 약간 미소를 지어도 활짝 웃는 듯이 보여 환한 표정을 만들어주고 귀여운 이미지를 연출해줄 수 있다. 실제 나이보다 어려보이는 동안을 선호하는 요즘, 필러를 이용한 애교살 시술이 빠른 속도로 늘어나고 있는 추세이다. 효과를 오래 주기 위해 알로덤 같은 진피 성분을 넣기 위해 피부를 절개하기도 하지만 인위적인 느낌이 강하고 마음에 들지 않을 경우 제거 과정도 단순하지 않기 때문에 그런 사람에겐 애교살 필러 시술이 잘 맞는다.

⑦ 매력적인 입술로 만들어 주는 '입술 필러'

예전에는 입술이 두툼하면 촌스러워 보인다고 싫어했는데 요즘은 오히려 안젤리나 졸리나 김혜수처럼 도톰한 입술을 섹시하고 매력적인 입술이라고 선호한다. 특히 아랫입술이 윗입술보다 도톰하면서 볼륨감과 곡선미가 넘치는 입술이 유행이다. 필러로 입술에 볼륨을 주고 윤곽을 선명하게 해주면 원하는 형태의 매력적인 입술을 만들 수가 있다. 인중과 윗입술의 라인이 불분명한 경우에는 또렷하게 만들어줄 수도 있다.

⑧ 없던 V라인까지 만들어 주는 '무턱 필러'

무턱인 사람들은 전체적으로 얼굴형이 짧기 때문에 동안으로 보인다는 장점이 있다. 반면에 갸름하고 세련된 얼굴형을 원하는 사람에겐 입이 앞으로 나와 보여 약간은 촌스런 느낌을 주는 무턱형 얼굴이 불만일 수밖에 없다. 이런 경우 필러로 교정이 가능한데 교정 후 얼굴 형태가 뚜렷해지면서 얼굴 이미지에도 변화가 있다. 입이 들어가 세련되고 이지적인 인상을 주면서 얼굴이 V

라인으로 바뀌어 좀 더 여성스러워 보이고 성숙한 분위기를 연출할 수 있기 때문이다.

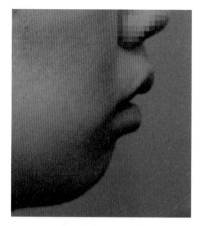
〈무턱 필러 before〉

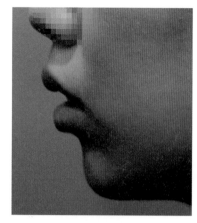
〈무턱 필러 after〉

지방이식,
적게 넣고 많이 살린다

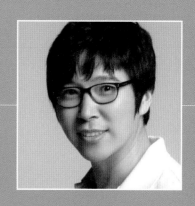

'파미셀 줄기세포연구소' key 닥터
삼성서울병원 외래교수
네이버지식인 건강의학 상담의
'ST90 Studio' 대표/ 사진작가
http://www.dimare.co.kr

이하영

디마레클리닉 원장

지방이식,
적게 넣고 많이 살린다

21세기엔 건강한 동안미인이 대세이다

당대를 상징하는 미인으로 꼽히고 있는 클레오파트라나 양귀비의 경우 사실은 평균 이상으로 통통했다고 한다. 요즘 시대라면 미인 소리는커녕 다이어트가 꼭 필요한 여성군으로 분류되었을 거라는 말이다. 미인에 대한 기준은 이렇게 시대에 따라, 그 나라의 정서에 따라 조금씩 다르다. 우리나라의 경우 지난 20세기엔 얼굴이 창백하고 바람이 불면 금방이라도 날아갈 듯한 가녀린 몸매의 청순가련형 여성을 선호했었다.

그러다보니 영화와 TV 드라마에 나오는 여주인공들은 툭하면 불치병에 걸리거나 시한부 인생으로 설정되곤 하였다. 20세기 초에 영화와 드라마 여주인공들이 가장 많이 걸린 병 중 하나가 백혈병이었던 건 청순가련형 여성의 모습에 가장 부합했기 때문이었는지도 모른다. 게다가 주변 사람들이 여주인공을 아무리 괴롭혀도 여주인공은 항변도 못하고 묵묵히 당하거나 '백마 탄 왕자'와 같은 멋진 남자 주인공이 나타나 여주인공을 위험에서 구해주는 내용이 주를 이루었다.

그러나 21세기에 들어서면서 영화 〈엽기적인 그녀〉의 여주인공과 같이 20세기와는 다른 도전적이고 발랄한 여성형이 등장하기 시작하였다. 젊은 여성

184

들의 가치관이 수동형에서 능동형으로 바뀌고 '건강하고 건전한 삶'으로서의 '웰빙 문화'가 자리잡으면서 21세기엔 외모에 대한 기준도 달라졌다. 청순가련형은 '청승가련형'이란 인식변화와 함께 '건강미인'이 각광받게 된 것이다. 미인형 얼굴에 대한 기준도 달라졌다. 건강하고 밝은 동안형 얼굴이 미인형 얼굴로 자리잡게 되었다. 20세기에는 청순가련형 트렌드에 맞게 창백한 얼굴을 만들기 위해 노력했다면, 지금은 좀 더 어려보이기 위해 볼살을 키우거나 눈밑 애교살을 일부러 만들어 넣는 시대가 된 것이다.

요즘 여성들은 예쁘다는 말 이상으로 "나이보다 훨씬 어려 보인다" 혹은 "동안이다"라는 말을 좋아한다. 따라서 20대에는 좀 더 예쁘게 보이기 위해 성형을 하지만 그 이후엔 자기 나이보다 더 젊어 보이기 위해 성형을 하는 경향이 있다. 같은 연령대라도 훨씬 더 나이 들어 보인다면 결국 상대보다 좀 더 예쁘다는 장점도 희석될 수 있기 때문이다.

모든 인간은 생로병사에 대한 두려움과 거부감이 있지만 여성들은 특히 달라지는 피부의 변화에 심한 박탈감을 느낀다. 생로병사를 피해갈 수 없듯 피부노화도 인간의 삶의 일부이다. 인간은 성장발육이 왕성한 청소년기를 지나 20대 중후반이 되면 몸속의 수분 함유도가 떨어지기 시작한다. 유아기에 몸무게의 70%를 차지하던 수분은 나이가 들수록 감소해 성년기에는 60%, 노년기에는 55% 정도가 된다. 수분을 잃은 피부는 건조해지면서 점점 거칠어지고 주름이 생긴다.

나이가 들면 중력에 의한 영향도 받지만 특히 얼굴의 지방층과 진피층이 감소하면서 피부가 처지고 앞볼, 옆볼, 입 주변, 이마 등의 부위가 꺼지는 현상이 나타난다. 몸에 지방이 너무 없으면 병약해 보이고 늘 피곤해 보인다. 간혹 20대 초반의 나이라도 갑작스런 다이어트나 과로, 그 외 선천적으로 얼굴에 살이 없는 경우엔 볼이 푹 꺼져서 눈가나 입가에 주름이 잡히고 다크서클이 생겨서 '나이 들어 보인다'는 말을 듣게 된다. 이럴 때에는 이목구비의 문제가 아니기 때문에 예쁜 이목구비를 가지고 있어도 예뻐 보인다는 말보다 "아픈 사람 같다"는 말을 더 자주 들을 수 있다. 자기 나이보다 젊어 보이는 사람들의 공통점은 얼굴에 적당히 살(볼륨감)이 있어서 전체적으로 부드럽고 선이 매끄럽다는 것이다.

적당한 볼륨감은 몸매는 물론이고 아름다운 얼굴에 있어서도 필수조건이다. 적당한 지방이 분포되어 있어야 입체감 있는 아름다운 얼굴 라인을 이룰 수 있다. 그래서 요즘은 젊고 아름다운 외모를 위해 지방이식을 많이 하고 있다. 젊은 층에선 이마나 입가의 볼륨감을 좀 더 좋게 하기 위해 한다면, 30대 이후에는 입가의 팔자주름이나 꺼진 볼살, 눈밑 꺼진 부위의 보완을 위해서 하고 있다. 그리고 특정 부위가 아니라 얼굴 전체적인 윤곽과 라인을 좀 더 입체감 있고 부드럽게 만들기 위해서도 많이 하고 있다. 보톡스나 필러제도 비슷한 효과가 있지만 한시적인 데다가 피부에 이물질을 주입하는 것에 거부감을 갖고 있는 사람들에게 지방이식은 최선의 방법인 셈이다.

여자 연예인들 사이에서도 페이스 지방이식은 이제 더 이상 특별한 이슈가 되지 않을 정도로 흔하다. 다만 차이가 있다면 지방이식을 받았다는 사실을 온 세상이 다 알게 하느냐, 아니면 가족도 모르게 하느냐가 아닐까 한다. 가끔 여자 연예인들이 금방이라도 터질 듯한 부푼 얼굴로 나타나선 "요즘 부쩍 살이 쪘어요"라든가 "컨디션이 안 좋아 얼굴이 많이 부었어요" 하는 변명을 하는 걸 볼 수 있는데, 그 때문인지 사람들은 지방이식에 대하여 '얼굴이 빵빵해지는 걸' 반드시 거쳐야 하는 시술이라고 오해하고 있다. 그러나 지방이식은 시술자의 실력에 따라서 얼마든지 주위에 요란한 광고를 하지 않고도 "이상하네. 언젠가부터 전보다 훨씬 젊어지고 예뻐졌어" 하는 말을 들을 수 있는 시술이라는 것이다.

자가지방이식 기술은 여전히 진행중

미용성형을 선택할 때 일부 사람들은 아직도 보형물이나 이물질을 자기 몸에 주입하는 문제에 대해선 쉽게 결정을 내리지 못한다. 그런 점에서 지방이식은 그런 대상까지도 모두 끌어들일 수 있을 만큼 매력적인 수술 방법이다. 자가지방이식은 자신의 특정 신체부위 중에 있는 불필요한 지방을 채취하여 지방이 필요한 다른 부위에 다시 주입하는 것을 말한다. 1990년에 콜먼 박사에 의해 처음 개발된 이후 국내에서도 꾸준히 발전하였으며 수요도 계속 늘어나고 있다. 지방이식 시술은 우리나라의 경우 1997년엔 3만8259명이었다가 2005년에는 9만9439명으로 늘어날 정도로 빠르게 성장하고 있다. 원래 자기 몸에 있던 지방을 쓴다는 점 때문에 심리적으로도 거부감이 없고 피부 내에서도 이물감 없이 받아들여진다는 점에서 앞으로도 수요가 점점 더 커질 것으로 보인다. 그만큼 수술 방법과 기술력도 발전할 거라고 생각된다.

지방이식에 선행하는 과정은 지방흡입이다. 다른 부위에 비해 상대적으로 지방이 많은 배나 옆구리, 허벅지 및 엉덩이 부분의 지방세포를 채취한 뒤 원심분리기에 넣고 돌려서 기름 성분이나 마취액, 기타 혈액 성분들을 모두 제거한 후에 순수 지방세포만을 추출한 뒤 넣고자 하는 부위에 주입하게 된다. 지방이식 후에는 이식한 지방의 생착 과정을 거치게 된다. 이 과정에서 이식한 지방이 모두 살아남는 것이 아니고 일부 지방은 조직에 흡수되고 나머지 일부만 생착하여 남게 된다. 생착률은 이식한 부위에 따라, 환자의 피부 상태에 따라, 나이에 따라, 건강 상태에 따라, 음주와 흡연 여부에 따라 조금씩 다르게 나타난다. 지방의 흡수는 이식 후로부터 약 3~6개월에 걸쳐 꾸준히 진행되어서 그 후 생착이 된 지방세포는 반영구적으로 지속된다고 할 수 있다.

자가지방이식의 최대 장점은 자신의 조직이기 때문에 거부반응이 없으며 염증이나 합병증 발생이 거의 없다는 점이다. 이런 긍정적인 특성 때문에 지방이식은 계속해서 방법적인 발전을 거듭해 오고 있다. 초기 지방이식술은 주사기를 이용해 흡입한 뒤 다시 주사하는 방식이었기 때문에 지방의 양이 제한될 뿐 아니라 과정도 번거로웠다. 무엇보다도 생착률이 10~20%로 매우 낮았다. 자가지방의 이점으로 부작용이 없다는 점은 좋았지만 생착률이 떨어진다는 것은 지방이식의 최대 딜레마였다. 결국 '어떻게 하면 주입된 지방을 최대한 살아남게 할 것인가'에 의사들이 몰두하게 되었고, 그 결과 자가지방이식의 수술기법이 오늘날과 같이 발전할 수 있었다.

▶ 지방이식이 가능한 부위

1. 낮거나 밋밋한 이마, 좁은 이마, 비대칭 이마

2. 꺼진 관자놀이 부위

3. 함몰된 눈꺼풀과 주름

4. 매부리코 교정 및 낮은 코 개선

5. 눈밑 다크서클

6. 밋밋한 앞볼

7. 꺼진 옆볼과 돌출된 광대 라인 개선

8. 볼살이 없는 경우

9. 팔자주름 개선 및 귀족수술 대체

10. 무턱

11. 각종 주름 및 흉터 치료

▶ 지방이식 방법들과 줄기세포 지방이식

지방이식에 있어서의 관건은 생착률을 높이는 것이었다. 지방이식의 발전은 결국 생착률을 향상시키기 위한 노력의 결과라고 할 수 있다. 지방이식은 크게 다음과 같이 분류할 수 있다.

1세대 지방이식(단순 지방이식) : 채취한 지방을 아무런 처치 없이 이식하는 방법이다.

2세대 지방이식(분리형 지방이식) : 채취한 지방을 원심분리한 후 이식하는 방법이다.

3세대 지방이식(3차원 지방이식) : 분리한 지방을 여러 층으로 이식하는 방법이다.

4세대 지방이식(PRP 지방이식) : 채취한 지방과 PRP 성장인자 혈소판을 이식하는 방법이다.

5세대 지방이식(줄기세포 지방이식) : 채취한 지방을 분리 후 인체 내 줄기세포 함께 이식하는 방법이다.

1세대 지방이식 방법은 생착률이 현저하게 낮았기 때문에, 채취한 지방을 원심분리해서 이식하는 2세대 지방이식 방법이 개발되었다. 그러나 여전히 많은 양의 지방이 흡수되는 문제 때문에 필요한 양보다 훨씬 많은 양을 과주입하는 경향이 있었다. 흡수될 것에 대비해 1.5~2배의 지방을 넣는 것이다. 그러다 보니 지방이식 직후의 얼굴은 터질 것 같이 빵빵한 모습이 되었다.

그러나 많이 넣는다고 그만큼 많이 생착되는 건 아니다. 밥 한 그릇의 소화력을 가지고 있는 사람한테 세 그릇을 먹게 되면 과부하가 되어 배탈이 나듯이, 과주입은 오히려 피부 처짐과 비대칭을 만들 수 있다. 지방의 생착률이 떨어지는 건 주입된 지방량이 부족해서가 아니다. 그렇기 때문에 아무리 빵빵하게 넣어도 2세대 지방이식의 경우 지방의 생착률은 높지 않은 게 사실이다.

그런데 무턱대고 많이 넣어서 볼을 크게 부풀려 놓으면 나중에 지방이 흡수된 뒤 빵빵하게 늘어졌던 피부의 탄력성만 떨어지고 주름이 생기게 된다. 더욱이 필요 이상 부풀려 놓은 얼굴로 인해 지방이식을 받았다는 사실을 주변 사람들에게 숨길 수가 없다는 것이다. 그런 문제를 보완하기 위해 분리한 지방을 3층(지방층, 근육층, 골막하층)으로 이식하는 방법이 개발되었는가 하면, PRP 성장인자 혈소판을 이식함으로써 생착률을 높여주는 방법, 채취한 지방을 분리 후 인체 내 줄기세포와 함께 이식하는 방법들이 개발되었다.

줄기세포 지방이식은 이식된 지방이 체내로 흡수되어 소실되지 않고 지속적으로 유지될 수 있도록 환경을 만들어줌으로써 결과적으로 생착률을 최대한 높여주는 방법이다. 성체줄기세포는 제대혈이나 골수, 피부, 지방 등 이미 성장한 조직에서 얻어지는 줄기세포로, 윤리적으로 문제가 되는 배아줄기세포와는 달리 이미 다양한 치료영역에서 사용되고 있다. 줄기세포의 생착률이 다른 어떤 방법보다 월등한 이유는 줄기세포가 스스로 복제를 통해 동일한 형태와 능력을 가진 다른 줄기세포를 만들어 내거나, 복제 시에 사이토카인 및 각종 성장인자들을 분비하여 세포를 활성화하고 성장을 촉진하기 때문이다.

또한 줄기세포의 호밍(homing) 효과도 생착률을 높이는 데에 중요한 역할을 한다. 호밍 효과란 몸속에 주입된 줄기세포가 우리 몸의 손상된 기관과 재생이 필요한 부분으로 이동하면서 세포를 재생해주는 활동을 말한다. 따라서 줄기세포의 분화와 변형 과정에서 만들어지고 촉진되는 성장인자들이 주변 세포들의 유지와 생장을 도움으로써 이식된 지방의 생존력을 높여주고 더 안전하게 정착시켜서 원하는 볼륨을 계속 유지해주는 것이다. 현재 시행되고 있는 지방이식 방법 중에서 줄기세포 지방이식의 효과가 가장 뛰어난 것으로 평가받고 있는 건 줄기세포의 이런 특성 때문이다.

▶ 줄기세포 지방이식의 환경과 시스템

지방이식과 줄기세포 지방이식의 차이가 있다면 대부분의 과정은 같지만 줄기세포 추출의 단계가 더 추가된다는 점이다. 그런데 줄기세포 추출 과정에서 오염이 있을 경우 감염의 문제뿐만 아니라 추출된 세포의 양과 질에도 영향을 미치기 때문에 완전한 무균 시스템이 반드시 갖춰져 있어야 한다. 감염 위험성을 낮추려면 시술 과정에서 공기 접촉과 수작업의 과정을 최소화시켜야 한다. 매 단계에서 공기와 사람에게 노출되면 그만큼 오염 가능성도 높아지기 때문이다. 무균 처치에 대한 지식이 부족하거나 시설이 갖춰지지 않은 곳에서 시술을 받게 될 경우 감염의 위험과 함께 줄기세포의 효과에도 악영향을 줄 수 있다.

디마레클리닉의 '맞춤형 디자인 지방이식'

최근 수년 간 의사로서 가장 많은 에너지를 쏟은 건 지방성형 분야이다. 내

원하는 환자들도 대부분 지방성형을 하기 위해 찾아온다. 지방이식 분야에 몰두하면서 점점 확신을 갖게 되는 건 지방이식이야말로 환자에게 미치는 파급력이 크다는 사실이다. 지방이식은 얼굴에 볼륨을 만들어주는 것과 함께 어느 부위를 얼마나 이식해서 입체감 있는 예쁜 얼굴로 만들어주느냐가 최대 관건이다. 같은 양의 지방을 가지고도 의사의 안목과 솜씨에 따라서 이식 부위와 양이 천차만별이다. 그만큼 이식 후의 결과도 얼마든지 달라질 수 있다. 조금만 넣어도 될 곳에 많이 넣고, 좀 더 넣으면 좋을 곳에 적게 넣고, 안 넣어도 될 곳에 지방을 넣어준다면 결코 만족할 만한 결과를 만들어낼 수 없을 것이다.

같은 재료를 가지고도 맛이 제각각인 건 음식을 만드는 사람의 손맛과 실력 때문이듯이 지방이식에 있어서 환자의 평가가 제각각인 건 지극히 자연스런 일이다. 그래서 어떤 사람은 "지방이식은 금방 원상복귀된다. 하나 안 하나 마찬가지이다"라고 하거나 또 어떤 사람은 "지방이식은 후회 없는 선택이었다"고 말하기도 한다. 그만큼 병원과 시술자의 환경에 따라서 만족도가 크게 달라진다는 얘기이다.

지방성형을 전문으로 하면서 매번 느끼는 거지만 지방이식은 그 사람에게 '행복을 이식'해주는 작업이라는 것이다. 지방이식을 통해 얼굴에 자신감을 갖고 행복한 웃음을 되찾는 걸 보면서 더 큰 책임감을 갖게 된다. 그렇게 해서 환자의 'needs'에 더 귀를 기울이게 되었는데, 지방이식을 하면서 공통적으로 환자들이 바라는 건 생착률과 함께 주변 사람들이 눈치채지 못하게 시술하면 좋겠다는 것이었다.

'맞춤형 디자인 지방이식'은 그런 'needs'를 위해 만들어진 시술 프로그램이다. 기존 병원들이 2~3번에 끝내버렸던 시술을 5번에 나누어 시술함으로써, 주변 사람들도 모를 정도로 자연스럽게 지방이식을 완성시키는 것이다. 지방이식에 있어서 내가 내세우는 모토는 '가장 적은 양으로 가장 큰 효과를 만들어낸다'는 것이다. 어차피 과다주입을 하든 적은 양을 주입하든 생착하는 지방의 수는 거의 일정하다. 따라서 생착 환경을 좋게 하면서 적은 양을 주입해서 많이 살아남도록 하는 것이 환자를 위한 가장 좋은 방법인 것이다.

일주일 이상 빵빵한 얼굴이 유지되어서 "나 지방이식 했어!" 하고 얼굴 전체로 광고를 하게 되는 지방이식과는 달리 디마레 지방이식은 주말에 시술받고 월요일에 출근해도 별로 티가 나지 않는 'after'를 만들어주고자 한다. 이런 과정을 거쳐 5차례의 지방이식을 하게 되면 자신이 원하는 아름다운 라인과 볼륨을 가진 얼굴을 가질 수 있게 된다. 방송인(앵커, 아나운서, 캐스터 등), 직장인, 영업직 등 티가 안 나는 지방이식을 원하는 사람들이 디마레클리닉을 찾는 이유가 여기에 있다.

디마레클리닉에서는 줄기세포 치료연구소인 '파미셀 줄기세포 연구소'와 연계해 줄기세포 지방이식의 선두주자가 되기 위해 최선을 다하고 있다. 특히 감염률을 없애고 생착률은 높이기 위해서 연구를 게을리 하지 않고 있다. 또한 수술에 사용되는 모든 장비는 1시간 전에 무균 처리하여 사용하고 있으며, 에어 무균 시스템을 가동하여 공기 중의 병원균을 최소화하는 데에도 주력하고 있다. 시술 후에는 처리된 지방을 '파미셀 연구소'로 보내 무균 여부를 피드백받고 있다. 이러한 과정을 통하여 현재까지 지방이식을 받은 사람의 감염률 0%를 유지하고 있다.

▶ 디마레 지방이식의 특징

1. 자연스럽다. 예전의 성형과 달리 요즘은 티가 나지 않는 자연스러운 성형을 원하는 추세이다. 따라서 과주입되던 기존의 지방이식 방식에서 탈피하여 저주입 방식으로 부기를 최소화시키고 자연스러운 모습으로 연출할 수 있도록 하고 있다.

2. 줄기세포 지방이식의 최적 환경을 갖추었다. 줄기세포 지방이식의 최적 환경을 갖춤으로써 적은 양의 지방으로도 50% 이상의 생착이 이루어지도록 하였다.

3. 5번에 나눈 시술로 '시크릿 지방이식'이 가능하다. 지방은 꺼지는 성질이

있어서 시술 후 좌우 불균형과 울퉁불퉁함의 문제를 안고 있다. 이러한 부분을 충분한 리터치를 통해서 개선할 수 있다.

4. 지방이식만 전문으로 하고 있다. 디마레클리닉에선 지방이식에 많은 시간과 연구를 투자하였고, 현재 지방성형만 전문으로 하고 있기 때문에 그만큼의 실력과 노하우가 축적되었다.

5. 무균처리 시스템을 갖추었다. 3가지 무균처리 과정(에어 멸균 시스템, 무균 워크스테이션, 연구소를 통한 피드백)을 통해 더 안전한 시술을 받을 수 있다.

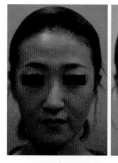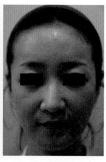

〈자가지방이식 정면 before/ after〉

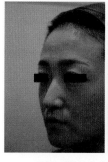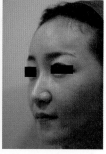

〈자가지방이식 측면 before/ after〉

지방이식에 대한 잘못된 편견과 오해

인터넷을 검색하다 보면 지방이식 정보 공유 사이트에 종종 이런 글이 올라온다.

"지방은 살아남는 수가 매우 적기 때문에 많이 넣을수록 좋아요. 의사 선생

님한테 무조건 많이 넣어달라고 하세요. 제 친구는 볼이 터져라 넣었는데도 6개월쯤 지나니 거의 다 소멸되었더라고요. 그러니 무조건 많이 넣는 게 좋습니다."

이런 글을 읽고 온 환자들은 실제로 "무조건 많이" 지방을 넣어달라고 조른다. 그러다가 지방의 생착률과 생착 환경에 대한 설명을 듣고서야 자신의 정보가 잘못되었다는 걸 알게 된다. 우리나라엔 지방이식에 관해 실력이 좋고 경험이 풍부한 의사들이 꽤 있다. 그들의 공통점은 이식되는 지방량을 조절하면서 생착률을 높이는 데에 주목한다는 것이다. 환자들 입장에선 지방이식의 생착률이 낮다는 불안감에 무조건 많이 이식받으면 좋은 것 아닌가 할 수도 있겠지만 일단은 의사의 판단을 믿고 따르는 것이 가장 좋은 방법이겠다.

지방이식은 매우 섬세하고 예민한 시술이다. 한 번에 효과를 보려고 하기보다는 2~3번 혹은 그 이상으로 나누어 리터치를 받으면서 원하는 결과를 만들어내는 것이 좋다. 시술 방법과 과정이 자연스러우면 그 결과 역시 자연스럽게 얻어지기 때문이다.

지방이식에 대한 또 하나의 오해는 "지방이식은 1~2년 후 원상복귀된다"는 것이다. 환자들은 자신들이 지방이식을 받았을 때 만족을 한 뒤, 시술 직후의 그 상태로 언제까지라도 유지되어야 한다는 잘못된 기대를 가지고 있다. 그러나 사람들은 꾸준히 노화가 이루어지고 있다. 지방이식 후에도 노화는 계속 진행되는 것이다. 그러므로 45세의 여자가 지방이식을 받고 나서 30대 후반으로 보일 정도의 동안 얼굴로 돌아갔다 하더라도 언제까지나 30대 후반의 얼굴로 살아갈 수는 없다는 것이다. 몇 년이 지나 다시 지방이식을 받던 때의 얼굴인 45세의 얼굴로 돌아가게 된다. 그렇게 되면 거울을 보면서 그 환자는 이렇게 투덜댄다.

"뭐야? 다시 원상복귀되었잖아!"

엄밀하게 말하면 그 현상은 원상복귀라고 할 수 없다. 노화의 계속된 반영이고 또 다른 지방세포의 소멸 현상이기 때문이다. 그러나 50이 되었을 때에도 50처럼은 보이지 않는다는 사실은 외면하는 것이다. 따라서 지방이식을 받으려는 여성들은 지방이식의 메커니즘을 잘 이해해야 한다. 지방이식을 받았다고 해서 지방이식을 받았을 때의 얼굴로 언제까지나 유지할 수는 없다는 사실을 당연하게 받아들여야 한다. 이식된 지방의 흡수로 오는 원상복귀로의 변화가 아닌 계속된 노화로 인한 변화는 피할 수 없기 때문이다. 그러나 꾸준히 피부 관리를 받고 지방이식 리터치를 해준다면 자신의 나이보다는 늘 젊어 보일 수 있다는 것, 그것이 지방이식의 특성이자 장점이다.

치료 후기 **남편도 예뻐졌다고 칭찬한 페이스 지방이식**

　나 역시 어렸을 땐 살이 많은 통통한 얼굴이었는데 아이를 출산하고 나이가 드니 팔자주름도 생기고 눈밑도 꺼지고 볼록했던 이마도 살이 빠지기 시작했어요. 뭔가 해야겠다 고민하던 차에 지방이식을 생각하게 됐어요. 여기저기 상담도 많이 하고 조사도 하다가 디마레로 결정하고 바로 수술 날짜를 정했어요.

　남편이 성형수술이라면 질색을 하는 통에 티 안 나게 하는 게 절실했는데, 디마레 지방이식이 그렇다고 해서 결정한 거였지요. 처음 시술받았을 땐 이마를 해서 그런지 조금 부었어요. 그렇지만 다른 곳의 지방이식과 비교할 바는 아니더군요. 안경 쓰면 커버되는 정도의 가벼운 부기라고 해야겠지요. 정말 희한하게 안경을 쓰면 티가 하나도 안 나더라고요.

　정확하게 뭔지는 모르지만 어딘가 달라졌다는 걸 남편도 눈치챘지만 딱 집어 어딜 어떻게 손댔는지 모르는 남편은 예뻐졌다며 긍정적인 반응을 보였습니다. 그리고 조금 생겼던 부기도 일주일이 지나자 쏙 빠지더군요. 한 달 후 2차 시술을 받았을 땐 부기가 덜했지요. 그것도 일주일이 지나자 싹 빠졌어요. 3차 시술은 정말 딱히 부기랄 것도 없이 예쁘게 자리잡아서 이 상태만 유지해주면 좋겠다 싶더군요.

　예전엔 셀카 사진 찍는 걸 별로 즐기지 않았는데 요즘은 사진 보는 재미에 자꾸 찍게 됩니다. 의사 선생님이 젊으셔서 그런지 예쁘고 자연스럽게 잘 만들어준 것 같아요. 가장 맘에 드는 건 길에 흔히 보이는 지방이식한 얼굴 같지 않아 보이는 거예요. 어딜 어떻게 손댔는지 족집게처럼 알아내는 친구들도 전혀 모를 정도에요. 자꾸 왜 이렇게 예뻐지느냐고 하도 물어서 귀찮을 정도지요. 원장님, 감사합니다.

탈모 치료와
모발 이식으로
아름다움을 완성한다

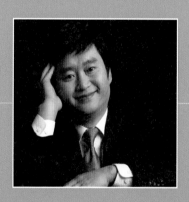

피부과 전문의/ 흉부외과 전문의
(전)청담 이지함피부과 모발센터 원장
세계모발학회 정회원
프랑스 'Hospital of Meuilly' 모발 이식 연수
http://www.maxwellhair.co.kr

노윤우

맥스웰피부과 원장

탈모 치료와 모발 이식으로
아름다움을 완성한다

머리카락이 빠질 때 사람들은 슬픔에 빠진다

율 브린너, 존 말코비치, 브루스 윌리스, 마이클 조던, 이덕화, 설운도, 박명수, 구준엽, 길.

이들의 공통점은 모두 심각한 탈모로 가발을 상용하거나 탈모 때문에 아예 머리를 모두 깎아버린 스타들이라는 것이다. 그룹 부활의 리더 김태원은 여러 예능 프로그램에서 독특한 언행과 함께 긴 생머리가 트레이드마크가 되어 '국민할매'라는 닉네임까지 얻으며 제2의 전성기를 살고 있다. 그런데 최근에 자신이 부분가발을 착용하고 있으며, 한때 심한 뒷머리 탈모로 실의에 빠진 나날을 보냈었다는 고백을 해서 사람들을 놀라게 했다. 브루스 윌리스의 경우 탈모로 아예 머리카락을 모두 깎아버려 자신만의 강인하고 남성다운 이미지를 만들어 〈다이 하드〉와 같은 히트작들을 만들어내긴 했지만 그런 경우는 흔치 않다. 연기자 이덕화의 경우 많은 드라마에서 여전히 중요한 배역들을 맡고 있지만 만약에 그가 가발을 착용하지 않고 탈모를 그대로 둔 채로 연기 활동을 했더라면 그의 배역과 이미지에는 분명 한계가 있었을 것이다.

사람들은 탈모에 대해서 심한 거부감을 가지고 있다. 탈모는 그만큼 그 사람의 인상 혹은 이미지에 감점 요인이 되기 때문이다. 원빈, 장동건, 이효리,

김태희가 아무리 잘 생기고 예쁜 외모를 가지고 있다 하더라도 브루스 윌리스처럼 대머리거나 심한 원형탈모를 가진 사람들이었다면 그들을 바라보는 대중의 시선들은 또 어땠을까? 머리카락의 숱과 헤어스타일은 그 사람의 이미지를 달라보이게 할 뿐더러 더 젊어 보이게도 하고 더 나이 들어 보이게도 한다. 여성들의 경우엔 말할 것도 없다. 대부분의 여성들은 탈모를 자신에게 찾아오는 어떤 비극보다도 최악으로 받아들이려는 경향이 있다.

국민건강보험공단의 2011년 분석에 의하면, 우리나라 탈모 인구는 1,000만 명을 넘어섰다. 그 중에서 성인남성의 14%, 성인여성의 5.6%가 탈모 증세에 시달리고 있다고 한다. 특히 20~30대의 탈모 환자가 전체 탈모 환자의 48.8%나 차지할 만큼 젊은층의 탈모현상이 급증하고 있다. 젊은층의 탈모는 대인기피증이나 우울증으로 이어지며 사회생활을 어렵게 한다는 점에서 중장년층의 탈모보다 훨씬 심각하다.

그런데 문제는 탈모를 받아들이는 정서적 충격이 매우 크면서도 탈모를 해결하는 데에 있어선 여전히 많은 사람들이 잘못된 방법으로 접근하고 있다는 것이다. 여론조사기관인 'web surveyor'사의 조사를 예로 들자면, 여성들이 남자친구에게서 탈모 증상을 발견하게 되었을 때 취할 행동으로 '적극적으로 의학적으로 검증된 치료법을 권장하겠다'는 답변이 27%, '소극적으로 말해보거나 스스로 탈모 치료를 해결하도록 둔다'는 답변이 51%, '병원 치료는 불필요하다'는 답변이 8%, '민간요법을 알아보겠다'는 답변이 26%로 나타났다고 한다. 겨우 27%만이 병원의 전문적인 치료를 받게 하겠다는 것이다.

탈모 치료가 어려운 것처럼 인식되고 있는 건 이처럼 사람들이 전문가의 정확한 치료보다는 불확실한 관리와 시중에 떠도는 잘못된 정보에 의존하고 있기 때문이다. 그러다 보니 어설픈 민간요법으로 오히려 두피를 나쁘게 하거나 탈모 환경을 부추기기도 한다. 가령 식초를 타서 머리를 헹구면 좋다는 말을 듣고 따라했다가 오히려 강한 산성 성분에 의해 자극성 접촉피부염을 일으키는가 하면, 양파즙을 머리에 발랐다가 황화아릴 성분이 모낭과 두피를 손상시키기도 한다.

하지만 탈모를 제대로 치료하겠다는 의지만 확실하다면 탈모를 해결하는 게 어려운 일은 아니다. 최근 10여 년 사이에 탈모에 관한 의학 기술이 놀라울 정도로 성장하였다. 예방 차원이 아니라 확실한 치료 차원이 되면서 탈모 환자들에게 탈모는 더 이상 난치나 불치의 영역이 아니게 되었다.

지금은 피부과 전문의로서 탈모 치료에 관한 한 최고라는 자부심을 가지고 있지만 내가 처음 의사 가운을 입었던 건 심장을 주로 다루는 흉부외과 의사로서였다. 그런데 매일 생사를 오가는 환자들을 보면서 막중한 책임감과 과로, 과도한 스트레스를 받으며 생활하다 보니 탈모가 왔다. 젊은 나이에 겪는 탈모는 한 인간으로서의 삶과 의사로서의 정체성을 다시 돌아보게 할 만큼 영향을 주었다. 그러면서 탈모 치료에 관심을 갖게 되고 연구하면서 흥미를 갖게 되었고, 의사로서 내가 좀 더 잘할 수 있는 일을 모색하게 되었다. 그 즈음 30대 탈모 환자의 우울증으로 인한 자살 소식을 접하게 되면서 탈모가 어떤 질병보다도 환자의 삶을 위협하는 증상이라는 사실에 치료를 뛰어넘는 치유로서의 탈모 치료를 하고 싶다는 생각이 들었다. 그렇게 해서 피부과 전문의 과정을 다시 수련한 뒤 피부과 의사가 되었다.

운이 좋아서 수련의 시절에 국내에서 손꼽히는 스승을 만나 남다른 실력을 키울 수 있었다. 흉부외과 전문의였던 나로선 모발 이식 수술은 어쩌면 당연한 수순이었는지도 모르겠다. 그 후 국내 최고의 피부과들을 거치면서 탈모 치료와 모발 이식에 관한 다양한 경력을 쌓을 수 있었다. 피부과 전문의로서 탈모와 모발 질환에 대한 경험은 탈모 환자에게 가장 적절한 치료를 안내해줄 수 있고, 흉부외과 전문의로서 심장 수술을 할 때의 정교한 기술은 모발 이식 수술에서 정확하고 세밀한 수술을 가능하게 해서 더 자연스러우면서도 높은 생착률을 가져올 수 있었다.

탈모는 수많은 유형이 있고, 아주 미미한 차이일지라도 그 차이를 감지할 수 있는 훈련이 되어 있어야 정확한 진단이 가능하고, 그 진단에 따라 치료를 해야만 환자의 고통을 덜 수 있다. 그래서 모발 이식 수술은 의사라면 누구나 할 수 있지만 동시에 결코 아무나 해선 안 되는 수술이기도 하다. 따라서 탈모가 왔을 때 빠지는 머리카락들을 보면서 슬픔과 절망에 빠져 자신을 괴롭히지 말고 전문병원을 찾아가 탈모를 해결하는 것만이 근본적인 해결책이 될 수 있다.

탈모는 치료될 수 있다

지구상의 살아 있는 생물 중 털은 포유동물과 조류들만 가지고 있는 특징이다. 털이 없었다면 사람들의 평균수명은 지금보다 훨씬 단축되었을 것이다. 그만큼 털은 외부환경으로부터 사람들을 보호해주는 역할을 한다. 머리카락은 태양광선과 물리적 충격으로부터 두피를 보호하고, 눈썹이나 속눈썹은 햇빛이나 땀방울로부터 눈을 가려주는 역할을 한다. 콧속의 털은 외부자극 물질을 걸러내는 작용을 한다. 그런데 이런 모발의 기능 중 사람들에게 가장 큰 비중을 차지하는 건 미적 기능이다. 사람들은 자기 몸을 얼마나 유능하게 잘 보호해주느냐에 대한 의미보다도 얼마나 더 내 외모를 더 돋보이게 하느냐 혹은 망가뜨리고 있느냐에 더 주목한다.

사람의 모발 개수는 약 십만 개 정도로 하루에 약 0.35mm 정도 성장하면서 생장기, 퇴행기, 휴지기를 거쳐 소멸하게 된다. 정상인의 경우 하루에 약 50~100개 정도의 머리카락이 빠지고 그만큼의 머리카락이 새로 생긴다. 하루에 빠지는 머리카락 수가 100개 이상이 되면 '탈모'라고 한다. 그리고 이런 탈모가 어느 순간 중단되지 않고 계속 일어나면 탈모는 치료가 필요한 질환으로 본다.

탈모는 아직까지 그 원인이 확실하게 밝혀지지 않고 있다. 다만 유전적 소인이 많은 영향을 끼치고 그 외 스트레스, 자가면역 이상, 부분적인 감염, 수술 후유증, 분만, 약물, 머리에 물리적인 자극을 주는 행위 등에 의해 일어나는 것으로 알려져 있다. 탈모라는 현상은 같지만 탈모에 이르게 되기까지의 원인은 사람마다 다른 것이다. 따라서 탈모 전문병원이 아닌 곳에서 천편일률적인 탈

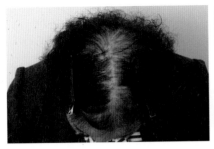
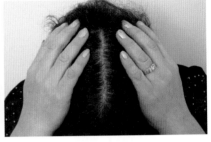

〈탈모 치료 before〉　　　　　　　〈탈모 치료 after〉

모 관리를 받는다거나 민간요법을 쓰다가는 치료시기를 놓치고 탈모를 악화
시킬 수가 있다. 탈모를 빠르고 정확하게 치료하려면 경험이 풍부한 전문의의
진단을 받는 것이 가장 좋다. 스트레스로 인한 탈모와 산후 탈모의 치료가 같
지 않고, 어떤 탈모는 치료만으로도 충분히 해결할 수 있고, 또 어떤 탈모는 치
료와 모발 이식이 함께 이루어져야 하는지 등을 정확하게 판단해야 하기 때문
이다. 원형탈모의 경우엔 피부병이기 때문에 피부병을 고치면 자연스럽게 모
발이 자라나게 된다. 이런 경우 모발 이식을 하게 되면 자극을 주어 탈모 범위
가 더 넓어지게 된다. 이처럼 탈모와 치료 방향에 대해선 전문적인 판단과 처
방이 가장 관건이다.

　그런데 탈모를 경험하는 사람들은 우왕좌왕하다가 병원이 아닌 일반 관리
실에서 근거 없는 고가의 헤어 관리를 받다가 탈모를 악화시키기도 한다. 탈
모 치료에는 탈모의 원인, 탈모 상태, 모낭의 깊이, 약물치료의 반응 등 개인
마다의 탈모 환경을 파악하는 것이 치료의 핵심이다. 사람들은 집안에 대머리
유전인자가 있다면 자신도 당연히 대머리가 될 거라고 확신하고, 젊은 나이에
탈모가 진행되어도 숙명처럼 받아들인다. 그야말로 팔자려니 하는 것이다. 그
러나 아버지가 대머리라고 해서 아들도 반드시 대머리가 되는 건 아니다. 유
전적 소인에 의해서건 다른 원인에 의해서건 심한 탈모증을 제외하고 거의 모
든 탈모는 예방과 치료가 가능하다.

　탈모의 원인과 형태에 따라 정확하게 진단하고 거기에 맞는 처방으로 먹는

약, 주사, 자기장 치료, 레이저 치료, 면역 치료, 광선 치료, 냉동 치료를 병행하면서 꾸준히 치료를 해주면 4~8개월 사이에 진행이 멈추거나 회복이 된다. 모발 이식은 이런 치료를 해본 뒤 경과를 보면서 결정해도 결코 늦지 않다.

남성과는 다른 여성 탈모의 유형과 원인

여성 탈모는 보통 사춘기를 지나면서부터 나타나게 되는데 남성 탈모와 달리 이마의 헤어라인은 유지가 되면서 정수리 부분이나 가르마 쪽이 탈모되는 특징이 있다. 여성의 경우 스트레스에 대한 저항력이 약해 최근에는 탈모를 앓는 20~30대 직장여성들이 부쩍 늘고 있는 추세이다. 여성 탈모는 전체 여성의 60~70%가 일생 중 한 번 이상 탈모를 경험할 정도로 드물지 않은 질환이다. 특히 외모에 민감한 여성들에게 탈모가 일어나면 사회생활에 큰 지장을 줄 정도로 극심한 심리적 위축과 여러 형태의 성격장애나 우울증까지 동반하기 때문에 방치하면 할수록 상태가 악화되어 치료가 어려워진다.

최근에는 젊은 여자 연예인들까지 탈모 전력을 털어놓아 젊은 여성층 탈모가 더 이상 드문 일이 아니라는 걸 알 수 있다. 연기자 서우는 악역 연기를 하면서 스트레스를 받아 원형탈모를 경험했고, 가수 아이유는 앨범 작업을 하면서 스트레스를 받아 원형탈모를 경험했다고 한다. 연예계는 스트레스도 심하고 다이어트에 대한 강박 때문에 영양불균형으로 인한 탈모도 많다. 이처럼 탈모는 더 이상 남성들만의 고민이 아니다. 그러다 보니 외모의 변화에 민감한 여성 탈모는 삶 전체를 위태롭게 만들기도 한다.

몇 년 전에 20대 여성이 탈모 때문에 우울증에 시달리다 자살을 한 일이 있다. 겪어보지 않은 사람들은 "탈모 때문에 죽기까지야"할 수 있지만 막상 당사자들은 '차라리 죽는 게 더 낫겠다'는 극심한 절망에 빠지게 된다. 여성들이 탈모 때문에 느끼는 자살 욕구는 비만으로 갖는 자살 욕구보다 더 심하다고 한다. 비만은 자신의 의지로 개선할 수 있는 여지가 있지만 탈모는 의지만으로 해결되지 않는 차원이라고 생각하기 때문이다.

탈모의 원인은 유전적인 것과 환경적인 것으로 나눌 수 있다. 대부분의 탈모는 유전이 원인이지만 유전적으로 탈모가 아니더라도 후천적인 원인에 의해 탈모가 진행될 수 있다. 같은 환경을 가졌더라도 유전적인 요인이 큰 사람에게 탈모가 더 잘 나타나게 된다. 여성의 탈모는 일반 탈모와 유사한 점이 많으나 신체 특성상 치료에 더 신중해야 한다.

▶ 여성 탈모의 유형

1. 정수리 탈모

여성의 경우 유전적인 소인인 있어서 탈모가 진행될 때 나타나는 유형으로, 대표적인 치료법은 집에서는 바르는 약으로 꾸준히 치료하고 집중치료 동안 내원하여 두피 관리와 특수약물을 통한 두피주사와 헤어셀 자기장 치료 등을 하는 것으로 탈모의 진행을 멈추고 발모의 효과를 기대할 수 있다.

2. 스트레스 탈모

스트레스성 탈모란 감정의 변화를 적절히 관리하지 못해 발생한 정서적인 문제가 신체에 영향을 미쳐 나타나는 형태의 탈모로, 남성에 비해 다양하고 섬세한 감정을 가지고 있는 여성의 특성상 더욱 민감하게 반응한다.

3. 다이어트 탈모

무리한 다이어트로 인해 발생하는 탈모로 주로 외모에 관심이 높은 20~30대 젊은 여성들에게 나타난다. 영양부족으로 탈모가 발생할 가능성이 높으므로 충분히 영양을 섭취해야 한다. 내원치료는 모낭에 직접 영양주사를 놓고 모낭을 강화하는 것으로 치료한다.

4. 산후 탈모

출산 후에 발생하는 탈모는 임신 중에 갑자기 높아졌던 여성 호르몬이 정상 수치로 돌아오면서 일어나는 현상이다. 보통 출산 후 6개월 정도가 지나 정상으로 돌아오지만 적절한 치료로 회복시기를 앞당길 수 있다.

▶ 탈모가 의심되는 초기 증상

모발에 힘이 없어졌다.

퍼머가 잘 안 나온다.

정수리 부분의 모발이 가늘어졌다.

이마의 헤어라인이 변했다.

자고 일어나면 베개 주변에 빠진 머리카락이 많다.

모발에 기름기가 많아졌다.

두피에 자주 뾰루지가 일어난다.

탈모로 의심되는 증상들이 여러 개 나타나면 반드시 병원을 찾아 전문의에게 정확한 진단과 치료를 받는 것이 가장 좋다. 평소 자신의 건강상태뿐만 아니라 모발 상태도 자주 살펴보는 게 좋다. 자신에게 탈모가 진행되었다는 걸 인지할 때쯤이면 이미 상당히 진행된 후일 경우가 많기 때문이다. 모든 질환이 그렇듯이 탈모 역시 초기에 치료받을수록 예후가 좋다.

모발 이식의 혁명, 프랑스에서 도입한 '자동비절개 모발 이식법'

치료만으로는 탈모가 해결되지 않고, 그렇다고 그대로 생활하자니 도무지 삶에 의욕이 안 생기는 탈모 환자라면 모발 이식을 받는 게 좋다. 탈모에 있어서 가발이 해결의 방편일 수는 있지만 근본적인 해결책이 될 수 없는 건 '탈모'라는 현상은 그대로 남아 있기 때문이다. 모발 이식의 핵심은 자연스럽게 자신의 머리 형태를 되찾아주면서 동시에 잃어버린 자신감을 회복하게 하는 치유의 과정이기도 하다.

그런데 모발 이식이라고 해서 무조건 원하는 만큼 이식을 할 수 있는 건 아니다. 모발 이식은 자신의 뒷머리 모발을 사용하기 때문에 이식할 수 있는 모발이 한정되어 있다. 하지만 이식 가능한 모발의 수가 적지 않기 때문에 20~30대에 이식을 하고, 향후 더 진행이 될 경우 40~50대에도 2~3번 정도 나눠서 이식해주면 최대 효과를 얻을 수 있다. 중요한 건 모발 이식의 전후 관리이다. 모발 이식을 하러 오는 환자들 중에는, 모발 이식만 하면 탈모 부위를 해결할 수 있다고 단정하고 다른 치료 과정을 거부한 채 이렇게 요구하는 사람들이 있다.

"저는 탈모 치료를 받으러 병원을 오고갈 시간이 없습니다. 그러니 모발 이식으로 한 번에 해결하고 싶습니다. 모발 이식만 하면 탈모 부위는 해결되는 것 아닙니까?"

물론 모발 이식으로 문제 부위를 짧은 시간에 해결해줄 수 있다. 그러나 단지 이식만으로 탈모 환자에게 도리를 다했다고 한다면 탈모 전문의사라고 할 수 없을 것이다. 환자에게 가장 좋은 치료는 미래까지 대비한 치료여야 하기 때문이다. 탈모가 찾아온 사람은 유전적 요인, 식습관, 생활습관, 정서 등등 탈모를 부추길 만한 환경을 가지고 있기 때문이다. 그런 환경에 빈번하게 노출됨으로써 두피와 머리카락의 상태가 탈모로 이어진 것이다. 그런데 문제 개선에는 노력을 기울이지 않고 단순히 모발 이식만 해준다면 그 부분은 여전히 탈모 환경에서 벗어나지 못한 셈이니 탈모가 재발될 수밖에 없다. 그러므로 환자의 탈모 유형과 진행을 정확히 예상하고 이식을 한 뒤, 먹는 약과 바르는 약 등으로 더 이상 진행이 되지 않게 치료를 해주어야만 재발을 예방할 수 있는 것이다.

최근에는 다양한 이식법과 치료법들이 개발되어 있으므로 전문의의 처방을 잘 따라준다면 탈모로 인한 고통과 스트레스에서 벗어날 수 있을 거라고 생각한다. 무엇보다도 환자 개개인의 상황에 맞는 수술 테크닉이 필요하다. 모발 이식은 심은 대로 자라나는 정직한 수술이지만, 이식한 머리카락은 한 달 내에 80%가 빠진 뒤 다시 자라나는 과정을 거쳐야 한다. 간혹 이걸 모르고 수술 후 머리카락이 다시 빠지는 걸 보면서 수술이 실패했다고 오해하기도 한다. 모발 이식은 탈모 부위를 회복하는 가장 효과적인 방법으로, 털을 옮겨 심는 것에 그치는 것이 아닌 털을 자라게 하는 피부 조직을 이식하는 것이 핵심이다. 주로 탈모의 영향을 받지 않는 옆머리, 뒷머리 모낭조직을 채취하여 탈모가 진행된 앞머리나 윗머리 또는 헤어라인, 눈썹, 속눈썹 등 필요한 부위에 이식을 하게 된다.

모발 이식에 있어서 최근에 가장 주목받고 있는 수술법은 프랑스에서 개발된 '자동비절개 모발 이식법'이다. 기존의 모발 이식법인 절개법은 뒷머리 면적의 일부분을 절개해서 덜어낸 뒤 두피를 당겨서 봉합하고, 덜어낸 두피를 모낭 단위로 분리 후 이식을 하는 방법이었다. 그래서 뒷머리의 탄력, 상처 등으로 인해 모발 이식의 횟수가 2~3회 정도에 그칠 수밖에 없었고, 초기 탈모나 재수술에 있어서 한계가 있었다. 이런 문제를 해결한 것이 바로 자동모발 이식법이다. 자동모발 이식법은 기존에 수동으로 하던 비절개 방식을 획기적으로 개선하여 상용화한 것으로, 최신기기를 이용하여 절개를 하지 않고 수술하기 때문에 수술 상처가 남지 않고 재수술도 훨씬 간단해졌다. 그만큼 대량이식도 가능해진 것이다.

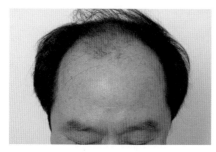
〈모발 이식 before〉

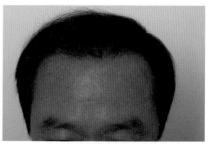
〈모발 이식 after〉

이 수술법은 현재 미국, 유럽, 일본 등의 선진국에서 수천 건의 성공 수술 사례를 통해 획기적이고 가장 효과적인 모발 이식법으로 인정받고 있으며, 무엇보다도 서양인보다 밀도가 낮고 모발이 검은 한국인을 포함한 동양인에게 훨씬 더 적합한 수술이다. 맥스웰피부과의 모발 이식은 이 기술을 그대로 가져온 것이므로 효과와 환자의 만족도 면에서 최상의 결과를 보이고 있다. 그러므로 지금은 모발 이식에 있어서 어느 때보다도 최적의 환경과 타이밍을 갖추었다고 할 수 있다.

▶ 모발 이식 수술의 장점

1. 관리가 자유롭다. 모발 이식은 본인의 피부세포를 이식하는 것이기 때문에 부작용을 걱정하지 않아도 된다.

2. 평생 빠지지 않는다. 이식에 사용하는 모낭세포는 주로 옆머리와 뒷머리에서 가져오므로 탈모의 영향을 받지 않는다. 따라서 이식을 하고 사후 관리를 제대로 해주면 평생 유지된다.

3. 자연스럽다. 자기 모발이 자라나는 것이므로 기존의 모발과 느낌이 동일하고 생착 후에는 이식했다는 표시도 남지 않는다.

2% 부족한 아름다움을 채워주는 미용 이식

1 헤어라인 이식

얼굴 형태는 이마의 헤어라인에 따라서 많이 달라진다. 국내외 각종 미인대회에서 뽑힌 미인들의 공통점은 예쁜 헤어라인을 가지고 있다는 것이다. 이목구비가 아무리 예뻐도 이마와 앞머리카락의 경계가 동그랗고 예쁘지 않고, 커다랗고 횡한 사각이마를 그대로 드러내고 있다면 인상이 강해 보이고 여성성이 부족해 보인다. 그래서 여성들은 원형 또는 계란형으로 보이는 둥근 라인을 갖고 싶어 한다. 선천적으로 넓고 네모난 이마를 가지고 태어났거나 후천적으로 탈모로 인해 M자 이마를 갖게 되면 여성들에겐 스트레스 요인이 된다. 그런데 여성형 탈모에게서 15% 정도가 M자형 탈모를 보이고 있다. 헤어라인에 자신감을 잃게 되면 여성들은 모자를 써서 이마를 가리거나 앞머리를 내려서 감추려고 한다.

그런 의미에서 헤어라인을 교정하는 모발 이식은 최근에 많은 여성분들이 관심을 갖는 분야이기도 하며, 이미 많은 여성들이 수술을 통해 예쁜 헤어라인과 함께 얼굴이 작아보이는 효과까지 얻었다. 하지만 헤어라인 이식의 최대 목적은 더 아름다워지기 위한 데에 있으므로 의사의 미적 감각과 디자인, 수술 테크닉이 매우 중요하다.

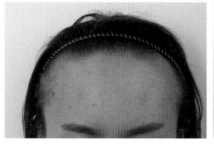

⟨헤어라인 이식 before 정면⟩

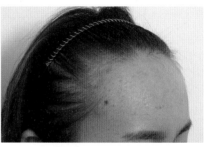

⟨헤어라인 이식 before 측면⟩

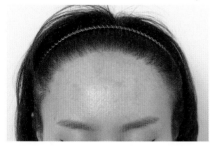

⟨헤어라인 이식 after 정면⟩

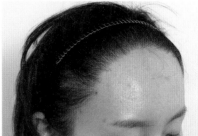

⟨헤어라인 이식 after 측면⟩

② 눈썹 이식

스타 송승헌은 한때 '숯검덩이 눈썹'으로 불렸으며 지금도 숱 많고 짙은 눈썹은 그의 가장 큰 매력으로 꼽히고 있다. 만약에 그의 눈썹이 반대로 흐리고 옅었다면 어땠을까? 눈썹이 짙은가 흐린가, 숱이 많은가 적은가, 눈썹의 모양은 어떤가 등에 따라서 인상은 얼마든지 달라질 수 있다. 그래서 예로부터 많은 관상학자들은 눈썹의 생김새를 통해 그 사람의 운명을 예견하곤 했었다. 물론 화장술의 발달로 눈썹을 자유자재로 그려 넣을 수도 있지만 화장으로 인한 눈썹 모양과 자기 모발로 만들어진 눈썹에 의한 인상은 같을 수가 없다. 무

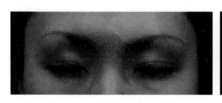

⟨눈썹 이식 before⟩

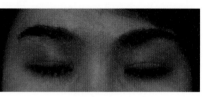

⟨눈썹 이식 after⟩

엇보다도 자연스럽지 않다. 그런데 눈썹 이식을 통해 그 사람의 얼굴형에 가장 잘 어울리는 눈썹을 이식해주면 인상이 훨씬 부드러워지면서 얼굴형이 선명해지는 효과가 있다.

3 속눈썹 이식

크고 아름다우며 선명한 눈은 모든 여성들의 로망이다. 남성들 또한 여성을 처음 만나게 되면 가장 먼저 눈을 본다는 사람들이 가장 많을 정도로 여성의 아름다운 눈은 외모를 평가하는 데에 있어서 중요한 척도가 되기도 한다. 그러다보니 여성들이 화장을 하면서 가장 공을 들이는 것도 눈화장이다. 눈매를 강조하면서 속눈썹을 짙고 풍성하고 길게 하기 위하여 아이라인, 마스카라, 인조속눈썹 등을 이용한다. 하지만 욕심이 지나치다 보면 눈화장이 진해져서 역효과를 가져오기도 한다. 더러는 이런 애인을 둔 남성들이 밤을 함께 보내고 나서 눈화장이 지워진 애인의 얼굴을 본 뒤 "누구세요?" 했다는 이야기도 심심치 않게 나온다.

속눈썹 이식은 한 번의 이식으로 늘 자연스럽고 풍성한 눈썹을 갖게 한다. 자신의 모발 중 가는 연모를 선택하여 속눈썹 부위에 이식함으로써 단순히 풍성하게 하는 것이 아니라, 눈 모양을 더 크고 매력적으로 보이게 한다. 맥스웰 피부과에서는 10년의 경험과 노하우를 통해 개발한 특수한 시술법 SST를 통해 정교하고 안전하게 길고 아름다운 속눈썹을 만들어내고 있다.

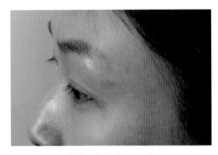
〈속눈썹 이식 before〉

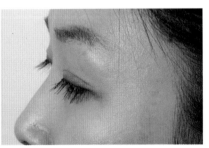
〈속눈썹 이식 after〉

성형외과 전문의 조OO 원장님의 모발 이식 수술

노윤우 원장님, 우선 긴 시간 수술을 차분히 진행해준 것 무엇보다도 감사드립니다. 제가 성형외과 의사인데도 불구하고 탈모 관련한 치료법에 대해 지식이 많지 않아 늘 궁금한 게 많았는데 세심하게 상담도 해주고, 결국 원장님에게 수술까지 받게 되었네요. 수술 전날 준비에서부터, 수술 당일 마취 및 드레싱까지도 꼼꼼하게 챙겨주고, 다음날 머리 감을 때도 수술 부위를 봐주니 평소 걱정 많은 저로서도 마음 편히 수술 후 회복과정을 밟아나갈 수 있었습니다.

사실 전 수년 전에 학교 다니면서 의사고시 시험을 준비할 때 첫 수술을 받아서 이번이 두 번째 수술이었습니다. 당시에는 수술 받고 뒷머리가 당기고 아파서 이틀간은 집에서 꼼짝도 못했습니다. 이마에서부터 부기가 내려와 눈도 붓고 해서 3~4일간은 어디 나가지도 못했었죠. 수술 후의 관리를 받지 못해, 머리도 7일간은 감지 못하고 가려운 머리만 벅벅 긁으며 일주일을 견뎠던 것 같습니다.

첫 수술 후 나름대로 그 효과를 보고 있었으나, 본래의 탈모는 점차 진행되어 두 번째 수술을 생각하고 있던 차에 선생님을 만난 것이 참 행운이었습니다. 두 번째 수술이니만큼 예전 수술부위인 뒤쪽 두피에 유착이 형성되어 충분한 모낭을 채취하기 어렵지는 않으실까 걱정했는데, 다행히도 훌륭한 솜씨로 필요한 만큼의 모낭을 채취하더군요. 봉합한 자리도 예전에 했을 때보다 아프거나 당기는 느낌이 거의 없습니다.

모낭 채취 및 모낭 이식 동안에 편안하게 마취를 진행해주어 저는 기다리면서 느껴야 했던 불안함도 불편함도 없이 수술을 잘 받을 수 있었습니다. 수술을 마친 후 3,112개를 심었다고 말씀해주셨는데, 저는 시간이 어떻게 지났는지도 모르게 누워 있었지만, 선생님과 수술팀 직원 여러분들이 참 애써주었다는 생각이 들더라고요.

머리를 심은 곳에 딱지가 형성되어 눈에 띌까 봐 연고도 많이 발라주고, 습

윤 드레싱을 해주고는 뒷머리까지 함께 살짝 감아주니, 첫날 집에서 베개 베고 잘 때도 불편한 것 없이 정말 편안하게 잘 수 있었습니다. 바로 다음날 머리를 감겨주니 예전에는 못 느꼈던 상쾌함을 수술 다음날 경험할 수 있었습니다. 머리를 감고 나니 가려운 느낌도 나지 않고, 한결 가벼워져서 수술 다음날은 마음 편히 외출을 할 수 있었습니다. 부기도 거의 없어, 두발선 부위의 이마선이 약간 통통해 보이는 정도밖에 수술 후 부기가 눈에 띄지 않았습니다. 눈까지 부기가 내려갈 일도 없었네요. 새롭게 만들어진 두발선도 정말 자연스럽게 보이더군요. 머리숱이 많지 않아 걱정인 분들은 아실 겁니다.

　수술이 끝나니, 그간 쌓인 체증이 한꺼번에 풀리는 것 같아요. 동료 의사친구들도 다들 수술받기 잘한 것 같다고 격려해주니 더욱 뿌듯합니다. 긴 시간 동안 꼼꼼하고 차분하게 수술 잘 해준 것 다시 한 번 감사드리고, 앞으로도 모발 이식술을 하면서 많은 분들에게 지금처럼 좋은 의술을 보여주길 바랍니다. 앞으로 원장님 앞날에 좋은 일만 가득하길 빌겠습니다.

이마, 뒤통수, 정수리 성형으로 예쁜 두상을 만든다

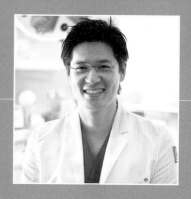

송용태

조각성형외과 원장

한양대학교 대학원 의학박사
한양대학교 의료원 외래교수
서울백병원 성형외과 전공의
스위스 'Hirslanden 두개악안면센터' 펠로우
http://www.jawsurgery.co.kr

이마, 뒤통수, 정수리 성형으로
예쁜 두상을 만든다

두상 때문에 고민하는 사람들

'두상 성형'을 한다고 하면 대부분의 사람들은 "두상 성형이 뭐예요? 머리를 어떻게 성형을 한다는 건가요?" 하면서 의구심부터 드러낸다. 두상 성형이라는 말 자체가 아직은 많이 알려져 있지 않기 때문이다. 하지만 머리 모양(두상) 때문에 한 번쯤 심각한 고민을 해본 사람이라면 두상 성형이 생소한 단어만은 아닐 것이다. 몇 년 전부터 일부 성형외과를 중심으로 두상 성형수술이 적극적으로 이루어지고 있기 때문이다. 사실 '두상 성형'이라는 단어를 썼기 때문에 익숙하지 않으면서 거창한 느낌이 드는 것이지, 두상 성형 중의 하나인 이마 성형은 대부분의 성형외과에서 오래 전부터 해오던 수술이다.

두상 즉 머리 모양은 사람들의 외모에서 이목구비 못지않게 중요한 역할을 한다. 사람의 외모와 인상에서 얼굴 형태가 많은 비중을 차지하는데, 이마와 뒤통수, 정수리는 얼굴의 상반부를 차지하기 때문에 어떤 두상을 가졌느냐에 따라서 인상이 얼마든지 달라질 수 있다. 얼굴에서 V라인을 강조하는 것도 같은 이유이다.

두상 때문에 고민을 해보지 않은 사람들은 '머리 모양이 안 좋다고 굳이 성형까지야' 할 수도 있지만 실제로 두상 성형을 하는 사람들은 '단지 조금 더 예

214

뻐지기 위해서' 하는 성형이 아닌 '평범하고 정상적인 일상을 살지 못하기 때문에' 수술을 하는 절박한 사람들이다. 특히 이목구비엔 전혀 이상이 없고 오히려 예쁜 편에 속하는데도 이마 또는 뒤통수, 정수리의 모양이 일반적이지 않아서 자신감을 잃고 살아가는 사람들이 의외로 많다. 선천적으로 두상의 모양이 안 좋은 사람들도 있고 후천적으로 이상이 생긴 사람들도 있는데, 공통점은 두상의 모양 때문에 일상생활에서 많은 고통을 받으면서 살고 있다는 것이다.

예전에 비해 외모의 중요성이 커지고 두상에 대해서도 관심이 많아진 요즘에는 부모들이 자녀가 어렸을 때부터 예쁜 두상을 만들어주기 위해 신경을 쓴다. 두상은 대개 생후 1년 이내에 자리를 잡기 때문이다. 신생아의 두상은 길쭉한 모양으로 부드럽고 말랑말랑한데, 뇌가 성장함에 따라 두개골이 바깥쪽으로 밀려나가면서 두개골 사이의 봉합선이 벌어지게 되고, 이 벌어진 사이로 뼈가 만들어지면서 두개골이 성장하게 된다. 그러다가 돌이 지나면서 뇌의 성장이 점차 둔화하여 두개골의 봉합선도 하나의 머리뼈로 굳어지는 것이다. 봉합선은 두뇌 성장에 따라 두개골의 골조직을 생산하는 역할을 한다. 두개골의 봉합선이 합쳐지면서 평생의 두상이 완성되는 만큼 이 기간에는 머리의 성장과 변화를 주의 깊게 지켜볼 필요가 있다.

이처럼 두상은 뇌가 성장하고 머리뼈가 굳어지기 전인 생후 1년 내에 결정된다. 그 이후 다섯 살까지 성인 크기의 80~90%까지 자라고, 다섯 살 이후에는 머리뼈보다 얼굴뼈의 성장이 더 많이 이루어지면서 점차 성인의 모습을 갖추게 된다. 한 살 전의 아기는 하루 평균 15~18시간을 자기 때문에 잠을 잘 때의 머리 위치는 두상 형성에 영향을 줄 수밖에 없다. 아기가 한 방향으로만 오랫동안 고개를 돌리고 있다면 한쪽 방향의 머리만 눌려서 비대칭 두상이 될 수 있다. 얼굴이 천장을 향한 자세로만 누워 있는 아기는 머리 뒷부분 전체가 납작하게 들어가게 된다. 그래서 요즘 부모들은 아기에게 예쁜 두상을 만들어주기 위해 누워 있는 아기의 머리 방향을 자주 바꿔주려고 노력한다. 그만큼 두상이 외모 형성에 있어서 중요하다는 걸 알기 때문이다.

하지만 모두가 예쁜 외모를 가지고 태어날 수 없듯이 모두가 예쁜 두상을 가지고 성인이 되는 건 아니다. 심한 경우 성형을 하지 않으면 안 될 정도의 두상을 가지고 살아가야 하는 이들도 있다. 그래서 두상 성형이 필요한 것이다. 선천적 혹은 후천적 요인에 의해 이마, 정수리, 뒤통수 부위가 함몰된 경우, 납작하거나 울퉁불퉁한 경우, 두상 모양이 비대칭인 경우, 혹은 전체 얼굴형과 조화를 이루지 못하는 경우에 수술을 통해 두상 모양을 도톰하고 입체적으로 만들어줄 수 있다. 따라서 두상 성형은 두상의 모양을 예쁘게 잡아주는 것은 물론이고 얼굴이 전체적으로 조화를 이루도록 교정함으로써 잃어버렸던 자신감까지 찾아주는 수술이다.

두상 성형과 오스테오본드

두상 성형은 그 동안 몇 가지 방법들에 의해 이루어져 왔다. 이마 성형에 간혹 실리콘 보형물을 사용하는 경우가 있는데, 이마 피부의 두께가 부위마다 다르고 실리콘 보형물과 이마뼈의 모양과는 차이가 날 수밖에 없어 실리콘과 이마뼈 사이에 피부 두께만큼의 공간이 생길 수밖에 없다. 이마뼈 바로 위로 들어가야 할 실리콘 보형물을 만들 때에는 이마를 덮고 있는 피부 위에 얹혀지는 모양으로 제작해야 하는데, 이마뼈보다 실리콘의 크기가 더 커서 공간이 생기므로 물이나 피가 찰 수 있고 실리콘이 움직일 수도 있다.

또 다른 재료인 본소스(BoneSource, Hydroxyapatite)는 성장이 진행 중인 어린아이에게 골조직이 필요할 때 또는 성인의 두개 부위 재건 성형에 사용된다. 그런데 삽입된 본소스 속으로 혈관과 뼈 조직이 자라 들어가기 때문에 환자의 뼈와 일체가 된다는 게 장점이기도 하지만, 그만큼 제거가 어렵기 때문에 단점이기도 하다. 또한 비용이 너무 비싸 미용성형 목적으로는 적당하지 않다. 메드포어(Medpor, Polyethylene)는 안면골의 일부가 작거나 납작한 경우에 볼륨을 높이기 위해 삽입하여 사용하는 재료인데, 메드포어에는 작은 구멍들이 있어 주변의 골조직 등이 자라 들어가 모양의 변형이 올 수 있으며 제거가 힘들고, 두개골의 윤곽과 잘 맞게 조각하기가 어렵다는 단점이 있다. 그 외에 자가지방이식과 필러 주입의 경우엔 일정 기간 후에 흡수되기 때문에 반복 시술을 받아야 한다는 문제가 있다. 또한 이식된 지방조직이 생착이 잘 안 되어 울퉁불퉁해질 경우 부자연스러운 모양이 되고, 딱딱해야 할 두상이 말랑말랑해서 인위적인 느낌을 주고 어색할 수 있다.

그런 반면에 메틸 메타크릴레이트(Methyl Methacrylate, MMA)를 성분으로 한 오스테오본드는 앞에서의 재료들과 달리 안전성과 효과가 뛰어나기 때문에 미용성형으로서의 두상 성형에 많이 사용하고 있다. 우리 조각성형외과에서 수년째 하고 있는 두상 성형도 오스테오본드를 이용한 두상 성형술이다.

오스테오본드는 미국 Zimmer 사에서 개발한 상품명으로 원래는 두개골이나 어깨뼈, 팔과 다리뼈의 손상이 있을 때 뼈를 대신해 사용되어온 재료이다. 미국 FDA와 한국 식약청의 승인을 받은 안전한 재료로 머리뼈와 촉감이 동일하기 때문에 수술 후에도 이물감이 거의 느껴지지 않는다. 또한 모양이 변형되지 않기 때문에 두피에 영향을 주거나 신경이나 혈관 등을 손상시키지도 않는다. 경우에 따라 제거할 필요가 있으면 쉽게 제거할 수도 있다. 앞에서 언급한 다른 재료들의 문제점들을 거의 극복하고 있는 재료가 바로 오스테오본드인 것이다.

▶ **오스테오본드의 장점**

1. 미국 FDA와 한국 식약청의 승인을 받은 안전한 제품이다.

2. 모양이 변하거나 흡수되지 않아서 1회 수술만으로도 영구적으로 유지된다.

3. 시간이 지나도 울퉁불퉁해지지 않는다.

4. 만져보면 촉감이 머리뼈와 동일하기 때문에 수술한 티가 나지 않는다.

5. 가볍기 때문에 무게감을 느끼지 못한다.

6. 흉터 걱정이 없다.

7. 수술 부위에 물이나 피가 차지 않는다.

8. 보형물 주위로 딱딱하고 두꺼운 피막조직이 생기지 않는다.

9. 두개골이나 두피에 손상을 주지 않는다.

10. 움직이거나 위치가 변하지 않는다.

11. 신경이나 혈관 등 주요 구조물에 손상을 주지 않는다.

12. 제거해야 할 경우가 생기면 쉽게 제거할 수 있다.

오스테오본드가 두상 성형에 사용되는 건 새삼스러운 일이 아니다. 주성분인 메틸 메타크릴레이트는 원래 1940년대부터 인체에 사용되어 왔기 때문이다. 주로 두개골 등의 손상으로 결손부위가 생기거나 선천적 이상으로 두개골 조직이 부족할 때 자가 골조직 대신으로 사용되었던 것이다. 그러다가 1960년대에 최초로 이마 성형을 위해 사용되었다. 인체에 사용된 역사가 긴 만큼 안전성도 검증된 재료라고 할 수 있다. 최근에 미국을 비롯한 선진국들에서 발표하고 있는 연구논문들을 보면 메틸 메타크릴레이트가 두개골 성형술에 가장 적합한 인공뼈 보형물의 하나라는 사실을 거듭 확인할 수 있다.

그런데 현재 아직까지는 오스테오본드를 이용한 두상 성형술을 하고 있는 곳이 많지는 않다. 수술의 난이도가 매우 높고 어느 정도 숙련이 되지 않으면 수술 자체를 시도해볼 수 없기 때문이며, 두상 성형이 아직은 미용성형의 한 분야로 충분히 어필되지 못한 현실 때문이기도 하다. 그래서 규모가 큰 성형외과라 하더라도 두상 성형을 하지 않는 곳이 많다. 그러나 머지않아 두상 성형에 관한 관심이 더욱 커질 거라고 생각한다.

두상 성형을 결심하는 사람들은 살아오면서 두상 문제로 오랫동안 고민하고 고통을 받았던 사람들인 만큼 수술 후에 느끼는 만족도는 다른 미용성형과 비교할 수 없을 정도로 크다. 그런 점에서 나는 지난 수년 간 해온 것처럼 앞으로도 두상 성형 분야에 더 매진할 생각이다. 두상 성형 관련 논문을 꾸준히 발표하고 학술대회에서 관련 사례를 발표하는 것은 두상 성형 정보를 나 혼자 축적하는 데에 그치지 않고 다른 의사들과 공유하여 더 많은 발전을 도모하자는 생각에서이다. 2011년에 있었던 '제69차 대한성형외과학회 학술대회'에서는 「이마 성형술 시에 오스테오본드를 사용하는 수술적 방법(The Use of Methyl Methacrylate for Forehead Augmentation: Technical Note)」이라는 주제로 발표를 해서 주목을 받기도 하였다.

어떤 점에서 두상 성형은 아직 시작 단계라고 할 수 있다. 그런 만큼 더 많은 연구를 필요로 하고 앞으로 더 나은 수술 방법과 재료들이 개발될 거라고 본다. 두상 성형 분야가 다른 성형에 비해 대중화되지 못한 만큼 외로운 과정임에는 틀림없다. 그러나 이마나 뒤통수, 정수리의 잘못된 모양 때문에 정상적으로 살아가지 못하는 사람들이 있고, 그 사람들이 두상 성형을 통해 새로운 삶을 시작하는 걸 보면서 의사로서 느끼는 자부심 또한 크다. 이런 노력 덕분인지 2012년 1월엔 세계3대 인명사전 중 하나인 '영국 케임브리지 국제인명센터'에서 지정하는 '세계선도의학자'와 '2012년 세계 100대 의학자'로 선정되었는가 하면, 국제인명사전에도 이름이 등재되었다. 그 타이틀에 어긋나지 않게 두상 성형 분야를 선도하는 의사가 되어야겠다는 책임을 느낀다.

오스테오본드의 이마 성형

얼굴 윗부분의 인상을 결정짓는 이마 부분이 빈약하거나 납작한 경우에는 이마를 가리고 다녀야 하는 번거로움이 있다. 도톰하고 시원스러워 보이는 이마는 상대방에게 후덕하고 믿음직스러워 보일 뿐만 아니라 여유롭게 보이기까지 한다. 적당히 볼록하게 튀어나온 예쁜 이마를 갖기 위해 필러나 지방이식을 하기도 하지만 영구적이지 않기 때문에 안전하면서도 영구적인 오스테오본드로 교정을 하는 것이 가장 효과적이다.

이마에는 인젝터(injector)라는 주입기구를 이용하여 오스테오본드를 주입하게 되는데, 주입하고 난 후 바깥쪽에서 원하는 모양을 만들어주면 서서히 굳으면서 실제 뼈와 촉감이 유사하게 된다. 단, 머리뼈 바로 위로 주입해야 하기 때문에 두피를 절개하고 머리뼈와 두피 및 이마의 피부를 머리뼈로부터 박리하는 과정을 거쳐야 한다.

이마 성형은 이마의 모양에 따라 조금씩 다르게 이루어진다. '위쪽으로 갈수록 누워 있는 이마'는 이마의 위쪽 2분의 1이 아래쪽 2분의 1보다 더 납작하고 편평한 모양이면서 위로 갈수록 뒤로 넘어가는 경사도가 급하기 때문에 이마가 지나치게 넓어 보일 수 있다. 이런 경우에는 이마가 너무 넓어 보이지 않도록 주의하면서 헤어라인 아래쪽 부위를 좀 더 도톰하게 교정함으로써 개선할 수 있다. '편평한 이마'는 옆에서 바라본 이마의 실루엣이 곡선미가 없고 편평한 모양이기 때문에 볼륨감이 없이 얼굴 전체가 퍼져 보일 수 있다. 이런 경우 전체적인 이마의 모양을 볼록한 이미지로 교정하여 동안의 이미지까지 연출할 수 있다. '수직에 가까운, 서 있는 이마'는 수술로 교정이 쉽지 않은 타입으로, 이마의 가장 튀어나온 부위가 눈썹보다 앞쪽으로 가게 되면 부자연스러운 짱구처럼 보일 수 있기 때문에 삽입되는 오스테오본드의 양을 적게 하면서 실루엣이 곡선으로 나올 수 있도록 교정한다.

그리고 '위쪽 2분의 1이 튀어나온 이마'는 튀어나온 이마의 뼈를 깎거나 다듬을 수 없기 때문에, 튀어나온 부위의 아래쪽으로 오스테오본드를 좀 더 주입하여 위쪽이 덜 튀어나와 보이도록 교정해준다. '눈썹뼈는 튀어나와 있으면서 눈썹 윗부분이 함몰된 이마'를 가지고 있는 경우에도 튀어나온 이마뼈와 마찬가지로 눈썹뼈 부위를 깎거나 다듬을 수 없다. 따라서 눈썹 위쪽으로 함몰된 부위를 주로 채워주면서 전체적인 이마 모양을 도톰하게 만들어준다. '정수리 위쪽으로 길게 솟은 듯한 이마'는 이마의 가로 폭보다 위아래 길이가 더 긴 경우이다. 이럴 때엔 이마 전체를 도톰하게 만들면 얼굴에 비해 이마가 너무 커보이므로 이마의 아래쪽 2분의 1 부위를 주로 강조하면서 위쪽으로는 자연스럽게 연결되도록 교정하는 것이 중요하다. '좁은 이마'역시 교정이 쉽지 않다. 무리하게 도톰하게 만들면 부자연스럽게 튀어나와 보일 수 있다. 전체 얼굴과의 조화를 깨지 않는 범위 내에서 이마가 넓어 보일 수 있도록 도톰하게 교정한다.

▶ 이마 성형 수술 방법

1. 국소마취(부분마취) 하에 수술을 진행한다.

2. 헤어라인 뒤쪽 부위에 5cm 정도 절개를 한다(수술하기 편하도록 머리카락을 여러 가닥으로 땋아 묶은 상태에서 수술하기 때문에 머리카락을 깎을 필요가 없다).

3. 이마 피부 아래 뼈를 싸고 있는 골막을 박리하고 오스테오본드가 들어갈 공간을 만들어준다.

4. 가루 성분과 시약 성분으로 구성되어 있는 오스테오본드를 잘 섞어 말랑말랑한 반죽 상태로 만든 후, 교정하고자 하는 부위에 반죽 상태의 오스테오본드를 주입하여 원하는 모양으로 만들어 주면서 굳힌다.

5. 주입된 오스테오본드가 완전히 굳으면 절개 부위를 스테이플러로 봉합한다.

6. 머리 부위에 붕대를 감는다.

7. 수술 시간은 30~50분 정도 소요된다.

8. 입원할 필요는 없고 30분 정도 안정을 취한 뒤 퇴원하면 된다.

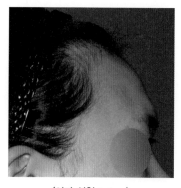
〈이마 성형 before〉

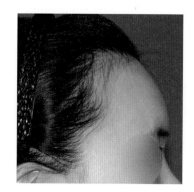
〈이마 성형 after〉

오스테오본드의 뒤통수 성형

동그랗게 솟은 뒤통수는 어떠한 헤어스타일을 하더라도 잘 어울린다. 그런데 얼굴 윗부분의 인상을 결정짓는 뒤통수 부분이 빈약하거나 납작한 경우에는 머리 뒷부분에 볼륨을 주지 않으면 어색해 보인다. 여성들 중에는 긴 생머리를 하고 싶어도 납작한 뒤통수 때문에 그 부분에 웨이브를 많이 주는 파마 스타일만 고집하기도 하고, 다른 사람이 만지는 것조차 병적으로 싫어하기도 한다. 그런데 뒤통수 성형을 받게 되면 짧은 시간에 뒤통수의 윤곽이 바뀌면서 인상까지 달라진다.

뒤통수 성형은 수술 직후 얼굴이 거의 붓지 않으며 멍이 생기지 않는다. 따라서 수술 후 2~3일 후에는 일상생활을 하는데 거의 지장이 없을 정도로 회복 기간이 빠르다. 실제로 주말을 이용하여 수술을 받을 수 있으며 긴 시간 휴가를 내지 않아도 된다.

인젝터를 이용하여 오스테오본드를 뒤통수 부위에 주입하게 되는데, 주입하고 난 후 바깥쪽에서 원하는 모양을 만들어주게 되고 서서히 굳어 실제 뼈와 촉감이 똑같아지게 된다. '전체적으로 납작한 뒤통수'는 정수리 뒷부분에서 직각에 가깝게 꺾여져 내려가는 모양을 한 뒤통수로, 정수리에서 뒤통수까지 부드럽게 이어지는 동그스름한 모양으로 교정하는 것이 중요하며 납작한 부위를 최대한 도톰하게 만들어준다. '정수리 후반부에서 뒤쪽으로 넘어가는 부위가 납작하게 들어가 있는 뒤통수'는 가마 근처부터 납작하게 만져져서 뒤통수까지 낮아 보이는 경우로 수술 범위를 정수리 뒤쪽까지 연장하여 두상의 윗부분의 전후 길이가 길어지도록 교정한다.

'좌우 비대칭이 심한 뒤통수'는 상대적으로 더 함몰된 쪽으로 오스테오본드를 더 많이 주입하여 비대칭 정도를 개선해준다. '가운데가 함몰되고 양쪽이 융기된 하트 모양의 뒤통수'는 해부학적으로 시상봉합(sagittal suture, 失狀縫合) 부위가 함몰된 경우로, 가마 뒤쪽으로 중앙선처럼 길게 함몰되어 만져지고 그 양쪽은 약간 튀어나온 것처럼 보인다. 이런 경우엔 함몰된 시상봉합 부위에 오스테오본드를 삽입하고 나머지 부위엔 그에 맞추어 삽입함으로써 시상봉합 부위가 가장 높게 동그스름한 모양으로 교정한다.

▶ 뒤통수 성형 수술 방법

1. 국소마취(부분마취) 하에 수술을 진행한다.

2. 정수리 뒤쪽 부위에 5cm 정도 절개를 한다(수술하기 편하도록 머리카락을 여러 가닥으로 땋아 묶은 상태에서 수술하기 때문에 머리카락을 깎을 필요가 없다).

3. 뒤통수 피부 아래 뼈를 싸고 있는 골막을 박리하고 오스테오본드가 들어갈 공간을 만들어준다.

4. 가루 성분과 시약 성분으로 구성되어 있는 오스테오본드를 잘 섞어 말랑말랑한 반죽 상태로 만든 후, 교정하고자 하는 부위에 반죽 상태의 오스테오본드를 주입하여 원하는 모양으로 만들어 주면서 굳힌다.

5. 주입된 오스테오본드가 완전히 굳으면 절개 부위를 스테이플러로 봉합한다.

6. 머리 부위에 붕대를 감는다.

7. 수술 시간은 30~50분 정도 소요된다.

8. 입원할 필요는 없고 30분 정도 안정을 취한 뒤 퇴원하면 된다.

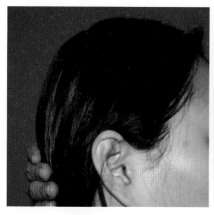
〈뒤통수 성형 before〉

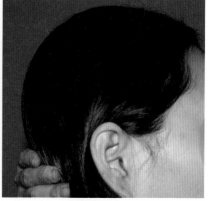
〈뒤통수 성형 after〉

오스테오본드의 정수리 성형

예쁜 정수리 모양은 가운데가 솟아 있으면서 그 주변으로 자연스럽게 내려가는 곡선이 유지되어야 한다. 그런데 선천적 요인이나 후천적 사고에 의해 정수리가 함몰된 경우엔 헤어스타일을 만드는 데에도 문제이지만 외관상으로도 사람들과 다른 모양 때문에 자신감을 잃고 위축된 생활을 할 수 있다.

다른 두상 성형과 마찬가지로 정수리 성형 시에도 인젝터를 이용하여 오스테오본드를 주입하게 되며, 주입하고 난 후 정수리 두피 바깥쪽에서 손으로 눌러가며 모양을 만들게 된다. 이때에 정수리 모양에 따라 교정을 해야 하는데, '전체적으로 편평한 정수리'는 머리가 작아 보이고 상대적으로 얼굴이 커 보일 수 있으므로 납작한 정수리 모양을 동그스름한 모양으로 만들어줌으로써 얼굴형과 조화를 이룰 수 있도록 교정한다. '가운데는 솟아 있는데 양쪽 옆부분이 함몰된 정수리'는 측두부로 넘어가는 부위가 함몰되어 앞에서 보면 마치 정수리가 삼각형 모양으로 보인다. 이런 경우에는 정수리의 중앙보다는 가장자리를 도톰하게 하여 측두부로 부드럽게 연결되도록 교정한다.

정수리 모양을 교정할 때에는 이마와 뒤통수의 모양 등 전체 두상과 어울리도록 모양을 만들어주는 것이 중요하며, 얼굴의 윤곽 또한 고려해야 한다. 단지 정수리 모양만 짱구처럼 튀어나오게 한다고 해서 머리 모양이 예뻐지는 게 아니다. 또한 무리해서 너무 많은 양을 주입하게 되면 두개골이나 두피에 영향을 줄 수 있기 때문에 안전한 범위 내에서 교정을 해야 한다.

▶ 정수리 성형 수술 방법

1. 국소마취(부분마취) 하에 수술을 진행한다.

2. 정수리 뒤쪽 부위에 5cm 정도 절개를 한다(수술하기 편하도록 머리카락을 여러 가닥으로 땋아 묶은 상태에서 수술하기 때문에 머리카락을 깎을 필요가 없다).

3. 정수리 피부 아래 뼈를 싸고 있는 골막을 박리하고 오스테오본드가 들어갈 공간을 만들어 준다.

4. 가루 성분과 시약 성분으로 구성되어 있는 오스테오본드를 잘 섞어 말랑

말랑한 반죽 상태로 만든 후, 교정하고자 하는 부위에 반죽 상태의 오스테오본드를 주입하여 원하는 모양으로 만들어 주면서 굳힌다.

5. 주입된 오스테오본드가 완전히 굳으면 절개 부위를 스테이플러로 봉합한다.

6. 머리 부위에 붕대를 감는다.

7. 수술 시간은 30~50분 정도 소요된다.

8. 입원할 필요는 없고 30분 정도 안정을 취한 뒤 퇴원하면 된다.

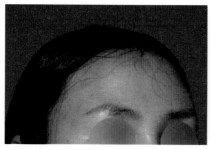

〈정수리 성형 before〉   〈정수리 성형 after〉

두상 성형, 알고 나면 무섭지 않다

두상 성형이 사람들에게 잘 알려지지 않은데다가 머리와 직접 관련된 부위의 성형이다 보니 혹여 뇌를 다치게 할 수 있는 위험한 수술은 아닌가 하는 두려움과 반감을 갖는 사람들이 더러 있다. 심한 경우, 마치 해서는 안 되는 수술을 하는 것처럼 오해하는 사람들도 있다. 심지어 어떤 환자는 머릿속에 이물질을 넣으면 뇌에 압력을 가하게 되어 문제가 발생하지 않겠느냐고 묻기도 한다. 그러나 오스테오본드를 이용한 두상 성형은 선진국에서 먼저 시작되어 현재까지 아무 문제없이 행해지고 있는 수술이고, 국내에서도 여러 성형외과에서 시행 중이며 계속 사용하는 병원 수가 늘어나고 있는 만큼 안전성이 보장된 수술이다. 흔히 생각하는 두상 성형에 대한 편견과 오해는, 오스테오본드 두상 성형의 본질을 이해하게 되면 자연스럽게 해소될 것이다.

1 두상 성형에 주입된 오스테오본드의 변형 문제

오스테오본드는 모양이 영구적으로 유지되며 흡수되거나 작아지지 않는다. 따라서 필러나 자가지방이식 시술처럼 2차, 3차의 시술이 필요하지 않으며, 한 번의 수술로 원하는 모양을 만들어 줄 수 있다.

2 두상 성형에 들어가는 오스테오본드의 크기와 무게

교정하고자 하는 모양에 따라 주입되는 오스테오본드의 크기와 무게도 달라진다. 평균적으로 지름 10~12cm, 두께 5~20mm, 무게는 30~60g 정도이다.

3 두상 성형 후 외부 충격에 의한 오스테오본드의 파손 여부

두개골이 손상될 정도 혹은 뇌에 지장을 줄 정도의 매우 강한 충격이라면 오스테오본드도 손상될 수 있다. 하지만 이보다 약한 강도의 충격으로는 오스테오본드가 변형되거나 깨지지 않는다.

4 두상 성형에 오스테오본드 주입 후 물이나 피가 차는 부작용 여부

두개골 위로 삽입된 오스테오본드의 모양은 두개골의 표면과 거의 일치하기 때문에 빈 공간이 생기지 않는다. 따라서 수술 부위에 물이나 피가 차는 부작용은 일어나지 않는다.

5 실리콘 이마 수술 후 오스테오본드를 사용한 재수술 가능성

특별한 경우를 제외하고는, 재수술시에 삽입되어 있던 실리콘을 제거하면서 동시에 오스테오본드를 삽입하여 모양을 교정할 수 있다.

6 두상 성형에 사용하는 오스테오본드의 제거 용이성

오스테오본드는 두개골과 유착되거나 두개골의 일부가 오스테오본드 안으로 자라 들어가지 않기 때문에 제거가 어렵지 않다. 굳어져 있는 오스테오본드를 쪼개어 빼내는 기구가 따로 있기 때문에 쉽게 제거할 수 있다.

7 수술 후 합병증이 생길 가능성 여부

오스테오본드를 이용한 두상 성형 후에 생길 수 있는 합병증으로는 염증, 출혈, 혈종, 통증, 이물감 등이 있다. 하지만 이러한 합병증은 매우 드물게 발생하며, 만일 생긴다 하더라도 치료가 가능하고 일시적이므로 짧은 시일 내에 정상으로 회복되게 된다. 따라서 두상 성형술의 경험이 풍부하고 두상 성형술을 전문으로 하는 성형외과 의사에게 수술을 받는 것이 무엇보다 중요하다.

8 수술을 받을 때 마취의 위험성 여부

두상 성형술의 수술 시간은 대부분 1시간 이내이고 수술 중에 불편함이 거의 없기 때문에 수면마취나 전신마취를 하지 않고 국소마취(부분마취) 하에 수술을 받을 수 있다. 따라서 마취에 대한 부담이나 걱정을 하지 않아도 된다.

여성들의 고민,
액취증과 튼살을
재발 없이 치료한다

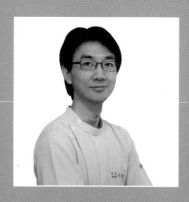

연세대학교 의과대학 졸업
고려대학교 대학원 의학박사
대한미용레이저의학회 회장
세브란스 에스테틱연구회 회장
연세대학교 의과대학 임상지도교수
장한 한국인상 무궁화 금장상 수상
http://www.cnuclinic.co.kr

유종호

연세차앤유클리닉 원장

여성들의 고민,
액취증과 튼살을 재발 없이 치료한다

여성의 아름다움까지 퇴색시키는 액취증

　모든 사람에게는 그 사람 고유의 체취(體臭)가 있다. 땀샘과 피지선에서 나오는 휘발성 지방산에 의한 것으로 알려져 있지만 정확하게 어떤 물질에 의하여 일어나는가는 아직 규명되지 않고 있다. 그런데 이런 일반적인 냄새보다 더 강한 냄새를 발산하는 사람들이 있다. 그 중에서도 가장 문제가 되는 건 겨드랑이에서 나는 액취이다. 누구나 겨드랑이에서 어느 정도의 냄새가 나지만 병적으로 심한 경우를 액취증(腋臭症) 또는 암내라고도 한다.

　이 냄새는 성호르몬과 관계가 있으며 성호르몬의 활동이 왕성해지는 사춘기 이후에 암내가 생기기 시작하는데, 진피층 내부 혹은 바로 아래에 있는 아포크린이라는 땀샘에서 나는 땀 때문이다. 땀의 색깔은 거의 무색이며 냄새는 약간 비릿한데, 만약 비릿한 정도가 아닌 특유의 역한 냄새가 난다면 액취증을 의심해볼 수 있다. 이런 사람들은 이미 자신이 인지할 정도이기 때문에 사람들이 많은 장소에 가는 걸 꺼리고 신체활동이 많은 것도 피하게 된다. 그리고 다른 사람들이 냄새 때문에 자신을 싫어하게 될까봐 늘 전전긍긍하며 사람들 눈치를 살피게 된다. 특히 여름철이 되면 온도가 높아져서 냄새가 더 심해지기 때문에 하루에 샤워를 셀 수 없이 하기도 하고 외출 자체를 기피하기도 한다. 심한 경우 삶의 의욕까지 상실하기도 한다.

사람의 몸에는 약 200만~300만 개의 아포크린과 에크린이라는 두 개의 땀샘이 존재하는데, 액취증의 가장 큰 원인은 아포크린에서 과다 혹은 이상 분비되는 땀 때문이다. 원래 아포크린에서 분비되는 땀은 냄새가 나지 않는 것이 정상이지만 아포크린 땀샘의 이상으로 혐기성 디프테리아가 작용하면서 지방산과 암모니아를 발생시키므로 심한 냄새가 나는 것이다.

일반적으로 액취증은 주로 남자보다 여자에게 많이 나타나며, 부모 중 한 명이 액취증을 가지고 있으면 자녀 중에 약 50%가 액취증이 생길 가능성이 있다. 또한 부모가 모두 액취증이라면 자녀에게서 액취증이 발생할 확률이 그만큼 높다. 젊은 성인에게서 잘 생기고 여름철에 더 심하며, 동양에서는 가족력을 보이는 예가 많다. 인종에 따른 차이가 큰데, 통계적으로 흑인의 100%, 백인의 70~90%, 그리고 동양인의 3~15% 정도 액취증이 발생한다는 보고가 있다. 그러다보니 서양인이나 흑인들은 액취증에 민감하지 않은 반면에 동양인은 본인이나 주변사람들에게 떳떳하지 못한 치부로 인식되는 경향이 있다.

냄새를 조금이라도 희석해보려고 시간이 날 때마다 몸에 향수를 뿌리는 사람들이 종종 있는데, 액취와 향수가 섞여서 더 불쾌한 냄새를 만들어낼 수 있으므로 향이 강한 향수의 사용은 자제하는 게 좋다. 그보다는 오히려 자주 샤워를 하고 겨드랑이와 땀이 많이 나는 부위를 쾌적하고 시원하게 유지해주는 편이 좋다.

▶ 액취증(암내)의 발생 특징

1. 연령별 · 성별 차이

액취는 아포크린 땀샘이 내분비의 영향을 강하게 받으면서 일어나는 현상이기 때문에 사춘기부터 중년기에 주로 나타난다. 액취증이 있는 사람이라도 일반적으로 노년기에는 냄새가 쇠퇴되어 잘 알 수 없게 되고 갱년기가 지나면 발생하지 않는다. 액취증이 가장 심한 시기는 여성의 경우 13~18세, 남성의 경우 14~21세이고 전체 평균은 17세 정도로 알려져 있다. 여자는 육체적 · 정신적으로 조숙하여 남자보다 빨리 나타나기 때문에 성별에서도 여성이 남성보다 좀 더 많다.

2. 냄새의 강도

액취의 강도는 땀을 흘리는 양에 비례하기 때문에 땀을 많이 흘리게 되면 냄새도 심하다. 계절로는 고온에 의한 발한작용이 왕성한 여름철이 가장 강하다. 그래서 여름〉봄〉가을〉겨울 순으로 여름에 가장 냄새가 심하다.

3. 귀지와의 연관성

예전부터 암내 체질인지 아닌지를 구별하는 손쉬운 방법으로 귀지를 구별하는 방법이 이용되었다. 암내가 나는 사람은 겨드랑이 다한증과 함께 대부분의 경우 귀지가 무르고 축축하다는 특징이 있다. 젖은 귀지를 가진 사람의 80~90%가 액취증도 있는 것으로 알려져 있다. 귀의 귀지가 많고 무른 사람은 냄새의 강도가 귀지가 무르고 축축한 정도에 비례하며 냄새의 정도는 사람마다 다르다.

4. 생리 · 임신과의 연관성

여성의 경우 액취의 발현 시기와 초경 사이에 밀접한 관계가 있는 것으로 알려져 있다. 초경 전후 2년 이내에 액취 발현이 있었던 사람이 70% 정도로 보고되고 있다. 또한 아포크린 땀샘이 호르몬의 영향을 받는 만큼 호르몬의 수치가 높아지는 생리 기간과 임신 기간에는 액취가 더 심해진다.

5. 신체 특징과 식습관에 따른 발생 빈도

액취는 피부 질감과는 관계가 없지만 털의 정도와는 어느 정도 관계가 있다. 털이 많을수록 암내가 증가되는 경향이 있어서 털이 많은 서양인은 털이 적은 몽고인종에 비해서 냄새가 심하다고 알려져 있다. 그리고 암내가 심한 사람들은 대개 지방분이 많은 음식물을 좋아하고, 혈액 콜레스테롤이 높으며 발육도가 왕성하다.

6. 자율신경과의 연관성

암내가 많은 사람은 자율신경 기능검사에서 자율신경이 상당히 불안정한 상태에 있다고 알려져 있다. 그런데 액취증 치료 후에는 이 불안정 상태가 현저하게 회복되는 경우가 많다.

7. 액취와 다한증과의 관계

암내가 나는 사람의 60%에서 다한증이 나타나고, 암내가 나는 사람의 73%에서 전신성 다한증과 겨드랑이 다한증이 동시에 나타난다고 알려져 있다.

▶ 액취증의 진단

액취증의 진단 방법은 다양하지만 일반적으로 냄새에 의한 진단, 발한 검사에 의한 진단, 조직 생검에 의한 진단, 시험 절개에 의한 진단, 귀지에 대한 진단 등이 있다.

'냄새에 의한 진단'은, 목욕 후 약 2시간 정도에 팔의 겨드랑이 밑을 거즈로 문지른 다음 30cm 전방 거리에서 거즈의 액취를 맡을 수 있는지를 확인하는 방법이다. 만약 양성이라면 수술적 또는 비수술적 치료가 요구되는 액취증이라 진단할 수 있다. '발한 검사에 의한 진단'은 'Minor test'라고도 하는데, 양쪽 팔을 벌린 후 겨드랑이에 Minor 용액을 바르고 약 5분간 건조시킨 다음 전분을 얇게 바르고, 전구를 이용해 약 3분간 땀이 나도록 한 후에 색깔을 확인하는 방법이다. 땀이 난 부위는 하얗던 전분이 흑갈색으로 변하고 이 변색된 피부의 경계를 표시함으로써 수술 범위를 결정할 수 있다. 그리고 앞에서 설명한 이유로 '귀지에 의한 진단'으로도 액취증 여부를 확인할 수 있다.

자가진단에 기준이 되는 액취증의 특성

- 더위나 체온 변화와 무관하게 땀이 많이 난다.
- 심한 과체중이 아님에도 불구하고 땀이 많다.
- 땀이 전신적으로 나는 것보다 국소적인 경향이 있다.
- 샤워를 하고 나서 얼마 안 되어도 땀이 난다.
- 땀으로 인한 불쾌한 냄새가 있다.

- 흰옷을 입으면 저녁 무렵 겨드랑이가 노랗게 변해 있다
- 다른 부위에 비해 겨드랑이 땀이 심해 항상 겨드랑이 부위가 축축하게 젖어 있다.
- 귀지가 축축하게 젖어 있다.
- 가족 중 액취증으로 치료받은 사람이 있다.
- 암내가 난다는 소리를 다른 사람에게 들은 적이 있다.
- 냄새에 대한 걱정으로 사회생활에 제한을 받는다.
- 향이 없는 휴지를 양쪽 겨드랑이에 끼운 후 5분 후 냄새를 맡았을 때 역겨운 냄새가 난다.

▶ 차앤유클리닉의 특허 받은 액취증 치료

액취증의 치료를 위해서 그 동안 여러 방법들이 시도되어 왔다. 그러나 의사들의 많은 노력에도 불구하고 획기적인 치료법이 나오지 못했었다. 기존에 이루어졌던 '피부 조직 절제법'은 피하에 있는 아포크린 땀샘을 제거하기 위해 피부 자체를 아예 도려내는 방법인데, 출혈과 통증이 심하고 흉터가 남는데다가 수술 후 10일 정도 팔과 어깨의 움직임이 제한된다는 불편이 따랐다. 현재는 거의 사용하지 않고 있다. '피하조직 절개법'은 겨드랑이에 주름선과 평행하게 절개선을 넣고 피하를 박리한 후 아포크린 선이 들어 있는 하부진피층을 깎아내는 방법이다. 수술 후 재발 빈도는 낮지만 4cm 가량의 흉터가 남게 되고 부작용이 발생하게 되면 흉터가 더 커진다는 문제가 있다.

'리포셋 흡입술'은 부분마취 후 겨드랑이의 시술 부위를 3mm 크기로 두 군데를 절개, 금속관을 삽입해 땀샘을 긁어서 아포크린 선을 제거해주는 방법이다. 시술 후 흉터가 적게 남고 상층부에 위치한 아포크린 선을 제거한다는 장점이 있으나 하층부에 위치한 아포크린 선을 제거하는 데에는 한계가 있어서 재발률이 50%나 된다. 한때 간단한 시술로 유행되었던 '고바야시 절연침'은 피부 안으로 들어간 절연침의 바늘 끝쪽에만 전류가 흐르도록 하여 피하지방층

의 아포크린 선을 파괴하는 원리이다. 절개 부위가 없으므로 흉터도 없지만 90%의 재발률을 보이기 때문에 실효성이 떨어진다. 그 외에 항생제와 소취제를 사용하는 약물치료법, 보톡스를 사용하는 국소주사법, 이온삼투 요법, 자외선 요법, 방사선 요법 등이 있다.

차앤유클리닉에서는 다년간의 액취증 시술 경험을 바탕으로 특허받은 새로운 시술방법인 '최소침습 미세 AST시술법'을 개발하였다. 기존의 시술에 비해 짧은 시술 시간과 통증을 현저히 감소시킬 수 있으며 흉터 없이 빠른 일상생활을 할 수 있다는 점에서 액취증 치료로는 기존의 어떤 시술법보다도 탁월하다.

겨드랑이 부근에 3mm 가량의 가는 절개선을 넣고 자체개발한 가는 흡입기를 이용해 아포크린 선을 제거하는 '최소침습 미세 AST시술법'은 시술시 적은 힘으로 시술이 가능하기 때문에 시술 시간을 단축시킬 수 있다. 또한 절단기구의 종단이 날카롭지 않고 곡면이기 때문에 절개 부위에 필요 이상의 상처를 내지 않는다. 따라서 기존의 시술에 비해 통증을 현저히 감소시킬 수 있으며 3mm의 가는 흉터는 피부주름과 합쳐져서 거의 눈에 띄지 않게 된다.

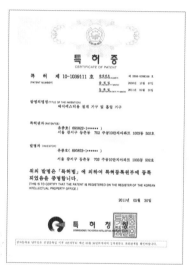

〈액취증 관련 특허증〉

또한 '최소침습 미세 AST시술법'과 아큐스컬프를 접목한 시술을 함으로써 통증은 최소화하면서 안전하고 뛰어난 시술 결과를 만들어내고 있다. 40~50분 정도의 비교적 간단한 시술로 당일 퇴원이 가능하며, 압박붕대를 할 필요가 없고 시술 당일부터 가벼운 일상생활이 가능하다. 시술 후 약간의 뻐근한 통증이 있을 수 있으나 절개법과 비교하면 미미한 통증이다. 시술 후 3~5일 후에 압박복을 벗고 7일 후에 실밥을 제거한다. 내원이 어려울 때에는 6일째 되는 날에 압박복과 실밥을 함께 제거할 수 있다. 압박복을 벗고 일주일 정도 조심하면 거의 낫는다. 자유롭게 팔을 들고 돌리는 동작은 시술 후 3주부터 대부분 가능하다.

'최소침습 미세 AST시술법'의 효과를 검증하기 위해 2008년 10월부터 2011년 12월까지 지난 3년여의 기간 동안 내원하여 시술받았던 액취증 환자들 중 만 8세 이상 45세 이하에서 무작위로 선별한 128명(남 76명, 여 52명)의 시술 사례를 분석한 결과 다른 어떠한 시술보다 낮은 재발률인 2.3%(재발 평가는 직접 면담, 전화 면담, e-mail로 평가)의 결과를 얻을 수 있었다.

환자의 고민과 문제를 좀 더 근본적으로 해결해주고자 하는 이와 같은 노력은 '제9회 장한 한국인상'에서 의료인 부문의 공로를 인정받아 무궁화 금장상을 수상했으며, 헤럴드경제에서 선정하는 '2010 미래를 여는 기업&인물' 의료인 부문에 선정되어, 신뢰성을 갖춘 의료기술임을 증명했다. 그동안 수많은 임상치료 결과, 많은 액취증과 다한증 환자들로부터 높은 신뢰와 만족도를 얻어낸 점도 성과 중의 하나이다.

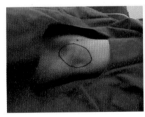 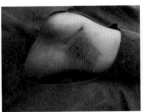 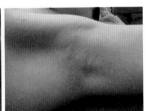

〈액취증 시술 직전〉　　　〈액취증 시술 직후〉　　　〈액취증 시술 12개월 후〉

▶ 액취증 개선을 위한 생활환경

1. 식초 활용

겨드랑이에서 땀냄새가 심한 여름에는 헝겊에 희석한 식초를 묻혀 닦아준다.

2. 녹황색 채소 섭취

녹황색 채소에는 세균 저항력을 높여주는 비타민 A와 비타민 E가 많이 들어 있기 때문에 자주 섭취하면 악취를 발생시키는 과산화질 생성을 줄일 수 있다.

3. 고칼로리 음식 제한

우유나 고기, 계란, 버터 등과 같은 지방이 많이 함유되어 있는 고칼로리 음식들은 체취를 강하게 만드는 원인이 된다. 평소 식사 메뉴를 고를 때에 지방 함량이 높은 고칼로리 음식 대신 비타민이 풍부한 과일과 채소를 많이 섭취하도록 한다.

4. 생활습관 개선

여름에는 통풍이 잘 되는 면 소재의 옷을 입고 샤워를 자주 한다. 특히 겨드랑이에 털이 많은 경우에는 제모를 하고 살균성분이 포함된 비누를 사용한다. 데오도런트의 사용도 땀 분비를 억제하는 데 도움이 된다.

사계절 시원한 곳만 찾게 만드는 다한증

굳이 격한 운동을 하지 않더라도 땀이 날 일은 일상에서 빈번하다. 그런데 사람들 중에는 혹여 땀이 날까봐 일부러 시원한 곳만 찾아다니고 여름에는 특히 더 활동을 자제하는 사람들이 있다. 그런데 그렇게 아무리 조심하고 신경을 써도 땀이 너무 많이 나서 일상을 사는 데에 불편한 일이 많기 때문이다. 그야말로 자신의 의지와 상관없이 땀을 흘리는 '다한증(多汗症)'은 과도한 땀과 냄새로 인해 대인관계까지 기피하게 만든다.

다한증은 자율신경계에 이상이 생기면서 손, 발, 겨드랑이 등에서 과도하게 땀이 나는 증상인데, 특별한 원인 질환이 없는 경우가 대부분이다. 건강한 성인의 1% 내외에서 발생하고 교감신경의 흥분상태와 관련이 있는 것으로 알려져 있다. 스트레스에 의해 악화되는 것이 특징이며 적게는 25%, 많게는 50%에서 가족력이 있다고 알려져 있다.

다한증이 있는 사람들은 시도 때도 없이 축축하게 젖는 손 때문에 악수조차 마음대로 할 수 없고, 펜이나 필기구를 잡는 것도 불편하다. 툭하면 겨드랑이에서 흘린 땀 때문에 옷이 젖어서 사회생활을 하는 데에도 문제가 따른다. 치료를 받고 싶지만 확실한 치료법이 없다고 말하는 사람들이 많다 보니 치료할 엄두도 못 내고 고민만 커지게 된다.

자가진단에 기준이 되는 다한증의 특성

- 다른 사람에 비해 유달리 땀이 많다.
- 더위나 체온 변화와 무관하게 땀이 많이 난다.
- 심한 과체중이 아님에도 불구하고 땀이 많다.
- 땀이 전신적으로 나는 것보다 겨드랑이, 손, 발 등 국소적인 경향이 있다.
- 샤워를 하고 나서 얼마 안 되어도 땀이 난다.
- 땀으로 인한 불쾌한 냄새가 있다.

▶ 다한증의 치료

다한증 치료는 다한증의 양상과 정도에 따라 몇 가지 방법들이 사용되고 있다. 대표적으로 다음과 같은 치료법이 있다.

1. 내과적 치료법

항콜린제, 아미트리프탈린, 칼슘 채널 차단제가 효과가 있으나 부작용이 잘 생기므로 특별한 경우에만 사용하며, 데오도런트라고 불리는 국소 도포포제는 대부분 염화알루미늄을 함유하고 있으며 다한증에 효과가 있다.

2. 교감신경 절제술

흉곽의 교감신경을 절제하여 땀샘으로 가는 신호 자체를 차단하는 방법이다. '손바닥 다한증'은 제2흉부교감신경을, '겨드랑이 다한증'은 제4흉부교감신경을 절제한다. 교감신경 절제 후에는 이에 해당하는 부위는 땀이 전혀 나지 않아 효과를 볼 수 있지만 수술 자체가 가지는 범위가 큰 편이며, 흉부외과에서 전신마취 하에 수술해야 하는 어려움이 있다. 부작용으로는 눈의 교감신경 공급에 영향을 미치는 호너 증후군, 기흉, 교감신경통, 횡격막 마비 등 비교적 심각한 부작용을 겪을 수 있으며 특히 수술 후에 다른 부위에서 발한이 증가하는 보상성 다한증이 상당히 많이 발견되고 있다.

3. 땀샘 제거 시술

액취증 수술에 적용되는 방법과 유사하게 땀샘 자체를 없애는 시술이다. 절개법, 절제법, 흡입법 등 다양한 방법이 시도되고 있고 땀샘이 없어지는 만큼 효과를 볼 수 있다.

4. 보톡스(Botulinum A toxin) 치료

보톡스는 신경 말단의 전달 물질을 차단하는 기능을 가진 독소로, 신경이 차단되는 기능을 가지고 있으므로 교감신경 절제술과 비슷한 개념으로 땀의 분비를 억제한다. 그러므로 보톡스 후에는 거의 완벽하게 땀이 줄어드는 효과를 볼 수 있다. 수술이 아닌 주사요법이므로 통증이 없고 치료 시간 역시 5분이면 된다. 보톡스 치료는 겨드랑이 다한증 부위에 직접 보톡스를 주입하기 때문에 시술이 간단하고 보통 10~12개월 정도의 다한증 치료 효과가 유지되어 많은 분들이 선호하는 다한증 치료 시술이다.

한 번 생기면 잘 없어지지 않는 튼살

튼살은 의학용어로 '팽창선조'라고 한다. 초기에는 붉다가 나중에는 흰색으로 얇게 갈라진 모양으로 나타나는 가는 선 모양의 흉터를 말한다. 주로 임신과 비만에 의한 급격한 체중증가, 소모성 만성질환 등에 의해 발생하며 그밖에 스테로이드제를 장기간 복용할 때 나타나기도 한다.

튼살의 원인에는 여러 가지가 있지만 갑작스런 체중증가로 과도한 힘이 피부에 장기간 영향을 주거나 체내 부신피질 호르몬의 증가에 의해 표피가 위축되고 진피 내 탄력섬유와 콜라겐 섬유가 파괴되어 나타난다. 그 결과 피부는 탄력을 잃고 세포의 활성 및 재생이 부족해지게 되며 방치하게 되면 튼살 자체뿐만 아니라 피부의 탄력을 잃어가는 것이 더 문제가 될 수 있다. 그 외에 쿠싱(Cushing) 증후군, 소모성 만성질환, 스테로이드의 장기간 사용에 의해서도 나타난다. 그리고 단백질과 비타민(비타민 P, 비타민 K, 비타민 C)이 부족한 사람, 체중변화의 폭이 큰 사람, 호르몬 변화에 민감한 사람, 장이 민감한 사람에게서도 튼살이 잘 나타난다.

튼살은 예방도 쉽지 않고 한 번 생기면 치료가 쉽지 않으며 특히 붉은색의 튼살이 하얗게 변한 후에는 치료 효과가 크게 떨어져서 난치성 피부질환으로 분류하기도 한다. 따라서 튼살은 생기기 전에 미리 예방하는 것이 가장 좋다. 갑자기 키가 크는 청소년이나 살이 찌는 임산부의 경우에는 미리 튼살 방지 크림을 골고루 발라주는 것도 한 방법이다.

특히 임신부는 임신 7개월 전후에 배꼽을 중심으로 하여 복부 부위가 많이 트게 되므로, 이때부터는 충분히 복부 등을 마사지해주는 것이 좋다. 그리고 자신에게 무리가 가지 않는 적정체중을 유지해주고 튼살이 생기지 않도록 신진대사가 원활하도록 신경을 써준다. 염분을 과다섭취하지 않는 것도 부종 예방차원에서 좋다. 꼭 끼는 속옷보다는 몸을 조이지 않으면서 통풍이 잘 되는 속옷으로 몸을 편안하게 하는 것도 방법이다.

▶ 차앤유클리닉의 'MPT 튼살 통합치료 프로그램'

튼살은 한 번 발생하면 회복이 힘들기 때문에 가급적 튼살이 생기지 않도록 미리미리 예방을 하는 것이 최선이다. 만약 튼살이 생겼다면 그냥 방치하지 말고 튼살이 적색이나 핑크색을 띠고 있는 초기에 치료를 받는 것이 효과적이다. 또한 튼살 치료를 시작했을 때 눈에 보이는 효과가 나타나려면 3~5개월의 시간이 필요하기 때문에 가급적 피부 노출이 덜한 겨울에 치료를 받는 것이 좋다. 손상세포 부위에 자극을 주고 재생시키는 과정이 따르는데 여름철 자외선은 튼살 치료를 방해하므로 겨울이 치료에 적기이다.

튼살은 정상 피부 부위를 온전하게 유지한 상태에서 튼살 부분만 선택적으로 치료해야 하므로 세밀한 전문적인 기술이 필요하다. 차앤유클리닉의 '튼살 통합 치료 프로그램'은 특허출원한 MPT(Micro-needle dermal Proliferation Technique)를 통해 튼살 부위만을 선택적으로 치료하면서 진피 및 콜라겐 재생까지 가능하게 한 탁월한 튼살 시술법이다. 기존 치료의 단점을 보완한 시술법으로 MPT 통합 치료 프로그램에 아큐스컬프 레이저를 접목하여 피부재생 및 탄력증가까지 이루어지므로 환자의 만족도가 매우 높다. 무엇보다도 효과가 크고 치료 기간이 짧아졌고, 오래 된 튼살도 통증과 부작용 없이 치료할 수 있다. 안전한 시술 방법으로 인체에 무해하며, 임신으로 인한 튼살의 경우 출산 후 3개월 정도 후에 치료를 시작하는 것이 좋고 레이저 시술 및 모든 치료 과정은 모유 수유에 어떤 해로운 영향도 미치지 않는다.

'초기에 만들어진 붉은 튼살'은 오래 된 흰색 튼살보다 치료가 쉽다. 시너지 멀티플렉스 레이저와 클라리아 레이저를 이용하여 치료하면 어렵지 않게 개선된다. '오래 된 흰색 튼살'은 많은 의사들이 치료가 안 된다고 하는데 'MPT 통합치료 프로그램'으로 비교적 짧은 기간에 부작용과 통증 없이 치료할 수 있다. 치료 횟수는 튼살의 상태, 전체 면적, 어떤 시술을 할 것인가에 따라 달라지므로 경험이 풍부한 의사를 찾아가 상담을 먼저 받아봐야 한다.

▶ MPT 튼살 통합치료의 효과

1. 자체 개발하여 특허 출원한 MPT(Micro-needle dermal Proliferation Technique)를 통해 튼살 부위만을 선택적으로 치료하여 진피 및 콜라겐을 재생시켜준다.

2. 프라셔널 레이저로 튼살 부위를 포함한 전체적인 진피를 재생시켜준다.

3. 테티스(TETHYS) 레이저로 튼살의 피부색을 정상적으로 회복시켜준다.

4. 고주파 및 웨이브 탄력재생기로 튼살 때문에 감소한 피부탄력을 재생시켜준다.

5. 천연물질을 통한 재생요법으로 튼살 부위의 진피 증식을 촉진시켜준다.

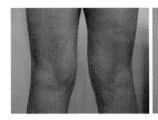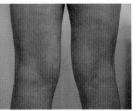

튼살치료-무릎 before/ after (8개월 후)

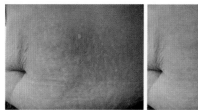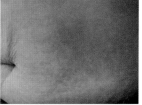

튼살치료-배 before/ after (9개월 후)

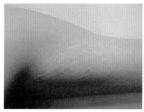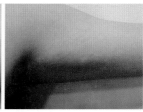

튼살치료-팔 before/ after (7개월 후)

▶ 튼살 예방을 위한 생활 환경

1. 단기간에 갑자기 살이 많이 찌지 않도록 한다.

2. 샤워 후엔 늘 로션이나 오일로 배와 허벅지 등 튼살이 생기기 쉬운 부위 위주로 마사지를 해주어 혈액순환을 좋게 하고 피부의 보습력을 높여준다.

3. 꼭 끼는 속옷은 피한다.

4. 샤워 후 헹굴 때 찬물을 사용한다.

5. 흡연과 과음은 하지 않는 것이 좋다.

6. 실내를 건조하지 않게 관리한다.

7. 튼살이 생기기 시작하면 방치하지 말고 초기에 피부과 치료를 받아 심해지지 않도록 한다.

치아 성형으로
아름다움을 완성한다

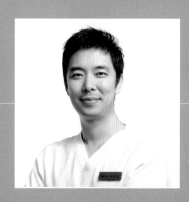

연세대학교 치과대학 졸업 및 석·박사
연세대학교 치과대학 보존과 외래교수
대한심미치과학회 이사
한국 턱얼굴미용학회 창립이사
http://www.lami.co.kr

최승호
라미치과 원장

치아 성형으로
아름다움을 완성한다

사람들은 예나 지금이나 희고 고른 치아를 원한다

식민지를 많이 거느리고 있던 로마시대엔 일자눈썹에 날씬한 여성을, 암흑기의 중세시대엔 작은 가슴과 흰 피부를 가진 성녀 같은 이미지의 여성을, 휴머니즘이 꽃을 피웠던 르네상스시대엔 통통한 얼굴과 풍만한 몸매의 여성을, 염세주의가 심했던 19세기 말에는 창백한 피부에 마른 몸매의 여성을, 환경문제가 대두되고 웰빙이 강조되었던 20세기 말에는 화장기 없는 자연스러운 피부와 지적인 분위기의 여성을 미인의 기준으로 꼽았다. 디지털과 정보화시대로 상징되는 21세기엔 개성과 건강미를 중요하게 생각한다.

이처럼 시대적 정서와 환경에 따라 이상적으로 생각하는 미인형은 조금씩 달랐다. 그러나 치아에 대한 미적 관점은 시대와 국가의 구별 없이 대부분 희고 고른 건강한 치아를 선호했다. 특히 한국에서는 예로부터 미인의 조건으로 입술과 볼과 손톱이 붉어야 하는 3홍(紅), 눈동자와 눈썹과 속눈썹이 검어야 하는 3흑(黑) 그리고 살결과 치아와 손이 희어야 하는 3백(白)을 강조하였다. 지금처럼 치아 관리용품이 없었던 조선시대의 경우에는 희고 건강한 치아를 유지하기 위해 왕비를 포함한 후궁들은 벚꽃 말린 가루를 소금에 섞어 사용했고, 궁녀들은 특별한 날에 소금에 금가루를 섞어 양치를 하는 식으로 치아 미

244

용에 신경을 썼다고 한다.

관상학에서는 치아 생김새에 따라 성격과 운명을 풀이하기도 하는데, 치아가 희고 치열이 고르며 틈이 벌어지지 않아야 건강하고 장수하며 재물복이 있다고 해서 최고의 치아로 꼽았다. 그러한 치아는 시대와 국가를 초월하여 미인이 갖추어야 할 치아의 조건과도 정확하게 일치하고 있다. 그 외의 치아 관상으로는 치아 사이가 벌어져 틈새가 보이면 끈기가 부족하고 화를 잘 내는 성격으로, 앞니가 튀어나오면 언변은 좋으나 애정운은 부족한 것으로, 고르지 못한 치아는 불안정한 운세를 가진 것으로 풀이하고 있다. 이런 치아들은 치과에서도 치아 교정을 필요로 하는 부정교합으로 분류하고 있다는 점에서 결코 우연이라고만 할 수는 없다.

결국 좋은 치아란 모양과 색이 예쁘면서 가지런하고 건강한 치아를 말한다는 것을 알 수 있다. 그런 점에서 치과학이 발달한 오늘날, 질환으로서의 치료만이 아닌 심미적 차원에서의 치아 시술이 확대되고 있는 추세는 지극히 당연한 변화라고 할 수 있다. 자신만의 매력을 부각시키기 위해서 성형이 일반화되고 있는 요즘, 예쁘지 않은 치아의 모양과 배열을 개선하여 잃었던 자신감을 찾고 치아의 건강까지 회복할 수 있는 치아 성형은, 미용과 치료라는 두 가지 목적을 확실하게 충족시켜줄 수 있다는 점에서 최선의 치과 시술인 셈이다.

치아 성형이란, 치아를 치료적 관점과 함께 미용적 관점으로도 비중 있게 다루고 접근하는 다양한 치과 시술을 통칭한다. 기존에는 치료 차원의 치과 시술이 중심이었던 만큼 치과학 교과서에 아직까지 치아 성형이라는 말은 없지만, 이 용어는 일반인들에게 더 이상 낯선 단어가 아니다. 의학 발달이 대중의 필요와 정서를 반영해 왔다는 걸 감안할 때 머지않아 치과학에서도 정식으로 치아 성형을 다루게 될 거라고 생각한다.

치아 성형의 가장 큰 특징이자 장점은 무엇보다도 단기간에 시술이 이루어지면서도 효과는 일반적인 성형이 가져오는 효과 이상으로 뛰어나다는 데에 있다. 그러나 민감한 부위인 치아를 다룬다는 점에서는 병원 선택을 결코 쉽게 할 일은 아니다. 치아의 배열, 크기, 모양, 색깔 등에 따라서 어떤 종류의 심미 치아 성형이 필요할지는 전문의의 판단에 따라 다르기 때문이다. 치아 성형은 단지 심미적인 부분에만 초점이 맞춰져서는 안 되고, 치아의 교합과 구강 위생 상태를 좋게 함으로써 건강하고 아름다운 치아를 오랫동안 유지하도록 하는 데에도 중요한 목적이 있다. 그러므로 제대로 된 치아 성형을 위해서는 전문의와의 상담을 통해 자신의 치아 상태를 정확히 진단 받고 자신에게 맞는 시술을 받아야 한다.

몰라보게 예뻐지는 라미네이트

라미네이트란, 0.3~0.7mm 두께의 얇은 손톱 모양의 세라믹을 치아의 겉면에 붙여서 치아의 모양과 색깔을 이상적인 형태로 예쁘게 만드는 대표적인 치아 성형 방법이다. 라미네이트는 겉면에만 붙이기 때문에 치아의 배열을 변화시키는 데에는 한계가 있지만, 치아의 뒷면을 다듬지 않기 때문에 치아를 최소한으로 다듬으면서도 예쁘게 만들 수 있다는 장점을 가지고 있다.

돌출치아나 덧니와 같은 비뚤비뚤한 배열의 치아를 가지런하게 만들기 위해서는 올 세라믹 크라운(All Ceramic Crown, 이상 올-세라믹)으로 시술을 해야 한다. 올-세라믹은 치아의 뒷면까지 다듬어 전체적으로 씌우기 때문에 치아의 위치와 각도의 수정이 가능한 장점이 있지만, 상대적으로 치아의 삭제량이 많기 때문에 신경치료와 포스트 식립 같은 기초 진료가 잘 되어야 좋은 치료 결과를 얻을 수 있다. 일반적으로 올-세라믹 시술을 따로 구분하지 않고 라미네이트로 통칭해서 부르는 경우가 많기 때문에(이 장에서도 편의를 위해 라미네이트와 올-세라믹을 라미네이트로 통일함), 본인의 치아가 실제로 어떤 방식으로 치료되는지 정확히 이해하고 치료를 받는 것이 필요하다.

그런데 미국 및 유럽, 일본 등에서의 라미네이트 부작용 사례가 대두되지 않는 것에 비해 특이하게도 한국에서는 라미네이트 부작용 사례가 빈번하게 발생하여 사회적으로 문제가 되고 있다. 그런 배경의 가장 큰 이유는 한국인 특유의 급한 성격 때문에 시간이 걸리는 교정 치료 대상임에도 불구하고 빠른 시간에 효과를 보기 위해 무리해서 라미네이트 시술을 받기 때문이다.

배열이 안 좋은 치아를 무리해서 시술 받게 되면 치아의 손상 범위가 많아져서 신경치료가 필요하고 부작용의 원인의 가능성도 그만큼 높아진다. 그렇지만 그 이면에는 시술의 위험성과 장단점, 정확한 진행 과정에 대한 충분한 설명 없이 '하루 완성', '무삭제'와 같은 환자의 귀에 솔깃한 표현의 홍보에만 치중했던 병원에도 책임이 있다고 할 수 있다. 그러다 보니 시술 적응증이 거의 없는 무삭제 라미네이트가 라미네이트 부작용을 해결할 구세주처럼 인식되어버리는 웃지 못할 상황이 발생하기도 한다. 따라서 라미네이트 시술을 위해서는 병원의 홍보에만 의존하기보다 다양한 정보들을 통해 경험이 많고 진료 결과를 신뢰할 수 있는 전문의를 찾아가야 할 것이다.

▶ 라미치과의 라미네이트 시술 특징

1. 치아의 명품 디자인을 지향한다.

치아 성형은 똑같은 획일화된 치료 계획으로 최고의 결과를 얻어낼 수 없다. 개개인마다 치아와 잇몸 상태, 입술 모양, 교합 여건 등이 모두 다르기 때문에 각각의 상황과 조건에 맞는 맞춤형 치료 계획을 세워야 한다. 라미치과에서는 풍부한 라미네이트 시술 경험을 바탕으로 본인에게 가장 어울리는 이상적인 치아를 디자인한다. 따라서 가장 자연스럽고 아름다운 맞춤형 디자인

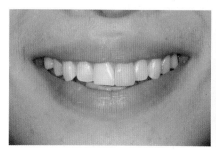
〈맞춤형 디자인 라미네이트 시술 before〉

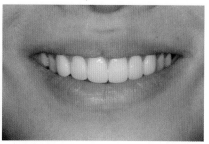
〈맞춤형 디자인 라미네이트 시술 after〉

의 명품 치아 성형을 받을 수 있다.

2. 안전한 치아삭제 테크닉으로 치아 손상을 최소화한다.

무분별하게 치아를 많이 다듬게 되면 치아에 심각한 손상을 야기하므로, 라미네이트 시술 시에는 필요한 양만을 정확하게 다듬어야 한다. 그러기 위해서 정밀한 모델 분석을 통해 어떤 치아를 만들어낼 것인가를 예측한 후, Guide Index 장치를 만들고 라미네이트 디자인에 꼭 필요한 부분만을 정밀하게 다듬어 치아 손상을 최소화하며 시술한다.

3. 3회 이상의 디자인 회의를 통해 최상의 결과를 만든다.

라미네이트는 치과 기공작업 중 가장 정밀한 작업이다. 최고의 테크니션만이 가장 아름다운 라미네이트를 제작할 수 있다. 라미치과에서는 수석 테크니션들에 의해 모든 라미네이트가 직접 제작되며, 가장 아름다운 라미네이트 결과를 만들어 내기 위해 각 케이스마다 3회 이상의 디자인 회의를 진행하고 있다.

4. 라미네이트 접착에 완벽을 추구한다.

라미네이트 시술에서 가장 중요한 것은 접착이다. 탈락(떨어짐), 파절(깨짐), 변색과 같은 부작용의 원인은 대부분 잘못된 접착에 의해 일어난다. 라미치과에서는 오랜 기간 치과 의사들에게 접착 강의를 해온 이론적 지식과 임상적 경험을 바탕으로 완벽한 라미네이트 접착을 지향하고 있다. 좋은 접착 방법은 단계가 복잡하지만 접착력이 높기 때문에 라미네이트 시술 후 깨지거나 떨어지는 문제가 거의 발생하지 않는다.

5. 사후 보증 시스템으로 환자 중심의 관리가 이루어진다.

보통 라미네이트의 수명은 5~10년이지만 관리가 잘 이루어지지 않으면 수명이 단축된다. 반면에 시술과 관리가 모두 잘 된 경우라면 10~15년 이상 유지되기도 한다. 라미치과의 라미네이트 10년 보증 시스템은 환자가 안심하고 지속적인 관리를 받는 데 도움을 준다. 또한 치아를 최대한 보호하는 데 초점을 두어 시술과 관리를 해주기 때문에 환자의 만족도가 매우 높다.

▶ 치아 유형별 라미네이트 시술 방법

1. 돌출입의 라미네이트

돌출입이란 코나 턱 끝에 비해 입이 튀어나와 있는 상태를 말한다. 돌출입의 치아 성형을 위해서는 돌출된 치아의 뻗은 정도와 아랫니와의 관계를 고려하여 돌출 해결 가능한 치아의 각도를 정확히 진단해야 한다. 치아의 돌출은 공간이 부족해서 발생한 것이므로 돌출을 해결하기 위해서는 인접 치아에서 공간을 얻어와야만 하며, 치아들이 큰 경우 치아의 좌우 폭을 줄여 앞니들의 비율을 이상적으로 만들면서 돌출까지 해결할 수 있으므로 일거양득의 효과를 얻을 수 있다.

돌출된 치아의 치료 방법을 결정하기 위해서는 교합이 가장 중요하다. 아랫니 역시 돌출되어서 윗니와 긴밀히 맞닿아 있거나, 깊게 물리는 deep bite(과개교합;過蓋咬合)의 경우에는 윗니만 치료해서는 개선이 안 될 수 있다. 이런 경우 무리하게 라미네이트 시술을 한다면 치아가 벌어지거나 깨지는 등의 문제점이 발생하므로 주의해야 한다. 심하게 돌출된 치아일수록 모든 시술과정이 꼼꼼하고 완벽하게 이루어져야만 좋은 결과를 얻을 수 있다.

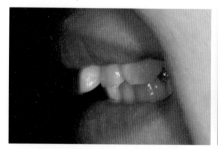
〈돌출입 라미네이트 시술 before〉

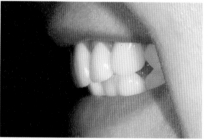
〈돌출입 라미네이트 시술 after〉

2. 덧니의 라미네이트

덧니는 치아가 자라는 공간이 좁아 치아 배열에서 벗어난 위치로 튀어나와 있는 치아들을 가리킨다. 일반적으로 가장 늦게 자라는 송곳니에서 공간 부족에 의한 덧니가 많이 나타난다. 덧니는 일반적으로 주변 치아보다 잇몸의 모양이 높으므로, 인접 치아들의 잇몸 높이를 비슷하게 맞추어 시각적인 차이를 줄여줌으로써 더 예쁜 잇몸 라인을 형성해줄 수 있다.

덧니를 예쁘게 치료하기 위해서는 잇몸 높이뿐 아니라 치아들 간의 비율을 이상적으로 맞출 수 있을지 분석하는 것도 중요하다. 잇몸 높게 위치한 덧니의 경우, 잇몸이 높은 상태에서 좁은 공간에 치아를 만들려고 하다 보면 치아가 좁고 긴 오이 모양이 되어 보기 싫다. 이런 경우 주변의 치아에서 충분히 공간을 얻어 와 치아들이 전반적으로 작아지도록 전체적인 비율을 맞춰 주어야 예쁜 치아를 만들 수 있다.

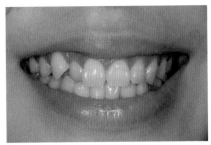 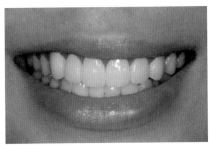

〈덧니 라미네이트 시술 before〉 〈덧니 라미네이트 시술 after〉

3. 토끼 이빨 모양의 앞니 라미네이트

가운데 앞니가 다른 치아들에 비해 크고 길거나, 두 번째 앞니가 왜소치여서 가운데 앞니들이 상대적으로 커보이는 경우에 토끼 이빨처럼 보일 수 있다. 이런 치아들은 입을 다물거나 살짝 미소 지을 때 앞니 두 개만 강조되어서 본인의 의지와 상관없이 우스꽝스럽게 보일 수 있다.

예쁜 결과를 얻기 위해서는 가운데 앞니의 크기를 가능한 줄이고, 두 번째 앞니의 크기는 최대한 크게 만듦으로써 치아의 비율을 이상적으로 만들어주는 것이 디자인의 가장 중요한 포인트이다. 앞니 크기의 비율을 정하는 데에는 미의 기준인 황금률을 참고하되, 잇몸 뼈의 크기를 고려하여 개개인에 맞게 예쁜 비율로 조정하여야 가장 이상적인 치아 라인을 만들어낼 수 있다.

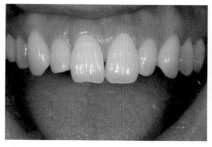 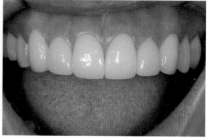

〈토끼 이빨 모양의 앞니 라미네이트 시술 before〉　〈토끼 이빨 모양의 앞니 라미네이트 시술 after〉

4. 틈이 있는 앞니의 라미네이트

틈이란 치아가 턱뼈의 크기에 비해 상대적으로 작아서 치아와 치아 사이가 벌어진 것을 말한다. 흔히 "치아 사이가 벌어지면 돈이 새어 나간다"고 말할 정도로 치아 사이의 틈은 보기 안 좋으며, 틈 사이로 말이 새어 발음이 부정확해짐에 따라 직장생활이나 대인관계에도 안 좋은 영향을 줄 수 있으므로 빨리 치료를 받는 것이 좋다.

일반적으로 치아 사이의 부분적인 틈은 레진이라는 재료로 간단히 메워서 치료하는 경우가 많지만 앞니에 전체적으로 틈이 있는 경우에는 라미네이트를 이용해서 치아의 전반적인 공간을 해결하는 것이 보기 좋다. 전반적으로 틈이 있는 상황에서는 틈의 양을 정확히 진단해서 어느 치아의 어느 부위를 크게 만들지를 결정하는 것이 중요하며, 그 과정이 잘 되어야만 치아의 크기가 일정하고 대칭이 이루어지는 예쁜 치아 라인을 얻을 수 있다.

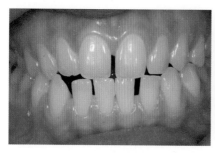 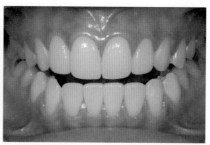

〈틈이 있는 앞니 라미네이트 시술 before〉　　〈틈이 있는 앞니 라미네이트 시술 after〉

5. 재성형이 필요한 치아의 라미네이트

재성형이란 기존에 보철물로 치료받은 앞니에 변형, 변색, 손상이 왔을 때, 라미네이트 재시술을 통해 다시 깨끗하고 아름다운 치아로 회복시켜주는 것을 말한다. 재성형이 성공적으로 잘 이루어지기 위해서는 시술 전에 충분한 상담을 통해 과거의 실패 원인과 개선하고자 하는 방향에 대해서 의견을 나누고, 기존 보철물의 상태를 분석하여 어둡고 보기 싫은 색깔, 돌출된 배열, 이미지와 맞지 않는 치아의 디자인 등을 개선한 새로운 형태의 진단 모형을 제작한 후 시술을 해야 만족도 높은 결과를 이끌어낼 수 있다.

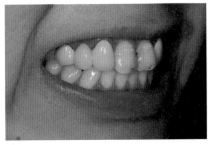 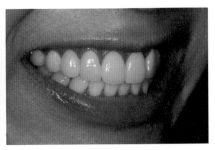

〈재성형이 필요한 치아의 라미네이트 시술 before〉 〈재성형이 필요한 치아의 라미네이트 시술 after〉

건강하게 예뻐지는 시크릿 교정

시크릿 교정은, 라미네이트 시술을 하기에는 치아 손상의 우려가 많은 틀어진 배열의 치아들을 남들 모르게 빠른 시간 안에 예쁘게 만들어줄 수 있다는 것이 특징이다. 얇은 투명 장치는 잘 보이지 않기 때문에 교정 장치와 와이어가 보이는 일반적인 교정 치료와 달리 심미적인 효과가 매우 좋다. 따라서 사회생활이나 직업 때문에 '티 나는'교정 치료가 어려운 사람들에게 매력적인 치료 방법이라고 할 수 있다. 또한 치료 기간이 짧아서, 결혼이나 취업을 앞두고 빠르게 예뻐지고 싶은 사람들이나 연예인, 일반 직장인에게도 적합하다. 교정 장치의 탈착용이 가능하여 양치질과 구강 세정 등의 위생 관리가 쉽다는 것도 큰 장점 중의 하나이다.

시크릿 교정의 특징은 간단히 3S로 요약할 수 있다. 3S란 Smart, Speedy,

Safe를 말하는데, 라미치과의 치아 쉐이핑 방법으로 교정 후 예쁜 결과를 얻을 수 있다는 점(Smart), 선-스트리핑 테크닉을 이용해서 3~6개월 만에 빠르게 완료된다는 점(Speedy), 안전한 치아 이동 메커니즘으로 교정 시 아프거나 불편하지 않다는 점(Safe)을 함축해서 표현한 단어들이다.

시크릿 교정은 이동-고정-휴식의 3단계를 거치며 치아를 안전하게 이동시키므로, 교정 중의 통증과 불편감이 매우 적다. 교정 후 간혹 치아가 다시 벌어지는 일도 있는데, 라미치과에서는 교정 완료 후 고정식과 탈착식의 두 가지 유지 장치를 통해 이중으로 치아를 잡아줌으로써 치아가 다시 벌어지는 것을 최대한 방지하고 있다.

치아가 많이 보이는 직업을 가진 경우, 3~6개월 정도의 빠른 기간 안에 치료를 원하는 경우, 치아 모양은 좋으나 치열이 약간 좋지 않아 고민인 경우, 교정 치료 시 보철물에 대해 거부감이 있어 교정을 망설이는 경우에 시크릿 교정이 적합하다고 할 수 있다. 그렇지만 돌출이나 덧니가 심하거나 어금니에 부정교합이 있는 경우에는 시술이 어렵기 때문에, 시술 전에 본인의 상태가 시크릿 교정에 적합한지 미리 검진을 받아야 한다.

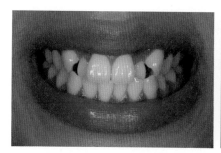 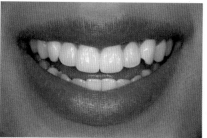

〈덧니 8개월 시크릿 교정 before〉 〈덧니 8개월 시크릿 교정 after〉

▶ 시크릿 교정에 사용되는 라미치과의 테크닉

1. 입체적인 모델 분석 (3D Model Analysis)

교정 후의 결과를 정확하게 예측하기 위하여 시술 전에 환자의 치아 모형을 셋-업 모델로 만들어 각 치아별, 부위별 필요한 치아 공간의 양을 정확하게 산정할 수 있고 교정 기간을 추정할 수 있다.

2. 선(先)-스트리핑 테크닉 (Pre-stripping Technique)

대부분의 투명 교정에서는 스트리핑 과정을 교정 중간에 진행하게 되는데, 이럴 경우 교정 기간이 길어지고 교정 초반에 치열이 오히려 돌출될 가능성이 있다. 이런 단점 때문에 라미치과에서는 돌출 없이 치아 이동을 빠르게 유도할 수 있는 선(先)-스트리핑 테크닉을 사용하고 있다. 선(先)-스트리핑 테크닉을 하기 위해서는 치아가 비뚤비뚤한 상태에서 공간을 예쁘게 만들기 위한 심미성과 전문적인 시술 테크닉이 필요하다.

3. 자연스러운 치아 쉐이핑 (Natural Shaping Technique)

치아 교정 후에 앞니의 모양이 이상하며 예쁘지 않은 것은 스트리핑 과정 중에 치아 원래의 자연스런 형태를 고려하지 않고 공간을 만들었기 때문이다. 그러나 시크릿 교정은 스트리핑 후 부자연스러운 치아 모양을 쉐이핑 테크닉으로 예쁘게 만들기 때문에 교정 완료 후에 더 자연스럽고 예쁜 치아 배열을 얻을 수 있다.

4. 안전한 치아 이동 (Safe Moving Mechanism)

치아에 강한 힘을 지속적으로 준다고 해서 치아가 빨리 움직이는 것은 아니다. 오히려 교정 중의 통증을 유발하며 치아에 안 좋은 영향을 줄 수 있다. 시크릿 교정은 이동-고정-휴식의 3단계를 거치며 치아를 안전하고 순조롭게 이동시켜 교정 중의 통증과 불편감을 최소화할 수 있다.

5. 이중 유지 장치 (Dual-retainer System)

교정 후에 종종 치아가 다시 벌어지는 것은 교정 후 치열 유지가 제대로 이루어지지 않았기 때문이다. 시크릿 교정은 교정 완료 후에 고정식과 탈착식의 두 가지 유지 장치를 통해 이중으로 치아를 잡아줌으로써 치아가 다시 벌어지는 것을 최대한 방지해 준다.

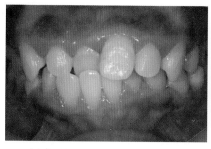 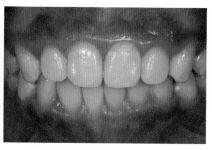

〈반대교합 6개월 시크릿 교정 before〉 〈반대교합 6개월 시크릿 교정 after〉

하루 만에 예뻐지는 쁘띠 치아 성형

쁘띠 치아 성형은 경제적인 비용으로 하루 만에 앞니를 예쁘게 만들어주는 치아 성형 프로그램이다. 건강한 치아를 가지고 있어도 앞니의 모양과 색깔이 예쁘지 않아 고민하는 사람들에게 매우 효과적인 치료 방법이다. 쁘띠 치아 성형의 가장 큰 장점은 치아 손상 없이 본인 치아만으로 건강하게 예쁜 치아를 얻을 수 있다는 것이다. 또한 마취와 통증 없이 무통으로 진행되며, 하루 만에 결과를 얻을 수 있는 빠른 시술이라는 점 또한 큰 장점이라고 할 수 있다.

따라서 쁘띠 치아 성형은 시간적 여유가 없는 예비부부나 취업준비생, 치아가 예뻐지고 싶지만 라미네이트 시술이 부담되는 사람, 교정을 했는데도 치아가 예쁘지 않은 사람, 토끼 이빨 모양의 앞니 때문에 자신이 없는 사람, 치아와 잇몸 길이가 들쭉날쭉해서 웃을 때 보기 싫은 사람, 치아 색이 어둡고 예쁘지 않아서 스트레스를 받는 사람에게 잘 맞는 시술이다.

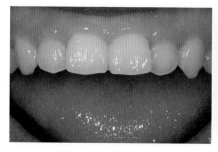 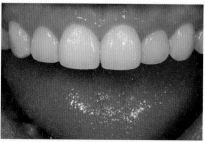

〈쁘띠 치아 성형 before〉 〈쁘띠 치아 성형 after〉

▶ 쁘띠 치아 성형의 시술 단계

1. 준비 단계 : 진단 및 스케일링

자신의 치아가 쁘띠 치아 성형에 적합한지, 혹시 치아나 잇몸에 이상은 없는지 등을 하나하나 체크한 후 치석, 니코틴 때문에 지저분한 치아를 깨끗하고 개운하게 스케일링 한다.

2. 1단계 : 자연 치아 성형

길이가 다르거나 토끼 모양인 앞니, 모양이 예쁘지 않은 치아들을 가지런하고 예쁜 형태로 다듬는 과정이다. 특별한 기구와 쉐이핑 테크닉으로 예쁜 모양의 치아가 만들어지게 된다. 자연 치아 성형은 치아를 삭제하는 것이 아니며 치아 건강에 전혀 영향이 없는 범위 내에서 무통으로 시술되므로 편안하고 안전하다.

3. 2단계 : 물방울 레이저 잇몸 성형

웃을 때 많이 보이는 잇몸, 길이나 모양이 일정하지 않아서 예쁘지 않은 잇몸들을 물방울 레이저를 이용하여 대칭되고 예쁜 잇몸 라인으로 만드는 시술이다. 마취 없이 무통으로 진행되며, 시술 후 잇몸이 아물기까지는 잇몸 상태에 따라 2~3일에서 1~2주 정도가 소요된다.

4. 3단계 : ZOOM 치아미백

미백 효과가 좋고 식약청 허가로 안전성을 입증 받은 ZOOM2 치아미백 시스템으로 누렇고 지저분한 치아들을 하얗고 깨끗한 치아로 만드는 시술이다. 하루 코스로 치아미백이 진행되지만, 최대한 밝아지기를 원하는 경우에는 2~3회의 추가 미백을 선택해서 진행할 수 있다.

▶ 물방울 레이저 잇몸 성형

물방울 레이저 잇몸 성형이란, 최신의 물방울 레이저를 이용해서 치아를 많이 덮거나 비뚤비뚤한 잇몸을 예쁘게 만들어 치아를 더 돋보이게 해주는 시술이다. 울퉁불퉁하고 두꺼워서 보기에 안 좋은 잇몸은 가지런하고 얇게 시술해주어야 하는데 물방울 레이저는 이런 잇몸 쉐이핑에 가장 적합한 장비이다. 물방울 레이저는 레이저를 조직에 직접 쏘지 않고 물방울의 폭발을 통해서 조직을 제거하기 때문에 시술이 부드럽게 이루어진다. 간단한 시술은 마취 없이 진행할 정도로 통증이 적고, 조직 재생 능력이 뛰어나 잇몸 회복이 빠르다.

잇몸이 치아를 덮고 있어서 치아가 짧고 답답한 느낌이 드는 경우에 잇몸의 라인을 다듬어 치아 본래의 모양으로 예쁘게 만들어주는 '잇몸 라인 성형', 잇몸이 과도하게 치아를 덮거나 두꺼워서 잇몸 라인을 정리해도 두꺼운 잇몸 때문에 보기가 싫은 경우에 잇몸을 쉐이핑해서 볼륨을 얇게 만들어주는 '잇몸 볼륨 성형', 잇몸에 멜라닌 색소가 침착되어 검게 보이는 경우에는 레이저로 잇몸 조직 내의 멜라닌 색소를 제거하여 선홍빛의 건강한 잇몸으로 만들어주는 '잇몸 미백 성형'을 시술 받을 수 있다.

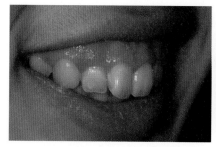
〈잇몸 성형 후 라미네이트 시술 before〉

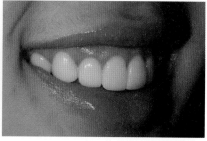
〈잇몸 성형 후 라미네이트 시술 after〉

대한민국 1%의 美를 만드는
미용성형의 명의 16

지은이_ 김병건 외
펴낸이_ 조현석
책임진행_ 홍서여
펴낸곳_ 북인
디자인_ 김왕기

1판 1쇄_ 2012년 05월 10일
출판등록번호_ 313-2004-000111
주소_ 121-842 서울 마포구 서교동 467-4 301호
전화_ 02-323-7767
팩스_ 02-323-7845

ISBN 978-89-97150-52-6   03510

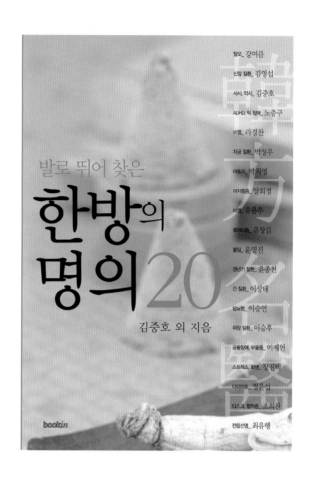

발로 뛰어 찾은

탈모_강여름
신장 질환_김영섭
사시 약시_김중호
ADHD, 틱 장애_노충구
비열_라경찬
자궁 질환_박성우
아토피_박치영
어지럼증_양회정
비결_유용우
류머티즘_유창길
불임_윤영진
갱년기 질환_윤종천
간 질환_이상태
당뇨병_이승언
위장 질환_이승후
공황장애, 우울증_이제헌
스트레스, 화병_장진택
다이어트_정윤섭
디스크 협착증_조희찬
전립선염_최유행

발로 뛰어 찾은

한방의 명의 20

값 16,000원 / 296페이지 / 신국판 152×225mm

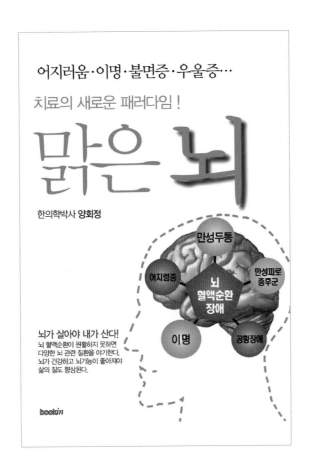

어지러움·이명·불면증·우울증…

치료의 새로운 패러다임 !

맑은 뇌

한의학박사 **양회정**

만성두통

어지럼증
뇌 혈액순환 장애
만성피로 증후군

이명
공황장애

뇌가 살아야 내가 산다!
뇌 혈액순환이 원활하지 못하면
다양한 뇌 관련 질환을 야기한다.
뇌가 건강하고 뇌기능이 좋아져야
삶의 질도 향상된다.

bookin

치료의 새로운 패러다임!

맑은 뇌

값 13,000원 / 288페이지 / 신국판 152×225mm